哈荔田

妇科医案医论选

哈荔田　著

哈孝贤　执笔

张吉金　哈孝廉　整理

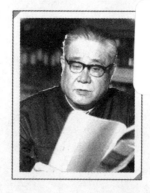

U0207126

中国医药科技出版社

内 容 提 要

　　本书为中医妇科专家哈荔田先生的代表性著作之一，哈先生对于妇科疾病的辨证诊治和选药组方有着独到的见解，本书从月经疾病、妊娠疾病、产后疾病及其他妇科疾病四个方面列举了哈先生的医案，并就中医整体观念对妇科临床的指导意义、气分药在妇科疾病中的应用等十个方面详谈了哈先生的医疗实践经验和体会。本书对于妇科临床医生、中医爱好者都有较高的参考价值。

图书在版编目（CIP）数据

哈荔田妇科医案医论选 / 哈荔田著 . —北京：中国医药科技出版社，2014.6

　ISBN 978-7-5067-6762-0

　Ⅰ . ①哈… 　Ⅱ . ①哈… 　Ⅲ . ①妇科病 –医案 –汇编 –中国 –现代 ②妇科病 –医话 –汇编 –中国 –现代 Ⅳ.

①R271.1

中国版本图书馆 CIP 数据核字（2014）第 073715 号

美术编辑　陈君杞
版式设计　郭小平

出版　中国医药科技出版社
地址　北京市海淀区文慧园北路甲 22 号
邮编　100082
电话　发行：010-62227427　邮购：010-62236938
网址　www.cmstp.com
规格　710×1020mm $^1/_{16}$
印张　15 $^3/_4$
字数　236千字
版次　2014 年 6 月第 1 版
印次　2014 年 6 月第 1 次印刷
印刷　北京市密东印刷有限公司
经销　全国各地新华书店
书号　ISBN 978-7-5067-6762-0
定价　35.00 元
本社图书如存在印装质量问题请与本社联系调换

前 言

PREFACE

　　30年前《哈荔田妇科医案医话选》付梓问世后，一时洛阳纸贵，好评如潮，有谓"该书以其内容丰富，文字优美，师古创新而翘楚于其他妇科医籍"者。书中所辑医案，辨证明晰，理法方药，丝丝入扣，治必效验；医话部分，深入浅出，厚积薄发，娓娓道来，足资启迪。全书内容不惟实用性强，亦不乏创见。故全国《中国妇科学》教材自第五版始，迄新世纪第二版国家级规划教材中，均选登了该书中多则医案及学术观点。

　　因该书出版已久，致业妇科者一睹难求。幸中国医药科技出版社为促进中医妇科临床及学术的提高，决定予以重刊，以飨读者。此次重刊为保持原本原貌，整理者于内容方面未作改动，一仍其旧。惟2012年为哈荔田教授诞辰100周年，为示纪念，卷末附有执笔者忆文一篇，以寄衷情云。另外，为使书名与内容更为相符，将书名更改为《哈荔田妇科医案医论选》。

哈孝贤

2014年1月记

目 录
CONTENTS

上 篇 医 案

第四章　其他 / 113

下 篇 医 论

第五章　中医整体观念对妇科临床的指导意义 / 165

第六章　气分药在妇科疾病中的应用 / 171

第七章　月经病的治疗 / 188

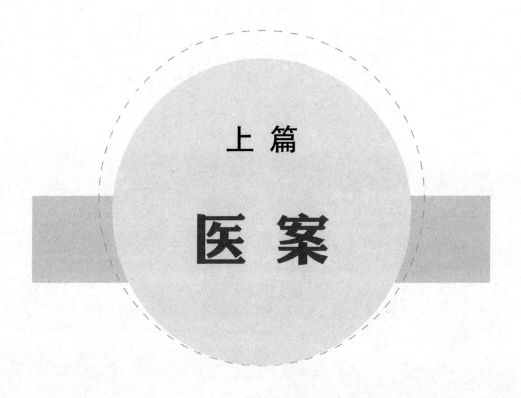

上 篇

医案

第一章

月经先期二例

例一 韦某某，女，31岁，已婚。

初诊（1977年1月30日）

婚后3年，迄未孕育，常以嗣续为念。1年来，月事不经，一月二三至，颜色紫红，时夹血块，量一般。素多白带，间或色黄。刻诊正值经期，腰酸背楚，小腹胀坠，头晕，心烦，口干不欲饮，舌红少津，脉弦细数。

诊为肝郁化热，蕴伏于血分，热迫血行，久损及肾。

治拟清热凉血，兼益肝肾为法。

处方：秦当归12克，粉丹皮12克，凌霄花4.5克，黄芩炭9克，细生地、东白薇各15克，刘寄奴12克，川茜草、香附米各9克，台乌药6克，海螵蛸12克，炒杜仲12克。3剂，水煎服。

嘱经期过后，即服加味逍遥丸、六味地黄丸各1付，上、下午分服。白带多则以蛇床子9克，淡吴萸3克，川黄柏6克，布包，泡水，坐浴熏洗，日2次。

二诊（1977年2月20日）

服上药后，诸症均感轻减，昨日月经来潮（距上次月经为20天），血块较既往减少，小腹胀坠亦较前为轻，白带已少，心烦、头晕悉减，惟血量仍多，膝胫酸软，舌红少苔，脉弦细。继守原意，并加重补益肝肾之品。

处方：秦当归、厚杜仲、桑寄生各12克，川续断、粉丹皮、乌梅炭、白僵蚕、香附米、赤芍药、刘寄奴、川楝子各9克，元胡索4.5克，川黄柏6克，4剂。

药后仍服丸剂，并外用药，同前。

三诊（1977年3月21日）

月汛再潮，此次为28天。月经周期已趋正常，无需再服汤剂，所谓"衰其大半而止"。令其做妇科检查，诸无异常，嘱服丸剂1个月，药同前。

1年后，其母以高血压病来诊，谈及其女，喜形于色，谓自服药后月经一直正常，而今珠胎已结，期将六月矣。

按 本例月经先期，色紫夹块，小腹胀坠，头晕心烦，显为肝郁化热，迫血妄行。血去频仍，不能归精于肾，肾精不充，致腰酸背楚；带脉失约，故带下量多。治用丹皮、生地、黄芩炭、东白薇、凌霄花等清热凉血，正本清源，香附、陈皮、茜草、刘寄奴等理气化瘀，以调经候；当归、杜仲养血补肾，兼顾其虚，海螵蛸固带止血，并以塞流，全方凉而不凝，止而不涩，调经养血，两为周全。二诊侧重补肝益肾，并以乌梅炭敛肝，僵蚕散肝，一敛一散，俾致和平。俟经期匡正，复以丸剂收功。治疗过程中，或疏或调，或清或补，悉随病机以赴，遂得如愿以偿矣。

例二 张某某，女，24岁，未婚。

初诊（1975年6月28日）

经不及期，已延数载，近半年来常二旬一至，或一月两潮，量多色红，有小血块。形瘦色萎，体困神疲，胸次痞闷。现正值经期，腰酸腹痛，带下量多，赤白相间。查其舌淡，苔腻略黄，脉沉细无力。

诊为肝肾亏损，相火妄泄，湿热内蕴，带脉失约。

治拟补肝肾，养血调经，兼利湿热为法。

处方：秦当归、桑寄生各12克，杭白芍、川续断、炒杜仲、山萸肉、粉丹皮、川茜草、川楝子各9克，元胡索4.5克，刘寄奴12克，净红藤15克，苡仁米12克。4剂，水煎服。

二诊（1975年7月2日）

腰酸腹痛较前好转，苔腻渐化，胸次觉舒，赤带已止，仍有白带，并感乏力，时或气短。药既中鹄，继守前法出入。

处方：川续断、炒杜仲、桑寄生各12克，金毛狗脊（去毛）15克，女贞子、旱莲草、首乌藤各9克，太子参、净红藤、杭白芍各12克，广陈皮、醋柴胡各6克，粉甘草4.5克。6剂，水煎服。

三诊（1975年7月27日）

月经来潮，此次距上次为26天。周期渐臻正常，诸症悉为减轻，精神体力视前有加，纳谷及二便亦可，腻苔已返，舌质仍淡，脉沉细较前有力。再拟补益肝肾，兼调脾胃。

处方：山萸肉、女贞子、旱莲草各9克，桑寄生12克，金毛狗脊（去毛）、太子参各15克，杭白芍、云茯苓各12克，广陈皮4.5克，醋柴胡、粉甘草各6克。6剂，水煎服。

四诊（1975年8月25日）

昨日经汛届期来潮，色量均可，尚感倦疲，夜寐不实，纳谷未增。议补心脾。

处方：太子参、黄芪各15克，炒白术、云茯苓、远志肉各9克，干佛手4.5克，全当归12克，炒枣仁9克，广木香3克，炒杜仲、川续断、首乌藤各12克。4剂，水煎服。

嘱药后每日上午服八珍益母丸1付，临睡前服二至丸20粒，服用20天，以资巩固。

按 本例月经先期，恙延数载，量多色红，腰背酸楚，体瘦神疲，赤白带下，脉象沉细，舌苔黄腻，概属肝肾阴虚，相火失藏，冲任不固，湿热互蕴，带脉失司所致。证属本虚标实，治则两两相顾。方用川断、寄生、杜仲、萸肉等补益肝肾以固其源，茜草、寄奴、川楝、元胡等活血化瘀以清其流；丹皮、白芍凉血柔肝，清泄相火，以安窟宅，红藤、苡米清热解毒，燥湿健脾，以止带下。此例病机较为复杂，用药则需突出重点，恰合机宜，切忌浮泛。俟效机已获，既转予补肝肾、益心脾，以期精充血旺，化源得滋，阴阳调和，冲任得固。以其病程较长，故析证要统观病机，用药要有步骤，步步为营，有条不紊，始能愈病。

小 结

月经先期以血热者为多，傅青主则以经量的多少而分实热、虚热。如说："先期而来多者，火热而水有余也；先期而来少者，火热而水不足也。"但热邪鸱张，势必耗血灼阴，况兼汛水频下，淋漓不已，虽云实热，但也有阴血不足之虞。如例一即为肝热久郁，致血燥阴虚者，故在清热凉血中兼予养血补肾。但在经行期间，应用清热凉血药物，虑有冰伏致瘀之弊，因又加理气活血之品，以为未雨绸缪之计。例二，月经先期乃因肝肾亏损，虚火妄动所致，治则重在补虚。如张景岳说："先期而至，虽曰有火，若虚而夹火则所重在虚，当以养营安血为主。"总之，例一为因实致虚，例二为虚中兼实，治疗重点则须因症而异。

月经后期二例

例一 王某某，女，24岁，未婚。

初诊（1975年10月26日）

患者夙性质讷，寡于言笑，常有胁腹窜疼之候。年来经事不调，或五旬一至，或间月一行，量少有块，颜色深紫，少腹胀痛，不喜按揉。平日白带量多，质稠气秽。近2个月来，每感日晡形凛，面热心烦，喜握凉物，体倦神疲，自试体温，腋下37.6℃～38℃，西医诊为"低烧待查"予对症疗法，迄今无显著效果。观其面色晦滞，舌质暗红少苔，按脉细弦略数。

诊为气滞血瘀，营阴亏损。

治拟养血调经，兼退蒸热。

处方：秦当归、紫丹参、赤芍药、刘寄奴各12克，香附米、净苏木、怀牛膝各9克，川茜草9克，云茯苓9克，紫苏梗4.5克，青蒿12克，醋鳖甲18克，银柴胡6克。6剂，间日1剂。

又予成药七制香附丸、加味逍遥丸各6付，每日各1付，上、下午分服。丸剂与汤剂交替服用。另以蛇床子9克，吴萸3克，黄柏6克，布包，泡水，坐浴，一日2次。

二诊（1975年11月9日）

服药8天，月汛来潮，此次距上次月经为32天，量仍少，所下多块。胁肋窜痛，腹部胀感，带下已少而未净，热势虽降而未清，腋下体温37.4℃。再依前意，原方出入予服。

处方：怀牛膝、刘寄奴、秦当归各12克，赤芍药、川茜草、泽兰叶各9克，川芎片、淡青蒿、粉丹皮各9克，地骨皮12克，胡黄连6克，炒青皮4.5克。6剂。外用药同前。

并嘱药后每日服丸剂同上，至月经来潮停药。

三诊（1975年12月8日）

诉上诊后，汤药服未尽剂，体温即已复常，一直稳定在36.8℃而未反复，自感精神体力有加。昨日月事届期来潮，色、量俱较前为好，略有小块。按脉弦细，舌质淡红，嘱服加味逍遥丸20天，每日上、下午各1付，以资调理。

按 本例患者，素禀沉郁，肝木难遂条达之性，故常有胁腹窜痛。气滞不能行血，经脉滞涩，久必成瘀，遂致经行后期，血下多块，腹痛拒按。瘀血内阻，延久不去，营阴暗耗，虚热内炽，因有低烧缠绵不已。《金匮要略》谓："病者如热状，烦满、口干燥而渴，其脉反无热，此为阴伏，是瘀血也，"殆即指此。故治以化瘀通经为主，方用当归养血和血，香附、苏木理气行血以止痛，丹参、刘寄奴、赤芍、茜草、牛膝等活血化瘀以通经，又以青蒿、鳖甲、银柴胡滋阴清热，兼予除蒸。方中少用苏梗理脾胃之滞，而启运中焦，俾中州得持，自能斡旋有机。初诊获效后，由于瘀血伏匿，刬除未尽，故月事虽下而低烧不清。再诊则专事搜剔。且汤、丸并投，缓急相济，病遂悉已。

例二 黄某某，女，36岁，已婚。

初诊（1978年8月25日）

1年前曾做人工流产，术后因调摄不慎，劳事过早，从此常感腰酸背痛，膝胫无力，头晕心慌，且汛水递少，周期延长，或四旬一至，或三月两潮，色淡、有块、经期小腹坠痛，俟血块既下，痛遂渐缓，现已匝月，经汛未行，带下秽浊，小溲涩滞不爽，阴道间或痒感，舌质淡，脉弦细。

诊为血虚肝郁，冲任失调。

拟养血舒肝，活血调经，兼利湿浊。

处方：当归、女贞子、旱莲草、赤芍药、川茜草各10克，刘寄奴、紫丹参各15克，香附米、净苏木、怀牛膝各9克，川芎片6克，车前子、滑石块各10克（同布包），4剂。

外用蛇床子9克，吴萸3克，黄柏6克，布包，泡水，坐浴。

嘱汤剂服讫，可续服八宝坤顺丹，早晚各1付，以为缓图之计。

二诊（1978年9月27日）

上方服至3剂，于8月28日月经来潮（此次为33天），色量均较既往为好，血块减少，腹痛亦轻，行经4天而净。今晨经汛又至（距上次为28天），量尚不多，色质淡薄，少腹胀坠而痛未作，腰酸膝软，小溲仍感不畅。

正在经期，拟益肝肾而滋源流为治。

处方：川续断、广寄生、金毛狗脊（去毛）、女贞子、旱莲草各9克，杭白芍、云茯苓、夜交藤各12克，软柴胡9克，紫厚朴6克，广木香3克，车前子

12克（布包），粉甘草6克。6剂，水煎服。

嘱药后仍服坤顺丹1个月，日2付，以善其后。

按 冲任通盛，血海盈满，月事始能按时而下。月经虽源于血，实则根于肾，若肾水不足，肝血虚少，太冲不盛，即难以推动月汛应期而至。本例人工流产术后，因调养不善，过劳于事，斫伤肝肾，以致腰酸背楚、膝软头晕；血海不充，故月经届期不行。盖血虚则经脉不充，血行不畅，渐必瘀阻胞脉，一如江河水浅，不流则腐，故所下秽恶多块。癸水不足，肝失涵养则木郁；肝郁及脾，水湿不运，注于下焦，则致带下黏浊，小便滞涩不爽。综观脉症，系肝肾不足，兼夹瘀滞。是其治也，以二至、当归、川芎、益肝肾，养血和血顾其本，赤芍、刘寄奴、茜草、丹参、苏木、牛膝等活血通经，推陈出新顾其标；再以香附行血中气滞而助血运，车前、滑石利水渗湿兼通地道。全方半疏半调，亦补亦通，皆随机以赴，因而一诊即获效机。二诊时，月经两下，杂芜刈除，即转予填补，少佐宣通，以滋生机。

小 结

前人谓：妇女月经后期多主虚证、寒证，此言其常。征诸临床，则实证、热证也洵非少见，故张景岳说："后期而至者，本属血虚，然亦有血热而燥瘀者，不得不为清补，有血逆而留滞者，不得不为疏利。总之，调经之法，但欲得其和平，在详察其脉证耳。"如例一，肝气久郁，血阻经脉，渐至月经后期量少，日夕潮热，劳瘵之象已露端倪，属于"大实有羸状"之类。辨证重点在腹痛拒按，血色深紫有块，治则化瘀通经为主，《素问·阴阳应象大论》所说的"血实者宜决之"就是这个道理。倘误为阴虚作烧，一味滋补，第恐祸不旋踵。

例二系流产后又复劳伤，月经递少，延期不至，渐有血枯经闭之虞。但有血块多、腹痛等症，属于虚中夹实之证，虑及瘀血不去则新血不生，治则标而本之，寓通于补，后期始着力顾本。其间，先后缓急安能不讲，攻补轻重奚可不究。

月经过多四例

例一 曹某某，女，24岁，未婚。

初诊（1975年8月21日）

5个月前患外感发热，头痛身疼，自服解热止痛片、银翘解毒片之类，渐觉好转。兹后每有日夕疲困倦怠、烦热口干，掌心如灼等症，初未介意，久之始发现为低烧，自试体温，腋下37.6℃~37.8℃之间，曾经胸透、心电图及各项常规检查，均无异常发现，西医诊为"低烧待查"，迭服中西药物，时或有效但不巩固。近3个月来，形困益加，纳谷不馨，行经量多，色红有块，每次用纸约3~4包，伴见腰腹胀痛，口干不喜饮。现正值经期，诸症如前，舌红少苔，脉细弦略数。

揆度此证，当属肝肾阴虚，相火妄动，冲任为损者，颇有入怯途之虑。

拟滋阴清热，养血固经为法。

处方：秦当归15克，炒白芍、细生地、棕榈炭各9克，陈阿胶9克（烊化冲服），生侧柏12克，紫丹参、淡青蒿各9克，地骨皮9克，元胡索4.5克，香附米、炙甘草各6克。3剂，水煎服。

二诊（1975年8月24日）

服上方1剂经量减少，3剂经止。此次带经5天，用纸2包余，惟潮热未清，脉呈弦细。此血去阴虚，再拟滋养肝肾，以丽奇经。

处方：杭白芍、女贞子、旱莲草、炙鳖甲、地骨皮各9克，淡青蒿、细生地各10克，原寸冬9克，云茯苓12克，香附米、银柴胡各6克。6剂，水煎服。

嘱药后每日上午服知柏地黄丸1付，下午服二至丸20粒，连服20天。

三诊（1975年9月17日）

药后低热已退，余恙悉解。昨日汛至，经期正常，色量均可，惟少腹胀痛，食纳尚差，舌淡红，苔薄白，脉弦滑。

拟养血调经并益肝肾。

处方：秦当归、杭白芍各15克，炒杜仲、桑寄生各9克，刘寄奴10克，香附米、软柴胡、川芎片各6克，川楝子10克，元胡索、广陈皮、粉甘草各6克，炒神曲10克。4剂，水煎服。

嘱药后每日上午服八宝坤顺丹1付，下午服二至丸20粒，连服20天。

历数月，患者见访，谓药后经事一直正常。

按 本例因外邪未尽，内迫化热，消灼阴血，虚火妄动，故低热绵延不已，胃阴不足，和降失司，故纳谷不佳；热蕴血分，血不循经，是以汛水色红量多，热蕴气滞，经脉不畅，故腰腹胀痛。《妇科玉尺》谓："经水过多不止，平日瘦弱，常发热者，由火旺也"，颇与本例病机合合。然病延既久，营阴暗耗，已有入损之虞，非实热而可以徒执寒凉者。因以归、芍、阿胶养血，生地、骨皮、青蒿等滋阴清热退蒸，香附、元胡、丹参等理气行血，引血归经，又以生侧柏、棕榈炭固涩止血。再诊则益肝肾以固本，清虚热以治标，俟经止热清，复以陈皮、甘草、神曲等理胃和中，启运后天，病遂获愈。

例二 周某某，女，28岁，已婚。

初诊（1975年10月14日）

婚后两载，迄未孕育。询知经期尚准，惟汛至量多，淋漓不已。素多白带，纳少神疲，夜寐欠佳。刻诊正在经期，已行4日，经量仍多，色淡红无块，伴气短心慌，倦软无力，腰背酸楚，舌淡红，脉弦缓。

证属脾肾两虚，带脉失约。

治拟健脾益肾，固脉调经法。

处方：野党参12克，炙黄芪、桑寄生、川续断各12克，炒白术9克，炒杜仲12克，广陈皮、五味子、五倍子各6克，海螵蛸、生侧柏、刘寄奴、紫丹参各9克。5剂，水煎服。

嘱经净后外用蛇床子9克，黄柏6克，吴茱萸3克，布包，泡水，坐浴。

二诊（1975年10月19日）

服药1剂，经量顿减，再剂经止。现带下已少，仍感气短乏力，寐差纳呆，舌淡，脉沉弱，再拟健脾益肾，养心安神法。

处方：潞党参12克，炙黄芪15克，炒白术9克，云茯苓、川续断、炒杜仲、龙眼肉、桑寄生、远志肉、炒枣仁各9克，五味子、炙甘草各6克，首乌藤15克，炒神曲12克，5剂。

外用药同前。

三诊（1975年10月24日）

诸症悉减，食眠向佳，舌脉亦和，予丸剂缓调。

嘱每日上午服妇科金丹1付，下午服人参归脾丸1付，连服10天。

四诊（1975年11月9日）

今晨经汛来潮，色红，量不多，自感腰酸，少腹胀痛，拟益肝肾，养血调经。

处方：秦当归9克，炒杜仲、桑寄生、川续断、金毛狗脊（去毛）各12克，生侧柏9克，五倍子4.5克，醋柴胡、香附米各9克，元胡索4.5克，川楝子、刘寄奴各12克，5剂。

11月17日复诊，谓此次带经6天，量亦正常，用纸一包多，精神体力转佳，腰酸腿软悉愈。此后，每当经潮时即以上方增损，预服3～5剂，平日服妇科金丹，每日1付，缓缓调治。越四月再诊：经汛已五旬未至，神旺体健，时或泛恶，尺脉缕缕不绝，似为孕象，嘱做妊娠试验，果尔。

〔按〕本例脾肾两虚，既失调摄，又乏化源，故经来绵绵不止，颜色淡红，形困神乏，腰背酸楚，食欲不振，白带量多，方用参、术、芪、陈皮等，健脾益气，以滋化源；寄生、续断、狗脊、五味等补肝肾而固冲任；再以海螵蛸、生侧柏、五倍子等止血，刘寄奴、丹参等化瘀，补中有利，行中有止，相辅相成，各得其宜，则能血足经顺，不塞而止矣。俟后，经期服汤剂，养血调经，疏肝理气；平时服丸剂，缓调图本，俾"任脉通，太冲脉盛"，则孕育可必矣。

〔例三〕刘某某，女，34岁，已婚。

初诊（1976年12月19日）

月经量多，行经日久，已数月。此次带经已7日，仍淋漓不止，量多色淡，清稀如水，小腹空坠，腰酸胫软，时或头晕，怔忡气短，神疲嗜睡，面色萎黄虚浮，下肢浮肿厥冷，舌质淡，苔薄白，脉沉细无力，两尺似有数象。

证属脾肾两虚，血随气陷，冲任不固，带脉失约。

尺脉似数，乃血海不宁，宜防血崩或血晕之变，亟拟益气固肾而摄奇经。

处方：野党参、炙黄芪各15克，山萸肉、炒杜仲、桑寄生各12克，陈阿胶（烊化冲服）、炒白芍、棕榈炭、海螵蛸各9克，鹿角霜9克，祁艾炭6克，炒地榆12克，益母草9克。4剂，水煎服。

二诊（1976年12月23日）

经量显减，尚有点滴未净，腹坠痛已去，肢肿渐消，仍感腰酸，倦软无力，脉沉细无力，两尺亦弱，舌质淡，苔薄白，已获效机，继守前法。

处方：太子参24克，炒杜仲、桑寄生、菟丝子、川续断、山萸肉、淮山药、鹿角霜各12克，炙黄芪15克，乌贼骨12克，生侧柏9克，炒地榆12克。4剂，水煎服。

三诊（1976年12月27日）

上方服2剂，经水即止，精神体力视前增加，四末已温，尚有腰酸及轻度浮肿，舌质淡红，脉仍沉细，但较前应指有力。再拟前法化裁。

处方：太子参24克，炙黄芪、淮山药各15克，炒杜仲、川续断、桑寄生、黄精各12克，山萸肉、秦当归、炒白术、菟丝子各9克。5剂，日隔1剂，水煎服。

嘱药后服六味地黄丸，早晚各1付，半个月。

四诊（1977年1月26日）

服前药后于1月18日月经来潮，25日经净，带经6天，血量正常。刻诊气短，腰背略酸楚，下肢微有浮肿，夜寐差强，舌淡红，脉沉缓，拟补脾肾，益心神。

处方：太子参、炙黄芪各15克，炒杜仲、桑寄生、川续断、山萸肉各12克，秦当归、炒枣仁、夜交藤、乌贼骨、桂圆肉（另包）各9克，川芎片6克，益母草9克。4剂，水煎服。

嘱药后仍服丸药同前。

按 本例月经量多，延期不止，色淡清稀，乃因脾肾气虚，冲任不固，命火不足，不能化血为赤所致。《女科经论》引朱丹溪说："经水不调，水色淡白者，气虚也。"《妇科玉尺》说："经水来而不止者，气虚不能摄血也。"所指均与本例证情洽合。其气虚下陷，阳气不布，则气短乏力，小腹空坠，肢肿不温，肾虚精亏，髓海不充，则腰膝酸软，头晕多睡；血虚于内，故心悸怔忡，舌淡脉细。方用杜仲、萸肉、寄生等补肾填精；参、芪、鹿角霜等温阳益气；阿胶、杭芍、艾炭、乌贼骨、棕榈炭、炒地榆等育阴温经并以摄血，又佐益母草使无留瘀之弊。组方之旨，在于温而无燥，补而无滞，涩中有行，利中有止，务使洽合机宜。二、三诊时效机已获，转补脾肾，且侧重在肾，末诊则重在心脾。但因血去已多，故温肾不用桂、附，防其辛燥，补脾不用苓、术，防其渗利。古人谓"先议病，后议药"，说明用药知其宜忌，方能守而无失。

例四　邢某某，女，32岁，已婚。

初诊（1973年9月6日）

素禀不充，1年前曾做人工流产，俟后月经量多，色淡质薄，无块，神倦乏力，头晕心悸，气短懒言，食纳减少，大便不实。近2个月来，每因劳烦辄发低烧，体温腋下在37.6℃～37.8℃之间，曾做物理及各项化验检查，均无任何阳性发现。刻下已行经3天，量仍多，腹有微胀，抚之觉舒，诊脉细弱，舌淡苔白。

此属脾虚气陷，营阴大伤之候。

治拟益气摄血，补血养营之法。

处方：野党参、炙黄芪各15克，秦当归12克，杭白芍、川续断各9克，陈阿胶9克（烊化冲服），祁艾叶9克，棕榈炭12克，广陈皮6克，炒白术9克，地骨皮12克，升麻3克，银柴胡4.5克。4剂，水煎服。

二诊（1973年9月10日）

月经已净，虚热未清，体温37.2℃，仍感无力纳呆，宜扶脾养营法。

处方：野党参、炙黄芪各15克，云茯苓12克，炒白术9克，广寄生、川续断各12克，秦当归、地骨皮各12克，香附米、银柴胡、广郁金各6克，紫苏梗4.5克，炒神曲9克。5剂，水煎服。

三诊（1973年9月15日）

药后体温正常，纳谷渐增，气力有加，嘱服丸剂。

每日上午服八珍益母丸1付，下午服二至丸20粒，连服20天。此后，经期即以一诊方化裁，经后以二诊方加减，均服3～5剂，日常以丸剂缓调，治疗3个月，经量减少，恢复正常。

按　本例经潮量多，色淡质薄，见有气短懒言，倦怠乏力，纳少便溏诸症，系属脾运失健，统摄失权所致；低烧每因劳顿而作，尤为气虚之佐证，即所谓"劳则气耗"耳。初诊以参、术、芪、草、升、柴等益气摄血，甘温除热；归、芍、阿胶、骨皮等补血养营，艾炭、棕榈炭止血，再加陈皮理气和中，俾补而不滞。二诊则重在扶脾益气，和中健胃，以滋化源。使中州得健，气机升降调和，则脾能摄，肝能藏，经自顺矣。

小　结

月经量多，系指周期一般正常，而经量较多，或带经日期延长的病证。本病多因冲任不固，血海失藏所致，产生原因以血热、气虚、痰湿者为多见，属于虚寒者较少。如《妇科玉尺》说："经来十数日不止者，血热也"，"经水来而不止者，气虚不能摄血也"。又《丹溪心法》说："痰多占住血海地位，因而多下者，目必渐昏……"但临床又有虚实兼夹，孰多孰少的不同，需要根据月经的色质情况，及兼夹症状，详为分辨，所谓"谨守病机，各司其属"。如例一，月经量多色红，伴见日夕潮热，病起于外邪化热，消烁阴精，肝肾阴虚，血海失藏所致，即《素问·生气通天论》所谓"风客淫气，精乃亡，邪伤肝也"。证属阴虚夹热，不同于血热实证，故治用滋阴清热，而不用凉血止血法。但因正值经期，考虑血去过多，难免阴液耗竭，所以滋阴清热与养血固经双管齐下。俟血止后再予滋补肝肾，俾精血足，则经自顺。例二，月经量多，颜色淡红，见有心慌气短，纳少无力，腰背酸楚等脾肾两虚而偏于脾虚为主的症状，故治疗原则，重在益气摄血，兼顾肝肾。例三，月经量多，清稀如水，兼见头晕气短，神疲嗜卧，腰酸胫软，下肢浮肿、厥冷等脾肾阳虚而以肾虚为主的症状，因而治疗原则重在温阳益气，水中补火，兼予健脾。例四，月经量多，色淡质薄，伴见气短心悸，倦怠无力，食欲不振，大便不实等脾虚症状，治疗也以扶脾益气，调经摄血为主。另外，在以上四例的治疗中，例一先有低烧，后见经量多，治以滋阴清热，壮水制火法，使病去经自调，所谓"先因病而后经不调者，当先治病"；例四则先有月经量多，继后始有低烧，治则健脾益气，调经养血，使经调病自除，所谓"若先因经不调而后病者，当先调经。"又根据妇科的生理病理特点，因冲任隶属阳明，肾为冲任之本，肝为女子之先天，所以在上述四例的治疗中，重视肝脾肾的作用，在辨证立法的基础上，均不同程度地应用了补肝肾、理脾胃的药物，对于提高治疗效果，是有一定作用的。

月经过少三例

例一 刘某某，女，26岁，未婚。

初诊（1977年10月4日）

月经失调已有年余，经期错后，色淡量少，间有紫色小块，每次带经仅2天，用纸不过半包。经前乳房作胀，小腹坠痛，腰膝酸软，头晕眼花，心悸少寐，纳谷不香，面色苍暗，形瘦神疲，舌质淡红，舌苔薄黄，按脉沉细略弦。

证属肝肾不足，气滞血瘀，冲任不调。

现正届经期，拟补益肝肾，疏郁通滞，安神养心之法。

处方：秦当归、川续断、紫丹参、刘寄奴各12克，桑寄生、女贞子、杭白芍、川茜草、炒枣仁、远志肉、夜交藤各9克，香附米9克，川芎片6克。4剂，水煎服。

二诊（1977年10月9日）

月经已止，此次经量增多，色亦转红，用纸一包余，乳胀腹痛均减。惟仍感腰膝酸软，脘痞不舒，纳少寐差，舌苔薄腻，脉沉细而滑。虽获效机，仍当益肝肾以固其本，调脾胃，增食欲，以助化源。

处方：川续断、秦当归、夜交藤各12克，女贞子、旱莲草、炒白术、香佩兰、云茯苓、紫厚朴、炒神曲、炒枣仁各9克，广陈皮、合欢花、远志肉各6克，6剂。

嘱药后改服丸剂，每日上午服八宝坤顺丹1付，下午服二至丸20粒，连服10天。

三诊（1977年11月12日）

药后于11月5日经汛再潮，周期已获准日，色量均可，行经5天，用纸包余，乳胀腹痛均未作，尚觉腰酸，不耐劳乏，食眠欠佳。因予人参归脾丸、八宝坤顺丹各15付，嘱每日各服1付，白水送下，以善其后。

按 《叶天士女科》云："形瘦经少，此气血弱也。"本例形体消瘦，腰膝酸软，头晕眼花，心悸少寐，皮肤不润，经少色淡，脉细略弦，乃因肝肾亏虚，冲任血少，不能下达胞宫所致，经期错后，又兼小块，经前乳胀腹痛，面色苍暗，则系血虚兼瘀，气滞不舒之征，证属虚中夹实，治宜通补兼施。方中当归、白芍养肝血，女贞、川断、寄生滋肾阴，俾肝肾得补，冲任通盛，则血海自充；再以香附、川芎、丹参、寄奴、茜草等理气活血，除旧布新；枣仁、远志、交藤等养心安神，以通胞脉，使经脉通畅，血行无碍，则经水遂调。二诊以白术、茯苓、佩兰等健脾化湿，厚朴、神曲、陈皮等调胃增食，俾纳运活泼，则化源自滋，血气充旺，此薛立斋"补脾和胃，血自生"之意也。

例二 任某某，女，41岁，干部。

初诊（1976年4月25日）

久患月经不调，经期或先或后，量少色红，偶有血块，经前少腹胀痛。素日时感头晕目眩，胫酸耳鸣，烦热心悸，少寐多梦，惕然易惊，口干欲饮，腹胀便干，小溲黄短，带下黄白，黏稠气秽，舌边尖红，舌苔薄黄，脉弦细数。

此属久郁不释，肝郁化热，下汲肾水，致冲任匮乏，无血可下。

治当滋阴补肾，平肝清热，养血安神。

处方：北元参12克，杭白芍、原寸冬、女贞子、细生地各9克，双钩藤12克，白蒺藜、黑桑椹、黑芝麻各9克，元胡索4.5克，台乌药6克，首乌藤12克，炒枣仁、云茯苓各9克。6剂，隔日1剂，水煎服。

另取蛇床子9克，黄柏6克，吴萸3克，6剂，布包，泡水，坐浴熏洗，一日2次。

二诊（1976年5月7日）

药后头晕耳鸣均减轻，胁痛烦热亦退，大便已畅。惟腰酸胫软，寐少梦多，腹胀带下仍在。已获效机，再步原法出入。

处方：女贞子、桑寄生、原寸冬、杭白芍各9克，嫩钩藤12克，云茯苓、首乌藤、远志肉、炒枣仁各9克，大腹皮、香佩兰各6克，炒神曲12克，紫丹参12克。5剂，隔日1剂，水煎服。外用药同前。

三诊（1976年5月17日）

药后诸症悉解。诊脉弦缓，右尺略有力，舌润苔薄。现觉腰酸腹坠，乃月经欲潮之征，转予养血通经之法。

处方：秦当归、杭白芍、桑寄生各12克，女贞子、原寸冬、细生地、泽兰叶、净苏木、香附米、刘寄奴各9克，川芎片6克，紫丹参15克。4剂，水煎服。

四诊（1976年6月2日）

上方服后，月经如期来潮，量中色可，腹痛未发，行经6天而净。现经后已5天，略感腰酸乏力，腹胀纳少。予加味逍遥丸15付，每日上午1付；二至丸2瓶，每日下午服15粒，均白开水送下。并嘱下次经潮前仍服三诊方4剂，经后再服丸剂同上。恪守此法调理间月，体力渐增，食眠亦好，月事复常。

【按】肾为冲任之本，肾精充足，冲任始能通盛，月经循常；反之，肾精亏损，冲任不足，则月事乖常。本例因久郁化热，下汲肾阴，以致冲任损伤，经来量少色红。肾阴不足，水不涵木，肝阳偏亢，上扰心神，故见头晕目眩，烦热阵作，少寐多梦，惕惕易惊等症；热灼津伤，故口渴便干，小溲黄短，热则气滞，故经前腹胀。一、二诊，以元参、寸冬、生地、白芍、女贞子、寄生等滋补肾阴，以涵肝木；钩藤、蒺藜、黑桑椹、黑芝麻等平肝通幽，顾护肾阴。俾热戢阴复，肝肾自充，虽不调经而经自调矣。三诊经事将临，则转予补肝益肾而充其本，养血通经以助其势。末诊以丸药调理，缓缓图功，遂获月事正常，诸症尽解。

【例三】赵某某，女，30岁，已婚。

初诊（1972年2月28日）

3个月来月经后期，量少不畅，颜色紫黑，夹有血块，少腹作胀，疼痛拒按，又兼下肢窜痛，血块既下，诸痛遂减。舌淡红，苔薄黄，脉弦紧。

证属气滞血瘀，阻于经脉。

经期将届即以行气活血，化瘀通经为治。

处方：秦当归、赤芍药、刘寄奴、净苏木各12克，川茜草、怀牛膝、泽兰叶、香附米、川芎片、炒枳壳各9克，台乌药6克。4剂。

二诊（1972年3月10日）

药后月经如期来潮，经量增多，初系紫黑血块，继则色转鲜红，腿痛、腹痛基本未作，行经5天而止。予七制香附丸10付，每日上午服半付；女金丹20丸，临睡前服1丸。均白水送下，以资巩固。

【按】本例经期落后，量少不畅，夹紫黑血块，腹痛拒按，诸系气滞血瘀，冲任不畅之征。《内经》云："血实宜决之。"方用香附、川芎、枳壳、乌药等理气疏肝，使气行血行；赤芍、当归、寄奴、苏木、泽兰等活血化瘀，通经止痛；牛膝引血下行，以通地道。古人谓：实证易治，虚证难疗，信也。

小　结

月经过少，是指行经日数如常，但经量减少，甚或点滴而下；或行经日数缩短，经血不及常量者而言。其发病原因，可因素体虚弱，肝肾不足，或后天斫伤，营阴暗耗，或脾虚不运，化血乏源，以致血海空虚，无余血可下；或因痰湿瘀血阻于冲任，以致经行不畅，血量涩少而引起。因此，本病在临床上可概括为虚实两类，虚者宜补，实者宜通。但虚者，运血迟滞可以夹瘀；实者瘀血不去，新血不生，亦可兼虚。故虚者治当补不碍滞，实者治宜攻不伤血。张景岳说："经水涩少，为虚为涩，虚者补之，涩者濡之。"此一"濡"字堪可玩味。月经过少乃经闭之渐，临床见症纯虚纯实者不多，虚实夹杂者不少，要之不过有虚实之主次、多少不同而已。以虚为主者，补而调之；以实为主者，通而濡之。补虚者，或益肝肾，或调脾胃；泻实者，或破瘀血，或燥痰湿，随证施治。

上述三例中，例一刘案为肝肾不足，兼气滞血瘀，乃属虚中挟实者。初诊正值经期，因补益肝肾以顾本虚，兼通瘀滞，因势利导。经后则补肝肾，调脾胃，专务其本，使肝肾得养，则冲任的功能自然恢复；脾运得健，则血液化生之源自能充沛，月经遂能正常无乖。例二任案为木郁不达，久而化热，子盗母气，内灼肾阴，有渐成血枯之虞，乃属虚中挟实，上实下虚之证，治以滋水涵木，平肝凉营，意在急救肾阴而通诸经之血。傅青主说："夫经出诸肾，而肝为肾之子，肝郁而肾亦郁矣，肾郁而气必不宣。"故三诊肝热已戢，肾阴渐复，即转于滋肝益肾，兼通瘀滞，也属补而调之之法。其与例一相比较，则例一先予养血通经，后以补虚收功；此则先以滋肾养阴，后用养血通经获效。例三赵案系瘀血内停，经脉受阻，血行不畅，证属纯实，因病发未久，瘀滞未甚，正尚未伤，又届经期，故而径予活血化瘀，一举而克。治妇科病应重视肝、脾、肾三脏，上述三例可约略证明之。

经间出血二例

例一 张某某，女，25岁，未婚。

初诊（1973年9月12日）

半年来月经过多，每次行经7天，用纸2包余。月经周期尚准，惟两次月经中期，阴道有少量出血，色红，每持续约5～6天始净。刻诊正值月经中期，阴道出血已2天，并见腰酸乏力，烦热口干，小腹略觉坠胀，舌边尖红，苔薄白，脉沉细数。

辨证为阴虚火旺，冲任不固。

治拟滋阴泻火，凉血固冲法。

处方：细生地15克，粉丹皮、女贞子、旱莲草、云茯苓各9克，怀山药12克，知母9克，川柏6克，山萸肉9克，炒地榆15克，棕榈炭9克。3剂，水煎服。

二诊（1973年9月25日）

上方服后，阴道出血已止，烦热亦除。昨日月经届期来潮，量多如涌，经色殷红，烦躁少寐，头晕耳鸣，腰部酸胀，脉弦细数，舌红，苔薄黄。此热迫血行，冲任气盛，拟清热固经，凉血止血。

处方：细生地15克，败龟板15克，陈阿胶9克（烊化冲），地骨皮、女贞子各9克，条黄芩、焦山栀各6克，乌贼骨12克，川茜草9克，炒地榆15克，制香附6克，粉丹皮9克，粉甘草6克。3剂。

三诊（1973年9月29日）

药后经量渐次减少，现尚未净，脉细略数，拟养血固经，以继其后。

处方：秦当归、大生地各12克，杭白芍9克，川芎片6克，陈阿胶9克（烊化冲服），女贞子、旱莲草、桑寄生、川续断各9克，条黄芩6克，棕榈炭12克，粉甘草3克，3剂。

嘱月经过后10天，仍服一诊方5剂，下次经期服二诊方3～5剂，经后仍服三诊方。如此调治3个月，经量正常，经间出血现象迄未反复。

按 本例经量过多，经间出血，腰酸乏力，烦热不安，头晕耳鸣，乃因肝肾阴虚，相火激动，冲任失固所致。初诊予滋阴泻火稍佐固涩，以使水火互济，阴平则阳秘；二诊正值经期，热迫血行，量多如涌，用清热固经，凉血止血之法，俾热势得戢无以肆虐，则冲任得固血不妄溢。经后补益肝肾，养血固经，专务其本，使精血得充，则亢阳自潜，所谓"伏其所主而先其所因"耳。

例二 杨某某，女，27岁，未婚。

初诊（1973年4月）

2年来每于月经过后10天左右，阴道即见有少量出血，色褐，约持续4～5天始止。经期前错，色红，量多，间有小血块，经前小腹胀痛，月经前后，带多质稠，腰酸乏力，眠食俱差，舌红，苔黄薄腻，脉弦滑无力。

证属肝热血虚，湿热下注。

刻诊经期方过，头晕腰酸，带下量多，拟予清热利湿，养血平肝。

处方：秦当归、杭白芍、女贞子、旱莲草各9克，桑寄生15克，白蒺藜、杭菊花（后下）各9克，车前子12克（包煎），椿根白皮、瞿麦各15克，黄芩9克，粉甘草6克。3剂，水煎服。

另用蛇床子9克，川黄柏6克，淡吴萸3克，布包，泡水，坐浴，日2次。

二诊（1973年5月6日）

上方续服8剂，带下止，经间亦未见出血，腰膝乏力诸皆轻减。今晨月事来潮，量较多，并见腰酸腹坠，脉弦滑略数，再予养阴清热，凉血固经法。

处方：秦当归15克，杭白芍9克，大生地15克，川芎片4.5克，粉丹皮9克，炒地榆15克，川茜草6克，刘寄奴9克，制香附6克，生侧柏9克，乌贼骨15克，条黄芩6克，陈阿胶9克（烊化冲服）。3剂，水煎服。

三诊（1973年5月20日）

上方服5剂，月经已止，此次经量较上次为少，用纸不足2包。舌红苔薄白，脉弦缓。

嘱每日上午服加味逍遥丸1付，下午服二至丸20粒，7天后仍服一诊方5剂，并于下次经潮时服二诊方3～5剂。恪守此法调理4个月，经期、经量近常，经间未再出血。

按 本例经期提前，量多，伴见头晕腰酸，证属肝经郁热，肝肾不足；经期前后带多质浓，舌苔黄腻，乃因湿热下注；月经中期，由于湿热蕴积，浸入血络，动血伤血，溢出脉外，故见经间出血。初诊月经方过，精血亏虚，肝木失养，故见头晕腰酸诸症，湿热下注，因而带下稠秽，治用归、芍、女贞、旱莲、寄生等补益肝肾，黄芩、菊花、蒺藜等清热平肝，使肝肾得以滋填，郁热得以清泻，则冲任调和血循经行。又兼车前、瞿麦、椿根皮等清利湿热，使脉道疏瀹，气血通畅，即无动经伤血之虞。

小 结

经间出血多见于经后10~16天之间，阴道有少量出血，或伴见轻微腹痛，常持续数日。此种病症在中医典籍中较少论述，《竹林女科》有"一月经再行"的记载，庶几近似之，其发病原因，《竹林女科》认为系由"性躁多气伤肝，而动冲任之脉"所致，或因"误食辛热药物以致再行"。据临床体会，本病多以血海不宁，冲任气盛为主要关键，发病具体原因，则或因阴虚火伏，或因肝经郁热，或因湿热蕴积困扰血海，加以月经中期时冲任二脉之气逐渐旺盛，激动脉络，以致血不循经而出所谓"阴络伤血内溢"。治疗大法，则阴虚火伏者以养阴清热为主，如知柏地黄丸之类；肝经郁热者以清热凉血为主，如丹栀逍遥散化裁；温热内蕴者以清肝利湿为主，如八正散化裁，或者依据证情之兼夹，合数法于一辙，临床有一定效果。如例一为阴虚火伏，冲任不固，治疗则经间予滋阴泻热，凉血固经而治标，经期则清热固经，滋阴平肝而治本，遂使血止病除；例二为肝热血虚，湿热内蕴，治用养血平肝，清热利湿标本兼顾之法，病遂得愈。

闭经六例

例一 马某某，女，24岁，未婚。

初诊（1971年12月2日）

素性急躁，1年前与其爱人言语龃龉，争执动怒，致月经行而骤止，从此月事愆期，色深有块，经量逐月递减，终致经闭不行。于兹五月，腹痛如刺，不欲按揉，触似有块，小腹胀硬如墩，烦躁易怒，胁痛胫肿，大便干结，小便时黄，舌质黯红，苔薄腻根部腻黄，脉沉细弦。

此瘀血内阻，气机失宣，病在血分，堪虑成臌。

法宜气血两疏，重在化瘀。

处方：赤芍药、三棱、莪术、净苏木各9克，桃红泥、刘寄奴、怀牛膝、全当归各12克，云茯苓、紫厚朴、香附米各9克，川芎片6克，女贞子12克。3剂，水煎服。

二诊（1971年12月5日）

上方服后，矢气频转，腑行不畅，小腹胀痛略松，胫肿依然，舌脉如前，血仍未至。此系瘀滞日久，上方虽药证不悖，但力有不逮，再依前法，加重攻破之。

处方：全当归、刘寄奴、怀牛膝、赤芍药各12克，紫丹参15克，五灵脂12克，生蒲黄、泽兰叶、草红花、川茜草、三棱、莪术、川大黄（另包，后下，便泄后去此味或减半服）、香附米各9克，瓦楞子24克。3剂，水煎服。

三诊（1971年12月20日）

药后大便畅行，胁腹胀痛续有缓解，月经来潮，惟量少色晦，夹有血块，脉沉弦关上小滞，舌质渐润，苔薄腻。此胞脉通而未畅，瘀血行而未消，拟养血调经法。

处方：全当归、女贞子、鸡血藤各12克，旱莲草9克，泽兰叶9克，紫丹参15克，生蒲黄、刘寄奴、净益母草、赤芍药各9克，醋柴胡6克，香附米9克，川大黄6克（另包、后下，便泻后去此味）。5剂，水煎服。

四诊（1971年12月27日）

经血畅行，6天而止，腹痛已除，足肿尽消，二便趋常。嘱每日下午服七制香附丸半付，上午服通经甘露丸1付，连服20天。因其特意来津诊治，拟将返里，嘱其下月经前1周，服三诊方4剂。3个月后再来复诊，经行如常矣。

按 本例因经期郁怒，经行骤止，结而成瘀，胞脉被阻，渐致经闭不行。血脉瘀阻，不通则痛，故小腹胀硬刺痛，拒按有症；气因血滞，不得宣达，故烦躁易怒，两胁胀痛；气不行水，故足胫浮肿。初诊以三棱、莪术、赤芍、桃仁等活血行瘀，厚朴、香附、川芎等理气行滞，当归、女贞养血调经，茯苓利水，唐容川认为："气为水化，水行则气行而血亦行矣。"但因血瘀既久，药力不逮，故二诊制重其剂，并加瓦楞子、大黄之开破以广其效。《女科经纶》引叶以潜曰："故滞者不宜过于宣通，通后又须养血益阴，以使津液流通。"故三诊于经转后，即以女贞、旱莲、当归、鸡血藤等滋补肝肾，养血益阴，俾去瘀而不伤血，殆即此意。

例二 王某某，女，23岁，未婚。

初诊（1969年12月26日）

既往常有经期延长，量少不畅，小腹冷痛等症，于今经停3个月未转，脘腹冷痛，胸闷泛恶，面青肢冷，凛然畏寒，大便不实，白带量多，阅苔白滑，脉来紧细。

此因寒客经脉，血凝不行，滞于血海，冲任失调。

法宜温经行血。

处方：秦当归15克，三棱、莪术、草红花、桃仁泥、生蒲黄、酒元胡各9克，刘寄奴、怀牛膝各12克，杭白芍12克，香附米9克，广木香6克，淡吴萸、高良姜各4.5克。4剂，水煎服。

外用小茴香、吴萸、麻黄、枳壳、蛇床子各9克，布包，泡水，坐浴，早晚各1次（临睡前，坐浴时间要长些）。

二诊（1969年12月30日）

脘腹痛减，纳食亦增，带下已止，脉来沉弦。寒邪已得温散，瘀滞渐有下达，再守原法出入。

处方：全当归、女贞子、怀牛膝各15克，杭白芍12克，刘寄奴24克，益母草18克，京三棱、草红花、生蒲黄、酒元胡、香附米各9克，上肉桂、紫厚朴各4.5克。4剂，水煎服。坐浴如前。

三诊（1970年1月6日）

腹痛已止，四末转温，大便得实。月经昨日已临，色殷红量少，小腹冷痛未作。再以调经法继之。

处方：秦当归15克，炒白芍、女贞子、川续断各12克，怀牛膝、刘寄奴各9克，草红花、香附米各6克，川芎片4.5克，泽兰叶9克，淡吴萸3克，3剂，水煎服。

嘱经后每日上午服安坤赞育丸1付，临睡前服调经丸1付，连服20天。另外仍继续用小茴香6克，吴萸4.5克，布包、泡水、坐浴，日2次，20天后停药观察。

停药后，月经3次来潮，皆为正常。

按 本例闭经3个月，乃因寒客胞宫，血海瘀凝，冲任不调所致。寒为阴邪，易损阳气，阳气不得宣达，故脘腹冷痛，四肢不温，面青畏寒，胸闷泛恶；寒气化浊，故大便不实，带下量多。初诊以吴萸、良姜温经散寒和中，香附、木香、元胡理气行血止痛，三棱、莪术、刘寄奴，桃仁、红花、牛膝等活血化瘀通滞，当归、芍药养血和血调经，俟寒邪得散，瘀血已有下行之势，则二诊因势利导，以肉桂温肾阳，鼓荡血行，当归、白芍、女贞养肝血，寓补于攻，重用刘寄奴、牛膝、益母草、三棱、红花、蒲黄等破瘀通脉，以畅冲任。全方攻不伤正，补不滞邪，务求血脉通畅，经顺自下。

例三 穆某某，女，16岁，学生。

初诊（1976年5月14日）

14岁月经初潮，每有经前腹痛，量少色紫。于半年前曾患感冒，愈后经闭不行，迄今已5月余，形瘦神疲，入夜烦热，两手喜握凉物，心悸气短，纳少腹胀，小腹痛不欲按，口干不欲多饮，面色黄晦，唇有紫斑，肌肤干枯，两手背延及前臂见有色素沉着，大便偶见黑色。近来见有低烧，体温波动在38℃左右（腋下），查尿常规、尿三胆、胸透均正常；血红蛋白98克/升，血小板210×10^9/升，血沉59毫米/1小时，西医诊为低烧待查。舌偏紫无苔，脉细无力。

证属营阴亏损，瘀血内阻。

治拟滋阴养血，化瘀通经之法。

处方：当归15克，生地12克，元参、女贞子各12克，阿胶9克（烊化冲服），炒白术、赤芍药各9克，泽兰、益母草各12克，山楂肉15克，生内金3克（研细分2次冲服），青蒿6克，地骨皮15克。3剂，水煎服。

二诊（1976年5月17日）

药后腹痛轻，烦热减，食纳增，体温腋下37.2℃，脉细略数较前有力，舌质渐润有薄苔，药既中的，毋庸更张，原方加桃仁9克，再予3剂。

三诊（1976年5月31日）

上方连服8剂，诸症均减，体温腋下36.8℃～37℃。惟月经仍未来潮。昨日又突发寒热，体温39.8℃，头疼身痛，咽喉肿痛，有妨吞咽，白细胞计数13×10^9/升，经某卫生院诊为急性扁桃腺炎，予对症处理。来诊时仍发热畏寒、有汗、头身痛、口渴欲饮，体温38.6℃，脉细数，苔薄白而干，邪在卫、气，拟辛凉清热兼予养阴，亟先治标再顾宿疾。

处方：金银花15克，连翘9克，蒲公英15克，防风6克，薄荷（后下）3

克，板蓝根15克，知母9克，牛蒡子9克，黄芩9克，元参12克，甘草4.5克。3剂，水煎服。锡类散、珠黄散各2瓶合研，吹撒咽部。

四诊（1976年6月4日）

药后热势已减，食眠均可，体温37.2℃，仍口干不欲多饮，前方黄芩、元参各减半，再进2剂，体温已恢复正常。咽喉肿痛已愈，纳谷如常，惟月经未潮，小腹疼痛不喜按揉，再予养血化瘀法。

处方：太子参、当归各15克，赤芍、桃仁、红花、元胡、鳖甲各9克，天花粉12克，青蒿9克，茜草、醋香附各9克，鸡内金3克（研冲），甘草3克，3剂，水煎服。

十数天后其母来告，上方连服6剂，月经来潮，烦热已清，体温正常。复查血沉20毫米／小时。嘱服加味道遥丸，每日2付，上、下午分服，连服1个月。随访2年，月事一直正常，体格健壮，肌肉丰腴。

按 本例素有经前腹痛，月经涩少，颜色深红，乃冲任不畅之候，感受温邪后，津液为伤不足以载血运行，遂致血瘀经闭而有发热，其入夜潮热，五心烦热、喜握凉物，颇类阴虚作烧之征，但面色晦滞，唇有瘀斑，皮肤干枯，色素沉着，腹痛拒按，渴不喜饮，脉象沉细，诸系瘀血征象。《金匮要略》谓："病者如热状，烦满，口干燥而渴，其脉反无热，此为阴伏，是瘀血也。"殆即指此。然则先有津伤，继则血阻经脉耗损阴血，故血瘀阻脉，阴血亏虚当为本病之症结所在，加之患者为少女，阴血未充难当攻破，故治须养血化瘀，扶正祛邪，两相顾之。方以当归、生地、元参、阿胶、女贞等滋阴养血；党参、白术扶脾以滋化源；赤芍、泽兰、山楂、内金破瘀行血；青蒿、地骨皮以清虚热。讵料热势方折骤感风邪，故先予清解治其标，俟标病解除，再依原意治其本，使月事通下，低热自除。

例四 毛某某，女，24岁，未婚。

初诊（1976年5月3日）

2年前曾患闭经，经做人工周期3次，已正常，半年后复发，经余治疗又复正常，体力也渐有增加。近数月来因过劳、抑郁，常感心下痞塞，胸胁苦满，腹胀食少，泛恶嗳气，肢体沉困，大便或硬或溏，白带量多气秽，月事愆期，带经日少，颜色淡红。此次又停经3月余（末次月经在1976年1月13日），食后腹胀膨亨，不得俯仰，两胁窜痛，脉来弦滑，舌苔白腻。

证系气滞不畅，脾胃升降失常，痰湿闭阻胞脉。

先拟理气燥湿，宣畅气机。

处方：醋柴胡、炒枳壳、紫厚朴、香附米、杭白芍、清半夏各9克，云茯苓12克、广陈皮、藿香各6克，焦三仙各9克，广木香3克，粉甘草4.5克。3剂，水煎服。

二诊（1976年5月12日）

前方连服6剂，胁胀脘痞轻前，白带减少，纳谷渐增，泛恶已除，苔腻略化，脉仍弦滑，食后仍有腹胀，二便迫坠，腑行不畅。湿浊虽已渐化，气机仍未宣达，再拟以理气化浊，通达脉络之法。

处方：醋柴胡6克，杭白芍12克，炒枳壳、香附米、香佩兰、大腹皮各9克，广木香4.5克，云茯苓12克，焦三仙各9克，广陈皮6克，紫丹参12克，滑石块15克（布包），番泻叶9克（另包，后下，便泄后去此味）。4剂，水煎服。

三诊（1976年5月18日）

药后腹胀已消，纳食续有增加，经仍未行。病发于渐积，治疗亦当缓图，改予丸剂调理：每日上午服沉香舒郁丹1付，下午服七制香附丸1付，连服7天。

四诊（1976年5月28日）

昨日经行，量少色淡，小腹胀痛，食纳又差，舌淡苔薄，脉象弦缓。此痰湿已化，瘀滞有下达之渐，应予理气活血化瘀之剂。

处方：秦当归、赤芍药、刘寄奴各12克，紫丹参15克，净苏木15克，怀牛膝、香附米、炒枳壳各9克，川芎片6克，广木香4.5克，炒神曲9克。3剂，水煎服。

五诊（1976年6月5日）

经行6天而止。色量尚可，体倦神乏，心悸少寐，纳谷不馨，白带仍有，苔润，脉缓，拟以两顾心脾，养荣理气之方，所谓"瘀通之后，必以养荣调之"。

处方：野党参、秦当归、鸡血藤、柏子仁各12克，炒白术、云茯苓、炒枣仁、沉香曲各9克，川芎片、广陈皮各6克，原寸冬9克，吴萸3克，炙甘草6克。4剂，隔日1剂，水煎服。停药后观察数月，经事如常。

按 经云："二阳之病发心脾，有不得隐曲，女子不月。"本例素性抑郁，肝气郁结，心脾不舒，心不能行血以滋脾，脾不能运湿而成痰。痰湿困脾，故纳少腹胀，肢困神乏，白带量多；痰湿阻于胞脉，遂致经闭不行。其他如胁腹胀痛，二便迫坠，呕恶吞酸等，皆系气滞不舒，肝胃失和之症。病在气而不在血，故三诊治方皆不用血药通经，但以四逆散合二陈汤理气燥湿，俾胃纳苏醒，气机调畅，化生有源，自能水到渠成。故治不从心脾而从肝胃者，乃穷源返本之计，亦调经之一法也。四诊经来不畅，小腹胀痛，此系积久成瘀，不通则痛，遂予理气活血，化瘀止痛，因势利导。五诊时，心悸少寐，纳少神疲，则气血不足之象已见，故用参、术、苓、草、归、芎、寸冬、鸡血藤、柏子仁、枣仁等两顾心脾，稍加沉曲、陈皮等理气化滞，以符古人"瘀通之后必以养荣调之"之旨，遂得月经复常。

例五 刘某某，女，23岁，未婚。

初诊（1971年11月7日）

平素易动怒，多气郁，月事常先期而行。2个月前因感受风邪，发热微寒，头痛无汗，咽喉肿痛，体温39.6℃，时月经正行而止，迄已2月余未转。现症自觉午后阵发寒热，而体温不高，脘腹痞闷，嗳气频作，心烦懊侬，呕恶口苦，食思不振，小腹胀硬，不喜按揉，便干溲黄，舌红苔薄黄，脉弦细而数。

此外邪不解，入里化热，结于少阳，内聚胃腑，搏于血海，阻于胞脉，而成少阳阳明合病，兼气滞血瘀之证。

拟以两解表里，疏肝行滞，大柴胡汤加减。

处方：醋柴胡、杭白芍、炒枳壳、清半夏、条黄芩、酒川军（后下）各9克，香附米6克，川楝子9克，元胡索4.5克，刘寄奴12克，紫丹参9克，粉甘草4.5克，广木香4.5克。2剂，水煎服。

二诊（1971年11月10日）

药后未再发作寒热，烦呕已止，胸次已宽，纳食有加，二便通利，惟经仍未潮，小腹尚感胀痛，舌边红，苔淡黄，脉弦细。此邪热渐退，瘀滞未行，再依前法化裁。

处方：醋柴胡6克，条黄芩、炒枳壳、赤芍药、酒川军（后下）、粉丹皮、桃仁泥各9克，山楂肉、怀牛膝、紫丹参各12克，香附米、川芎片各6克，粉甘草4.5克。2剂，水煎服。

三诊（1971年11月13日）

服上方，1剂腹痛减，再剂月事通，惟量少色深，嘱服加味逍遥丸，日2

27

付，连服10天。

按 本例病缘于外感之后，邪陷少阳，虽延月余，仍缠绵未解，而兼阳明里实，见有寒热休作有时，胸脘拘急，心烦懊恼，呕恶口苦，大便干结等症。《伤寒论》103条："呕不止，心下急，郁郁微烦者，为未解也，与大柴胡汤下之则愈。"136条："伤寒十余日，热结在里，复往来寒热者，与大柴胡汤。"与本例之病机颇觉相符。因用大柴胡汤加减解表清里，使少阳枢机得转，阳明实滞得通，则诸症自解。又因患者肝气久郁化热，复加经期感邪，乘虚内陷，两阳相合，与血搏结，阻于冲任，故有小腹胀硬急结，月经闭而不转，因加川楝子、元胡、桃仁、丹参、牛膝、山楂肉、川芎、香附、木香等疏肝达郁，活血逐瘀之品，使瘀解经通，因而获效。

例六 张某某，女，25岁，未婚。

初诊（1975年1月16日）

据述17岁月经初潮，兹后或十月一行，或逾年始转，末次月经1974年9月19日，望其面色㿠白，形瘦不充，皮肤干枯，询知素日腰背酸楚，烦热口干，白带量多，质稠气秽，大便数日一行，或有头晕耳鸣，或发口舌糜烂，舌质暗红，苔薄腻，脉来沉细而弦。

此因禀赋不充，肝肾虚损，血海不足，冲任不能通盛，相火失于潜藏。

治拟补益肝肾兼予化湿为法。

处方：秦当归15克，杭白芍、山萸肉、女贞子、旱莲草各12克，粉丹皮9克，紫丹参、刘寄奴各15克，车前子10克（布包），薏仁米15克，蜀葵花6克，原寸冬、细生地各9克。5剂，水煎服。

外用蛇床子9克，吴茱萸3克，黄柏6克，桑螵蛸9克，布包，泡水，坐浴熏洗。

二诊（1975年1月23日）

腰酸轻前，白带已少，腑行1次，食纳略增，口干欲饮，经仍未行，舌红苔薄白，湿热得化，阴损未复，拟益肝肾、养阴液兼予通经。

处方：秦当归、杭白芍、川续断、广寄生各12克，女贞子、三棱、莪术各9克，紫丹参15克，怀牛膝、车前子（布包）各10克，生山楂15克，全瓜蒌20克，川石斛、润元参各15克。5剂，水煎服。

外用药同前。

三诊（1975年1月30日）

服上方5剂，月经来潮，量多，色殷红，带经6天而止，舌红苔薄白，脉沉细。

嘱日服加味逍遥丸、六味地黄丸各1付，上、下午分服，白水送下。下次经前仍服二诊方5剂。治疗3个月，经事复常。

〖按〗冲任二脉隶属肝肾，肝藏血为女子之先天，肾藏精为气血化生之源，肝肾充盛，则能"任脉通，太冲脉盛，月事以时下"。本例因肝肾不足，精亏血少，冲任不盛，血海无余，故月经稀发，闭而不行。血虚不能上荣，故头晕面白；精亏不能充养外府，故腰酸背楚；血虚津少，肠道肌肤失于濡润，故大便秘结，皮肤干燥，津血亏损，虚火上炎，则耳鸣目眩，口舌糜烂，血不滋脾，脾失健运，积湿生热，下注为带。张景岳谓："欲以通之，无如充之。但使血消则春水自来，血盈则经闭自至。"故初诊予归、芍、苁肉、女贞子等补肝肾，以充经血之源；生地、丹皮、寸冬等凉营滋液以清虚浮之热；并以薏米、蜀葵、车前子渗利湿热而止带下；刘寄奴、丹参活血化瘀以通经脉。二诊湿热已清，故用当归、白芍、续断、寄生等滋养肝肾；瓜蒌、石斛、元参等沃枯救燥；丹参、三棱、莪术活血化瘀；牛膝、车前子引血下行，以为正本清源治法。全部治程以填充为主稍佐宣通，倘一味攻破，则不免竭泽而渔，难以速效。

小　结

发育正常的女子，一般到14岁左右，由于肾气充盛，生殖机能渐臻成熟，从而表现为月事来潮，如《内经》说："二七而天癸至，任通脉，太冲脉盛，月事以时下。"如超龄过久，逾18岁而月经未至，则为原发性闭经。若月事曾来，周期已经建立而又中断，或经行如常，忽又数月未至者，为继发性闭经。至于妊娠期、哺乳期停经，以及古人所谓"居经"、"避年"、"暗经"等，均不属闭经的范畴。

发生闭经的原因，中医学早有精确论述，如《素问·阴阳别论》说："二阳之病发心脾，有不得隐曲，女子不月。"指出由于所思不遂，谋虑怫逆，则心脾之营阴暗耗而成不月之病。《评热病论》说："月事不下者，胞脉闭也，胞脉者，属心络于胞中，今气上迫肺，心气不得下通，故月事不来也。"说明月经虽出于胞宫，而与心肺功能实有密切关系，妇女在感受风邪侵袭后，上焦津液被消灼，以致津气不能下达，也可导致闭经，其治疗自当顾心肺之阴，不得任用攻破。《素问·腹中论》还指出："有病胸胁支满者，妨于食，病至则先闻腥臊臭，出清液，先唾血，四肢清，目眩，时时前后血……病名血枯，此得之年少时，有所大脱血，若醉入房，中气竭，肝伤。故月事衰少不来也。"说明妇女在脱血之后依然恣情纵欲，耗竭肝肾之阴，可引起血枯经闭，并见有胸胁胀满，咳唾涎沫，或痰中带血，食欲减退，头目晕眩，四肢清冷等症状。其与上条同属阴虚，但一为外因所致，损在心肺；一为内因引起，虚在肝肾。张仲景在《内经》的基础上又进一步发挥，提出："妇人之病，因虚，积冷，结气而为经水断绝"的理论。此后历代医家对闭经的病因辨论日详，治法日备，都有着不同程度的发挥和贡献。

从临床观察，发生闭经的原因虽有多种，要之不外血滞、血枯两端，血滞属实，血枯属虚。实者多因风冷、气郁、血瘀、痰阻等实邪阻隔，脉道不通，经血不得下行所致；虚者多缘既往经带过多，房室不节，产育频繁，或大病、久病以后，致阴血不足或枯竭，血海空虚，无血可下。一般血滞者多见有胸腹胀满，少腹疼痛，按之不减，或反增剧，脉或有力等特点；血枯者，多面色萎黄或苍白，头目眩晕，神疲力乏，时有潮热，皮肤不润，食量减少，腰酸背楚，心悸气短，舌淡或光剥无苔，脉虚细等特点。至于闭经的治疗，原则上是血滞宜通，血枯宜补。但虚中可以夹实，实中也可兼虚，因此，临床对血滞、血枯，在治疗上都不宜峻补或强攻，正如《女科经论》引叶以潜所说："血滞亦有虚热，血枯亦有虚热，故滞者不宜过于宣通，通后又须养血益阴，使津血流通。血枯者亦不可峻行补益，恐本身无力，而辛热之剂，反燥精血矣。"故临床必须细审病机，分清虚实之兼夹，寒热之错杂，于寒热温凉，补泄攻散诸法中，灵活掌握，调之使平，才会收到良好效果。

如例一、例二、例五，三案都属于实证，大法都以通为治。但例一，因血瘀气滞，病在血分，症见小腹胀硬刺痛，拒按似有癥块，烦躁易怒，两胁胀痛，故治疗以三棱、莪术、桃仁、赤芍、川军、瓦楞子等破血化瘀为主，兼以香附、川芎、川朴等开膈化滞为辅；例二则因寒客胞宫，寒凝血瘀，见有脘腹冷痛，四肢不温，面青畏寒，大便不实等症，故治以吴萸、良姜、肉桂等温通经脉，三棱、莪术、桃仁、红花、刘寄奴、牛膝等流通瘀血，归、芍、女贞等养血和肝，以使祛瘀而不伤阴血；例五，乃因外邪失宣，入里化热，留恋少阳，搏于血海而致血瘀阻脉，症见寒热休作有时，少腹胀硬急结，故治疗以大柴胡汤加丹参、牛膝、桃仁、川楝等，一面和里达外，解除热邪，一面活血化瘀，流通经脉。例二与例五，一则因寒凝血瘀，一则因热结血滞，故一用温通，一用清散。

例三、例四、例六，三案均属于虚证，但因致虚原因不同，证候表现各异，治疗方法也有区别。如例三，属阴血亏虚，又兼瘀血阻胞，系因病致损，虚中夹实之证，故见入液潮热，五心烦热，唇有紫斑，色素沉着，皮肤干枯等症，故治疗以补虚为主，药用当归、阿胶、党参、白术等补血益气，生地、元参生津化血，佐以赤芍、山楂、内金等活血化瘀，流通经脉；例四为脾虚痰阻又兼气郁，症见纳少腹胀，白带量多，肢困神乏，呕恶吞酸，胁腹胀痛等，乃本虚标实，病发有余之证，故治以"标而本之"的原则，以二陈汤合四逆散燥湿祛痰，调畅气机，继之以当归、赤芍、丹参、牛膝、刘寄奴等活血化瘀，而通其滞，先治其标，后以归脾汤化裁，心脾两顾，再治其本；例六系肝肾亏损、相火不藏，症见头晕面白，腰背酸楚，大便秘结，耳鸣目眩，口舌糜烂等，治疗则以补虚为主，药用归、芍、女贞、萸肉、生地、寸冬、丹皮、瓜蒌、石斛等养肝滋肾润肺，以戢相火，再兼椿根皮、车前子、寄奴、丹参、牛膝等清热利湿活血，以通经脉。

以上所选病例，意在说明，闭经的治疗，不仅在于虚者不宜强补，实者不宜峻攻，而且在药物的运用上，攻实不过用苦寒辛燥之剂以免败胃伤津，补虚不过用辛热滋腻之品以免燥血滞膈，总以调和血气，使归平顺，以达到"气血中和，万病不生"的目的。特别是治疗闭经不能以一通为满足，还必须注意巩固疗效。所以无论血滞血枯，在通下之后均应不同程度地予以滋阴养血生津之品，以取得远期疗效。

崩漏六例

例一 贾某某，女，23岁，未婚。

初诊（1977年4月17日）

月事先期，行经时间延长，迄将年余。妇科检查（肛检）：外阴发育正常，宫体较小，水平位，附件阴性；查血红蛋白80克／升，诊断为功能性子宫出血、贫血。曾用激素并服中药，治疗3个月无显效，末次月经在2月18

日，行经约40天始止。刻诊又值经期，已2日，量多如涌，色红有块，少腹微痛，腰背酸楚，倦软乏力，头目眩晕，入暮烦热，口干少饮，纳差便干，脉细数，苔薄黄。

证属阴虚血热，兼夹瘀血。

治拟育阴清热，凉血化瘀。

处方：女贞子、旱莲草各9克，当归身12克，川续断9克，桑寄生9克，东白薇12克，炒丹皮、炒黄芩各9克，炒地榆15克，川茜草、赤芍药各9克，刘寄奴15克，香附米9克，凌霄花4.5克。3剂，水煎服。

二诊（1977年4月21日）

药后经量显减，尚滴沥未净，暮热已平，口亦生津，腰背酸楚视前轻减。惟仍疲倦无力，时或头晕，脉细软，苔薄白。虚热得戢，气液未复，拟仍前法佐益气之品。

处方：川续断、炒杜仲、桑寄生各9克，秦当归12克，山萸肉18克，五味子6克，太子参15克，黄芩炭6克，川茜草9克，炒地榆15克，棕榈炭、海螵蛸各9克，刘寄奴12克。6剂，水煎服。

三诊（1977年4月27日）

服上方3剂血已止，共带经8天，患者喜谓：此种情况为前所未有过者。眩晕未作，食纳有加，二便如常，潮热亦无复发，惟稍劳仍有腰神疲，舌脉如前。再议补气血，开胃气，滋化源，以复其血。

处方：生黄芪、太子参各15克，山萸肉、川续断、桑寄生、炒杜仲、金毛狗脊（去毛）各9克，广陈皮6克，炒神曲12克，炒黄芩4.5克，生侧柏、川茜草各9克。5剂，水煎服。

药后诸恙悉已，嘱每日上午服归脾丸1付、下午服六味地黄丸1付，半个月，并加强营养，调摄精神，勿过于劳。此后，又3次经潮，周期、色量均已复常，查血红蛋白130克/升。

【按】本例经不及期，量多不止，颜色深红，烦热口干，腰酸膝软等症，皆系肝肾阴虚，虚阳乘扰，经血妄行，失其常轨所致。即《内经》所谓："阴虚阳搏谓之崩"，少腹隐痛，下血有块，则因血少行迟，离经之血阻于络中引起。治用二至、当归、续断、寄生滋补肝肾、壮水之主；白薇、黄芩、茜草、地榆等清热凉血，制其阳焰；再以寄奴、赤芍活血化瘀、香附理气和肝，俾瘀去则能生新，"气调则血不妄行"。全方凉血化瘀，收摄止血，所以治其标；滋阴养血，寓通于补，所以固其本，俟血止后，即两补脾肾，以复气血，开胃增食、以滋化源，最后再以丸药缓调，以冀巩固。

例二 肖某某，女，17岁，未婚。

初诊（1972年5月16日）

3年来，经期先后无定，每潮辄血下如注，绵延不止。西医检查：腹部柔软，肝脾未及，肛检子宫小，两侧未触及肿块，诊为功能性子宫出血，曾经中西药物治疗，终鲜著效。此次经潮已10日，经量时多时少，多则色淡，少时暗紫，偶夹血块，面白神疲，心慌气短，腰酸膝软，身倦无力，自汗头晕，纳少便溏，周身虚肿，脉沉细弱，舌淡苔白。

辨证为脾肾两虚，统藏失职。

治拟温补脾肾，收摄止血。

处方：炙黄芪15克，炒白术9克，山萸肉、淮山药、陈阿胶（烊化冲服）、炒杜仲各9克，川续断、鹿角霜、苎麻根、棕榈炭、乌贼骨各12克，血余炭、生侧柏各9克。3剂，水煎服。

二诊（1972年8月19日）

上方服后，血量减少，纳谷渐增，精神较振，气力有加，脉沉细而缓，舌苔渐润。已步佳境，继守前法。

处方：炙黄芪、山萸肉、炒杜仲、金毛狗脊（去毛）、鹿角胶（打，用汤药化服）各15克，淮山药12克，炒白术、云茯苓各9克，炒地榆、苎麻根、棕榈炭、海螵蛸各12克，莲房炭9克。4剂，水煎服。

三诊（1972年5月23日）

下血已止，汗敛肿消，步履有力，食眠转佳，惟带下较多，大便不实，舌质仍淡，苔润，脉弦缓。拟再补脾肾，以为寻源求本之计。

处方：野党参、炙黄芪、淮山药各12克，炒白术、山萸肉各9克，鹿角霜、海螵蛸、杭白芍、炒杜仲、桑寄生、金毛狗脊（去毛）各12克。4剂，水煎服。

另以蛇床子9克，黄柏6克，吴萸3克，桑螵蛸6克，布包，泡水，熏洗。

四诊（1972年5月28日）

前方服后，脉已见和缓，舌质渐润，大便得实，寐食俱佳，惟感腰酸，劳作乏力，此血去过多，精气尚未全复，善后之计，仍在补气血，壮腰肾。

处方：野党参、炙黄芪各15克，淮山药、金毛狗脊（去毛）各12克，川续断、桑寄生、女贞子、秦当归、鹿角霜、甘枸杞各9克，陈阿胶18克（烊化，分2次冲服），香附米9克，五味子6克。4剂，水煎服。

停药后观察数月，经事复常，情况良好。

〔按〕脾主统摄，肾主固藏，若脾肾亏损，统藏失职，则冲任不摄，血不循经，或崩或漏，其可必矣。故李梴谓："脾胃有亏，下临于肾……迫血下漏。"本例年方少艾，血下如注，延期不止，色淡质薄，正因脾肾两虚，冲任亏损所致。肾虚则骨髓不充，故见腰膝酸软，头晕目眩；精不化血，心失所养，故面白心慌；脾虚则健运不及，故有纳少便溏，身倦无力，肢面浮肿；脾不益肺，故气短自汗元阳不振，故神疲肢冷。诸症均与脾肾两虚、气血亏乏之病理有关，故初诊以黄芪、白术、山药、杜仲、续断、阿胶等健脾益肾、补气养血，以固冲任；棕榈炭、生侧柏、海螵蛸、苎麻根等收涩止血，并敛虚汗，所谓"散者收之"。由于证属气虚阳衰，故避归、芎之辛窜走血，而用鹿角霜之微升督脉，以固元阳。后数诊始终以健脾温肾之剂，加强统摄之力，启动生化之源，得获满意效果。

〔例三〕 王某某，女，35岁，已婚。

初诊（1969年9月17日）

月事不经，已历数载。半年前因过事操劳，骤然下血如崩，经住院刮宫并用激素治疗，旬余乃止。曾做宫内膜病理检查，为增殖期子宫内膜，妇科检查，除子宫略大别无异常，诊断为功能性子宫出血。此后，每届经潮辄漏下淋滴，延久不去，此次已带经月余，血犹不止，色淡质薄，量多无块，自感乏力，气短懒言，怔忡少寐，腰背酸楚，纳少便溏，面色无华，舌淡苔薄，脉现沉细。前此，曾用中药治疗，所用药物多为炭类收涩之品，血反增多。

揆度此证，良由劳伤心脾，气血两亏，统摄失职所致，一味收涩，徒致横溢，于心脾无助。

亟拟两补心脾，益气摄血为主，以炭药止血为辅。

处方：野党参、炙黄芪各15克，全当归、杭白芍、川续断、菟丝饼各9克，熟女贞、桑寄生、桂圆肉各12克，祁艾炭、棕榈炭各9克，黑香附9克。3剂，水煎服。

二诊（1969年9月20日）

药后血已减少，尚有点滴如漏，心悸气短，视前轻减，脉仍沉细。治从前法。

处方：野党参、炙黄芪各15克，炒白术、桂圆肉、秦当归、远志肉各9克，炒枣仁12克，川续断9克，大熟地、菟丝子、陈阿胶（烊化冲服）各12克，海螵蛸、祁艾炭、云茯神各9克。3剂，水煎服。

三诊（1969年9月23日）

上方服后，血止力增，睡眠转好，惟仍腰酸、纳差，脘腹痞闷，脉仍沉细，已有缓象，舌质渐润，再议补脾肾、养心血，兼理胃气。

处方：野党参、炙黄芪各15克，炒白术、秦当归、菟丝饼、桂圆肉、远志肉各9克，女贞子、川续断、金毛狗脊（去毛）各12克，炒枳壳、炒稻芽各9克，云茯神15克。3剂，水煎服。

四诊（1969年9月27日）

食纳已增，寐安神复，二便如常，体力续有增加，腰已不复酸软，惟遇劳尚感气促心慌，脉已见有力。拟益气养营，以丸剂善后。

予人参归脾丸30付，每日上、下午各1付，白水送下。

此后，月经曾3次来潮，周期复准，每次行经5～6天，色量正常。

按　《内经》谓："劳者气耗"。本例劳伤心脾，主统失职，化源匮乏，故下血量多，绵延不止，色淡质稀；血不奉心，神失所养，故怔忡少寐；血去过多，气随血失，故气短无力，脾不健运，损及肾水，故纳少便溏，腰背酸楚。治用参、术、芪、归、芍、阿胶、桂圆肉、远志等怡养心脾，两补气血；川续断、狗脊、寄生、菟丝、女贞等固肾藏精，以摄冲任；祁艾炭、棕榈炭、黑香附等理气止血，以塞其流。全方健脾养心，固肾止血，俾中气得立，心血得生，根株得固，则血止可必。三诊调理脾胃，使纳谷增加，运化健旺，而化源自充；滋养心肾，使水火既济，冲任固守，而血自循经。最后用丸药缓调，以善其后。

例四　肖某，女，16岁，未婚。

初诊（1977年7月21日）

11岁月经初潮，4年来月经延期不止，近半年经期紊乱，每月数见，淋漓而下，几无宁日，血量时多时少，颜色时鲜时紫，或夹黑色血块，伴见少腹胀痛，腰酸乏力，气短心慌，寐少梦多，纳谷不馨，颜面浮肿，午后低热，体温腋下在37.5℃～37.8℃之间，二便尚可，偶有白带，舌质偏红，咽干苔薄腻，脉现细数，左关独弦。

证属肾虚肝热，气滞血瘀。

治拟滋阴凉血，理气化瘀。

处方：秦当归、桑寄生各12克，川续断9克，细生地、粉丹皮各12克，淡青蒿9克，赤芍药、刘寄奴、炒川芎、炒香附各9克，川茜草9克，祁艾炭6克，凌霄花4.5克。3剂，水煎服。

二诊（1977年7月24日）

上方服后，下血反多，夹黑血块，腹痛逐消，低热有降，现仍淋漓不止，余症如前，脉细数，左关弦象见缓，苔腻渐退。此瘀热初清，瘀血渐行之象，拟益肝肾，固冲任。

处方：全当归12克，川续断、厚杜仲各9克，山萸肉、炙黄芪各15克，陈阿胶（烊化冲服）、海螵蛸各9克，五味子6克，紫丹参15克，刘寄奴9克，香附米6克。3剂，水煎服。

三诊（1977年7月28日）

下血已止，低热已清，二便如常，纳谷有加，惟腰酸力乏，睡眠梦多，且有白带，脉细略数，苔薄白，拟补脾胃，养心安神。

处方：炒杜仲、川续断、桑寄生、金毛狗脊（去毛）各12克，淮山药、炙黄芪各15克，炒白术、云茯苓、炒枣仁、首乌藤、陈阿胶（烊化）、海螵蛸各9克，生牡蛎24克（布包）。5剂。

另用蛇床子9克，吴茱萸3克，黄柏6克，布包，泡水，坐浴熏洗。

四诊（1977年8月4日）

上方服后，夜寐得安，白带已止，低烧未作，腰酸力乏诸症悉平，为今后经期防止复发拟服下方。

处方：秦当归15克，杭白芍12克，川茜草9克，刘寄奴、净益母草各12克，川芎片、香附米、粉丹皮各9克，川续断12克。嘱下次经潮时服此方，日1剂，至经净停服。

守上方调理2个周期，遂停药，尔后月经又潮3次，均获正常。

按 本例久患漏下，色紫有块，少腹胀痛，乃相火妄动，血海失藏，离经之血阻滞胞宫所致。由于血去过多，阳失阴荣，故见低烧；血不滋脾，故气短乏力，面肿心慌；血不养肝，魂失所藏，故夜寐多梦，血不化精，骨髓不充，故腰膝无力。初诊以川续断、凌霄花、寄生、生地、丹皮、青蒿等滋阴补肾，清热凉血，使水足而火自消；香附、川芎、寄奴、赤芍等理气活血，化瘀通络，使血调而经自顺。俟热清瘀行，则补肝肾、固冲任，以为求本之计。因肝为女子之先天，肾为生血之根源，肝肾充沛，冲任得固，则崩漏无再发之虞。三诊转益心脾，启动后天，而复其旧。

例五 李某某，女，32岁，已婚。

初诊（1977年10月23日）

于1年前行人工流产，术后阴道出血，历久不去，经用激素治疗始止。从此每届月经来潮辄漏下淋漓，量多色紫，并见少腹胀痛，不欲按捺，抚之似有硬块，且乳房胀痛，转侧不利，腰背酸楚，食纳呆滞。曾做宫内膜病理检查为宫内膜增殖症；部分腺瘤样改变，并乳房检查，为乳腺增生，选用中西药物治疗，效果不彰。此次，自8月26日经潮，迄已2个月未止，经量时多时少，多则如泉涌，少则如屋漏，血色瘀紫，有块，余症如前。按脉沉细，右关兼有滞象，舌质暗红，薄布淡黄苔。

此系气滞血瘀，冲任不畅，血不循经，而致漏下。

治拟化瘀达郁，行血止血，所谓"血实宜决之"。

处方：刘寄奴12克，川茜草、赤芍药、香附米、川芎片、醋柴胡各9克，紫丹参15克，醋鳖甲18克，延胡索、制没药各6克，秦当归12克，粉甘草6克。4剂，水煎服。

二诊（1977年10月28日）

服上方2剂，下血增多，夹紫黑血块，小腹胀痛顿减，再2剂则腹痛全消，漏下亦止。尚觉腰酸无力，乳房胀痛，纳谷不化，二便如常，脉仍沉细，惟左关已无滞象，拟补肝肾，养血调经。

处方：刘寄奴、桑寄生、炒杜仲、山萸肉各12克，川续断、杭白芍各9克，制乳、没各4.5克，王不留行12克，醋鳖甲24克，醋柴胡12克，川芎片9克，粉葛根12克，粉甘草6克。4剂，水煎服。

嘱服完汤药后。每日上午服八珍益母丸1付，临睡前服人参归脾丸1付，连服10天。

三诊（1977年12月12日）

诉停药后于11月28日经潮，距上次经净日为28天。此次行经6日而止，量较多，色鲜，偶有血块，腹痛未作，惟仍乳房胀痛，抑或腰酸，脉细弦，苔薄白，治拟理气通经，兼益肝肾。

处方：软柴胡6克，王不留行12克，穿山甲、元胡索、制乳香、制没药各4.5克，川楝子、赤芍药、刘寄奴各12克，川芎片9克，醋鳖甲24克，川续断、桑寄生、炒杜仲各12克，粉甘草6克。5剂，水煎服。

1年后患者见访，谓上方续服10剂，各症均消失，迄未反复。

按 本例妇科检查为子宫内膜增殖症，部分已呈腺瘤样改变，临床据下血量多，色紫成块，腹痛乳胀，关脉滞涩等症，辨证为气滞血瘀，冲任不畅，以致胞脉阻滞，血不循经。张山雷谓："血色紫瘀，成块成片者，当用行滞消瘀之法。"故治以寄奴、丹参、赤芍、香附、川芎、柴胡等疏肝理气、行滞消瘀为主，重用鳖甲化瘀软坚，即"坚者消之"之意；并以元胡、没药活血止痛；川茜草行血止血；当归养血和血；甘草调和诸药。处方之意遵《内经》"甚者独行"之旨，以大队攻逐之品，荡积破瘀，疏溶地道，以使冲任通畅，新血归经，而漏下自止。若徒用兜涩止痛之品，第恐"致邪失正"随止随发，不能痊愈。二诊血已止，则补肝肾，复冲任，以固经漏之源；兼予理气化瘀，以清经漏之流，此即"间者并行"之法，俾源固流畅，气顺血和，自无经血泛溢之虞。

例六 李某某，女，49岁。

初诊（1978年1月2日）

1年来月经愆期，行经延久不止，量多色暗，夹有血块，伴见小腹隐痛，头晕目眩，心慌气短，腰酸肢麻，倦怠无力，寐少梦多，自汗便干。西医诊为"更年期综合征"，经用中、西药物治疗无何效果。此次行经已越2旬，曾注射丙酸睾丸酮8针，血仍未止，按脉沉细，两尺尤弱，舌有瘀斑。

辨证为肝肾两虚，冲任亏损，兼有瘀滞。

治拟固摄冲任，益气化瘀。

处方：秦当归、广寄生、炒杜仲、山萸肉各12克，川续断9克，生黄芪15克，赤芍药、刘寄奴、川茜草、净苏木各9克，贯众炭、生侧柏、祁艾炭各9克，炒地榆12克。5剂，水煎服。

二诊（1978年1月7日）

漏下已止，心慌气短轻前，惟仍腰酸膝软，大便干结，脉仍沉细，两尺见缓，舌瘀斑之象渐化。此失血日久，精气亏损，治拟补脾益肾，养血调经，而复冲任之损。

处方：太子参15克，炒白术6克，秦当归9克，火麻仁、肉苁蓉、炒杜仲、桑寄生、川续断、杭白芍、鹿角霜各12克，山萸肉、刘寄奴、香附米各9克。5剂，水煎服。

此后又以上方加减继服10剂，诸症悉除。于2月1日月经来潮，行经5天，色量均可。

【按】《素问·上古天真论》曰："七七任脉虚，太冲脉衰少，天癸竭。"本例年已七七，下血淋漓不止，颇堪崩脱之虞，究其缘由，乃如付山所谓："精过泄而动命门之火，气郁甚而发龙雷之炎"，以致肝肾失藏，冲任不固，漏下淋漓，量多不止。由于血不循经，络脉瘀阻，故色晦有块，腹痛隐隐；精血不足，筋脉失养，故腰酸肢麻，头晕心慌，便干多梦；精不化气，故气短自汗，倦怠乏力。治用杜仲、萸肉、寄生、续断、黄芪、当归、鹿角霜等补肝肾、益气血而固冲任；寄奴、赤芍、茜草、苏木等活血通络，去瘀生新；地榆、侧柏、贯众炭、艾叶炭等收涩止血，兼清郁热。剂配伍意在补虚而无浮动之虞，缩血而无寒凉之苦，俾冲任固、血海清，血亦自止。再诊则补肾水，以使肝气自舒；健脾运，以使统摄得复；兼予理气活血，以应古人"气以通为补，血以和为补"之旨。

小　结

崩漏又称崩中漏下，或血崩经漏。一般以来势急，出血量多为崩，来势缓，出血量少，淋漓不断为漏。如《医学入门》说："非时下血，淋漓不断，谓之漏下；突然暴下，如山崩然，谓之崩中"，《医宗金鉴》说："妇人行经之后，淋漓不止，名曰经漏；经血突然大下不止，谓之经崩。"二者虽病势有缓急之分，但病因病机基本相同，且在发病过程中，常可互相转化，如久崩不止，气血耗竭，可变为漏；久漏不止，病势日进，亦能成崩。

崩漏为病，虽可有虚、实、寒、热四种证型，但本质上还是虚证，或虚中夹实证，发病总因冲任损伤。不能制约经血所致。但冲任二脉需赖脏腑气血的滋养，始能发挥其固摄经血的作用，其中特别是先天肝肾及后天脾胃，更有其重要性。如叶天士说："夫奇经，肝肾主司为多，而冲任隶属于阳明，阳明久虚，脉不固摄，有开无阖矣。"故有冲任隶属肝肾，又隶属阳明之说。因此，肝肾脾胃功能失调，冲任失约，经血失固，乃是崩漏发生的主要机制。

崩漏治疗的大法，首当控制出血，之后则须调整周期，古人概括为塞流、澄源、复旧三个步骤。如《济阴纲目·血崩门》引方氏曰："治崩次第，初用止血以塞其流，中用清热凉血以澄其源，末用补血以还其旧……"尽管补血复旧与调整周期还有一段距离，但说明古人并不满足于控制出血的近期疗效，已经注意到远期疗效方面。个人体会，对于崩漏的治疗，不宜拘泥于古人初、中、末步骤的划分，而要灵活地运用塞流、澄源、复旧的方法，或塞流与澄源同用，或澄源与复旧并举，或单用塞流，而后继之以澄源、复旧。

塞流虽然是"急则治标"的措施，但它是治疗崩漏的第一关，特别是在大出血的情况下，如不迅速止血，就有发生虚脱，危及生命之虞，故叶天士说："留得一分自家之血，即减少一分上升之火。"但止血并非一味固涩，必须根据证情的寒热虚实，或温而止之，或清而止之，或补而止之，或泻而止之，并宜注意虚实之兼夹，寒热之错杂，而权衡常变。

清而止之，用于崩漏的热证。崩漏的热证常与肝肾阴虚，相火亢盛，扰动血海有关，故《内经》指出："阴虚阳搏谓之崩。"张山雷更强调："崩中一证，因火者多，因寒者少，然即属热，亦是虚火，非实热可比。"因此，治疗崩漏属热者，宜用清滋之品，如丹皮、生地、白薇、地榆、炒黄芩、茅根之类，至于苦寒泻降之连、柏、栀子等，则宜慎用，以免苦寒伤阴之弊。并且在清热凉血的同时，往往还需参之以滋水涵木法，以使肝木得养，藏血守职。如例一贾案，例四肖案都贯穿了这一看法，但例一夹有瘀血，例四又兼肝郁，二者同中有异，所以前者凉血兼予化瘀，后者清热兼予理气。临床也有因肝郁化火，木失条达，疏泄太过而致崩漏者，虽不同于水亏火旺的类型，但已血去过多，治中不当再过用疏泄，以导致肝气升发太过、动血散血的不良后果。宜用清肝柔润之品以缓肝急，使之能遂条达舒畅之性，则血不妄溢。如丹栀逍遥散去柴、薄之升动，栀子之苦降，而加青蒿、骨皮、地榆、旱莲草之类。

温而止之，用于崩漏之属于虚寒者。崩漏寒证临床较为少见，故沈尧封说："崩证热多寒少。"但若素体脾肾阳虚，冲任不固，也可导致崩漏的发生。另如患崩过服凉药，冰伏阳气，或血去过多，气随血耗，真阳无权等，均可表现为虚寒的证候，见有四肢不温，面白神疲，纳少便溏，血色淡薄，或有少腹冷痛，喜温喜按等症。崩漏之属于虚寒者，用药不宜辛滑燥热之品，如温阳不宜桂、附，养血不赖归、芎，而拟用鹿角胶、巴戟天、狗脊、菟丝，以及参、芪等药温阳益气，水中补火为当，此即张介宾所谓"善补阳者，于阴中求阳"之旨。如例二肖案即属于此类。若内寒较甚者，也可酌加吴萸、炮姜之类温经止血；寒凝气滞者，则加小茴、乌药、制香附等兼理滞气。

补而止之，用于崩漏患者肝肾脾胃三阴三阳气血失调，功能衰弱，冲任亏损的证候，一般以肝肾两虚，或脾肾两虚为多见。肝肾两虚多表现乃精血亏损，虚火妄动、冲任不固的症状，但腰膝酸软，头晕目眩，倦怠乏力，或见潮热颧红，出血量多、颜色鲜红或淡红，脉弦细或细数等，治以滋补肝肾，调和阴阳为主，药如女贞子、旱莲草、川断、寄生、杜仲、萸肉等，其他如龙、牡潜纳之品，亦可酌用。若虚热明显者，则兼予清热凉血，兼夹瘀滞者，则佐以活血化瘀等等，均可依据病情参合应用。如例一贾案，例四肖案，例六李案的治疗均属于此类。至于脾肾两虚者，则多表现为气虚阳衰，统藏失职的症状，如心悸气短，倦怠无力，纳少便溏、腰膝酸软、四肢清冷，面白浮肿，神疲嗜卧，出血量多，色淡质稀，淋漓日久，素多白带等，临床多依据病损主要脏器的不同，而有不同的治疗重点。如以脾虚或心脾两虚为主者，则以益气摄血、养血安神为主，兼予补肾。如例三之用归脾汤加川断、寄生、菟丝等即是；若以肾虚为主者，则须温阳益气、养血固经为主，如例二肖案之用鹿角胶、杜仲、菟丝、黄芪、党参、川断、寄生等，即属于此类。在脾肾两虚型中，非确有中气下陷、清阳不举的证候，一般宜用升、柴之类，苟免摇其根株，动其浮阳，以速其祸。故张山雷强调："是症之因于脾家清阳下陷者，间亦有之然亦止可补气，而兼事固摄，决无升举之理。"

泻而止之，用于崩漏之因于气滞血瘀者。崩漏一证虽然本质属虚，但在发病过程中，往往有气滞血瘀的病理，其形成原因，或因气虚运行迟滞，血脉涩滞；或因寒性收敛，气血缩而不行；或因热灼血液成块；或因气郁血滞；或因离经之血，阻于胞脉等等，其共同表现为下血有块，少腹胀痛、不欲按揉，舌有瘀斑，脉沉细或弦细、细涩等，治宜活血化瘀"通因通用"。常用药如刘寄奴、赤芍、茜草、泽兰、益母草、元胡、乳没、三棱、莪术等。临床须依据致瘀的不同原因，及主症、兼症的不同关系，或以化瘀为主，或以为辅。如例一血热兼瘀，则用丹皮、白薇、黄芩、凌霄花等清热凉血，辅以茜草、赤芍、寄奴活血化瘀；例四肾虚肝热兼气滞血瘀，治则滋肾清肝，兼用香附、川芎、寄奴、赤芍、茜草等理气化瘀；例如肝肾亏损，兼气虚血瘀，则在两补肝肾的同时，兼以黄芪、苏木、寄奴、赤芍等益气化瘀；例五因肝郁气滞，瘀血阻络而致崩漏，故治用柴、芎、香附、寄奴、丹参、赤芍、茜草、元胡、鳖甲等理气行滞，活血化瘀为主。

据个人临床粗浅体会，崩漏之属于气滞血瘀者，固宜活血化瘀为主，然在其他证型的出血阶段，适当参以活血化瘀之品，可起到化瘀生新的作用，否则补不兼行则滞，涩不兼通则瘀，清不兼行则凝。但当出血得到控制后，即不宜继续使用活血化瘀药物，而需转予澄源复旧，调理肝肾脾胃。

止血塞流虽然是急则治标的方法，但因是针对出血原因止血，仍含有治病求本的意义，所以塞流与澄源是相辅相成进行的。而在出血基本得到控制以后，则依据发病时出血程度的不同，在辨证论治、澄本清源的同时，继续酌加胶类（阿胶、鹿角胶）、炭类（棕榈炭、侧柏炭、祁艾炭等）、酸敛类（五味子、五倍子、山萸肉等）、蚧类（龙骨、牡蛎等）等止血药，以巩固疗效，防止反复。

澄源之后就要调理善后，培养气血，以促其早日恢复健康，此即所谓复旧。复旧的方法，古人强调调理脾胃，如李东垣说："下血症须用四君子补气药收功"，就是这个道理。崩漏证的善后调理应重视肝肾脾胃，特别是脾肾两脏的作用，因肾为先天，是气血化生之根本；脾为后天，是气血化生之源泉；肝主疏泄，为调解血流之动力，三脏功能调和，不仅气血充沛，且运行调畅。所以，临床根据具体情况，或脾肾并补，或肝肾两滋。如例一，以参、芪、陈皮、神曲理脾胃，川断、寄生、杜仲、狗脊补肝肾，并以归脾丸、六味地黄丸缓调继后，而从其阴；例二则以归脾汤加狗脊、山药、续断、寄生、鹿角霜两补脾肾，而从其阳；例四则以归、芍、萸肉、寄生、续断、女贞、川芎、香附等滋补肝肾，兼予舒肝。其他各例也无不从调补肝肾脾胃入手，或益气血，或滋肝肾，或调阴阳，视具体情况相机而行，以达到正气恢复，阴阳平衡的目的。

痛经九例

例一 景某某，女，29岁，已婚。

初诊（1977年7月19日）

据述7年前，因在风雪中践冰赶路，时值经水正行而停止，从此发现月事不调，每于经前数天，即发作小腹疠痛，并逐日加剧，常伴呕吐、腹泻，苦不可耐，俟月经既行始逐渐缓解。月经周期错后，量少有块，颜色紫黑。素常腹胀肠鸣，纳少便溏，肢体酸痛四末欠温，间多白带，婚后4年迄未孕育。按脉沉缓，苔白略腻。

此系寒湿搏于冲任，气血运行不畅所致。

拟温化寒湿，兼通血脉。

处方：云茯苓、福泽泻各12克，炒白术9克，藿香6克，车前子12克（布包），炮姜炭6克，桂枝6克，天仙藤、汉防己各9克，香附米、姜厚朴各9克，广陈皮6克，砂仁1.5克（打碎，分2次冲）。5剂，水煎服。

二诊（1977年7月25日）

药后溲利、带减、腹胀亦轻，纳食略增，肢痛未作。刻下经期将届，自觉腰酸、腹坠痛，先予温通经脉，以为未雨绸缪之计。

处方：秦当归12克，三棱、莪术、赤芍药、苏木各9克，牛膝、丹参、刘寄奴各12克，香附米9克，醋柴胡、台乌药各6克，淡吴萸3克，桂枝6克。4剂，水煎服。

三诊

服上方后，于8月2日经潮，腹痛大减，吐泻未作，能够坚持工作。此次带经4天，量少有块。刻诊腹胀溲浊，带下绵绵，肢面浮肿，此因脾阳不振，寒湿之邪，遂乘血去脉虚之隙；肆虐为患，极拟健脾利湿法。

处方：炒白术12克，茯苓皮15克，福泽泻、萹蓄、大腹皮各9克，瞿麦穗12克，车前子、冬葵子（同布包）、天仙藤各12克，醋柴胡、姜厚朴、法半夏各9克，香附米、广陈皮各6克。4剂，水煎服。

嘱药后每日上午服妇科金丹1付，下午服二陈丸1付，连服20天。下次经潮前5天，服下方3~4剂。

处方：秦当归12克，三棱、莪术、泽兰叶、草红花、赤芍药、苏木、香附米、炒枳壳各9克，刘寄奴、怀牛膝各12克，冬葵子、车前子各15克（同布包）。

四诊（1977年12月29日）

上药服后，月经来潮3次，诸皆正常。现月事5旬未至，尺脉略滑，缕缕不绝，似为孕象，妊娠试验，果为阳性，嘱勿须服药，善为调摄可也。

[按] 本例因寒湿之邪，伤及下焦，客于胞宫，血涩气滞，运行不畅，故经期脐下疼痛、量少、色暗、有块；寒湿困遏脾阳，故腹胀肠鸣，纳少便溏，四肢不温；寒性收引，湿性重浊，寒湿侵及筋骨，故关节重痛，损及下焦，故带下淋漓。《内经》曰："先寒而后生他病者，治其本。"故初诊以炮姜、白术、茯苓、泽泻、藿香、车前子等蠲除寒湿，温运中州；香附、砂仁、厚朴、陈皮等燥湿健脾，理气和中；再加桂枝、天仙藤温通经脉，汉防己祛湿止痛，针对病因，逐邪外出，以廓清致病之由。二诊将届经期，则以当归、赤芍、三棱、莪术、刘寄奴、丹参、牛膝、苏木等活血化瘀止痛；柴胡、乌药、香附等理气行滞活血；桂枝、吴萸温经散寒通脉，诸药针对痛经主症，温经活血，理气镇痛，所谓"先其所因，而伏其所主"。此后依法调理，或以丸药缓图，或以汤药荡涤，逐使数年痼痰，得以获痊。

[例二] 车某某，女，22岁，未婚。

初诊（1977年6月3日）

16岁月经初潮时，即发作痛经，迄今已7年，每用止痛药物缓解症状，但病未根除。月经周期尚准，惟量少色淡，有小血块，经中小腹痛胀，按之益甚，伴泛恶纳呆，大便不实。经后白带清稀，腰酸乏力，苔白滑，脉沉细。

证属脾胃虚寒，兼有血瘀。

刻诊周期迫近，腰腹坠痛，拟先温中健脾，兼调气血。

处方：炒白术9克，淮山药、云茯苓各12克，姜厚朴6克，炮姜炭9克，广木香、粉甘草各4.5克，川芎藭9克，川楝子、杭白芍、刘寄奴各12克，元胡索4.5克，制附片3克。3剂，水煎服。

二诊（1977年6月8日）

昨日经至，量少色淡，小腹痛楚较上月为轻，仍不喜按柔。脉沉涩，舌质淡，据"通则不痛"意，予活血化瘀之剂。

处方：秦当归12克，香附米、赤芍药、醋柴胡各9克，五灵脂、刘寄奴各12克，净苏木、川萆薢各9克，川芎片6克，元胡索4.5克，台乌药6克，淡吴萸、制附片各4.5克。3剂，水煎服。

三诊（1977年6月14日）

腹痛已瘥，现已经净，脉亦缓和，舌薄白。嘱每日上午服温经丸1付，下午服二陈丸半付，至经潮前3天，改服下方连服4剂。

处方：香附米9克，元胡索4.5克，川楝子、五灵脂、赤芍药、全当归各9克，广木香4.5克，刘寄奴12克，川萆薢、川芎片、台乌药、炒白术各9克。

按 本例经期小腹胀痛，泛恶纳少，大便溏薄，乃脾胃虚寒，升降失司之候，脾阳虚不能温运经脉，气血运行迟滞，故经来量少，色淡，夹有血块，腹痛拒按。寒气生浊，故血带清稀；脾虚及肾，故腰膝酸软，初诊予术、苓、朴、姜、附子、木香、萆薢等温阳散寒，健脾和胃，治其本；元胡、川楝、寄奴等理气活血，调经止痛，顾其标，再加山药利腰肾，芍药舒肝郁，俾肾水得滋，肝木条畅，自能脾胃升降有度。二诊正值经期，则专事理气化瘀，养血调经，使血调经顺，腹痛自止。

例三 韩某，女，24岁，未婚。

初诊（1977年6月16日）

2年来，月经错后，色黑量少，时有血块，小腹冷痛，痛如锥刺，得温较舒，块下痛减腰背酸楚，四肢不温，面色苍白。刻诊适在经期，少腹痛楚异常，舌淡苔白，脉来沉紧。

证系瘀血阻滞，寒凝胞宫。

治拟温经活血，理气定痛法。

处方：全当归、京三棱、怀牛膝、刘寄奴各12克，赤芍药、净苏木、川楝子各9克，元胡索4.5克，香附米、川芎片各9克，台乌药、淡吴萸各6克，小茴香3克，粉甘草6克。3剂，水煎服。

二诊（1977年6月20日）

药后血下块多，腹痛顿减，肢仍欠温，苔现薄白，脉象沉缓，前方既效，勿庸更张。

处方：当归、川断、刘寄奴、紫丹参各12克，赤芍药、苏木、川茜草各9克，香附米9克，川芎片、台乌药、炮姜炭各6克，淡吴萸3克，炙甘草4.5克。

3剂，水煎服。

三诊（1977年6月23日）

两进温通行血之剂，胞宫凝寒得散，肢冷较温，腹痛若杳。现已经净，带下腥秽，再依前法，予丸剂缓调。

七制香附丸10付，每日临睡前服1付，温经丸5付，隔日上午服1付，均白水送下。另用蛇床子9克，吴茱萸3克，生黄柏6克，桑螵蛸9克，布包，泡水，坐浴熏洗，一日2次。

四诊（1977年7月16日）

昨日经至，周期获准，经量仍少，暗红无块，腹痛可忍，腰背酸楚，膝软无力，脉象沉细，舌淡苔薄，再予养血温经法。

处方：秦当归、川芎片各12克，杭白芍、炒杜仲各12克，刘寄奴、五灵脂、净苏木、川楝子各9克，元胡索4.5克，台乌药、香附米各9克，淡吴萸4.5克，粉甘草6克。4剂，水煎服。

五诊（1977年7月21日）

月水已净，此次腹痛基本未作，带下亦少，继服坤顺丹每日1付，白水送下，连服10天。仍继续使用熏洗药。

停药后观察数月，痛经迄未再发。

按 本例月经错后，量少有块，小腹冷痛，块下痛减，得温则舒，面白肢冷，诸系瘀血内阻，寒凝胞宫之征。病延日久，精血并损，带脉失约，故腰酸膝软，带下量多。初诊先从实治，以三棱、牛膝、刘寄奴、赤芍、苏木等活血化瘀，以畅冲任；香附、川芎、元胡、川楝子、当归等理气和血，调经止痛；吴萸、小茴暖宫散寒，温通血脉。全方针对血瘀寒凝之证，逐瘀散寒，温运血行。二诊加炮姜炭助阳逐瘀，以扩其效。四诊则养血填精，兼化瘀血，所谓"间者并行"之意。终以丸药缓调，而善其后。治程中从实从虚，熟为先后，随机以赴，冀其巩固。

例四 于某，女，21岁，未婚。

初诊（1978年3月30日）

经来超前，量多色紫，夹大血块，经前少腹坠胀，疼痛阵作，牵及胁肋，血块即下，痛始减缓。伴见心烦易怒，梦魇纷纭，头晕耳鸣，渴喜冷饮，纳谷不馨，口苦便干。经后带下黏秽，黄白相间，小溲短赤，尿道涩痛，尿检无异常。末次月经在1978年3月11日，带经6天。刻见舌红苔黄，切脉弦数，左关、尺尤劲。

揆此脉证，盖为木郁化火，肝胆热炽，炼血成瘀，冲任不畅。

拟清泄肝胆，凉血滋阴为法。

处方：秦当归12克，醋柴胡6克，粉丹皮9克，细生地20克，天花粉10克，全瓜蒌20克，香附米9克，川郁金、盐黄柏各7克，龙胆草5克，车前子12克，冬葵子9克（布包），川大黄9克（后下）。3剂，水煎服。

二诊（1978年4月4日）

药后腑气得降，水道畅行，寐梦减少，纳谷知味。脉尚弦数，关尺已见平缓，黄苔渐退。现觉腰膂酸胀，小腹坠感，此乃经水将行之征，治须活血通经，因势利导，即《内经》所谓："其下者，引而竭之"。

处方：秦当归15克，赤芍药、三棱、莪术、怀牛膝各12克，丹参、桃仁泥、苏木各15克，香附10克，广木香5克，淡条芩9克，细生地15克，粉丹皮12克。3剂，水煎服。

三诊（1978年4月8日）

药后于4月6日经至，腹痛大减，血量仍多，块已减少，脉沉弦缓，舌润苔薄，余症亦均轻微。既获效机，继守前法，制小其剂，所谓"衰其大半而止"。

处方：秦当归、山萸肉、川续断各12克，粉丹皮9克，细生地、原寸冬各12克，焦栀子9克，桃仁泥、刘寄奴、怀牛膝、香附米各9克，醋柴胡6克，云茯苓9克。4剂，水煎服。

四诊（1978年4月12日）

月经已净，带下仅有，二便尚可，惟感腰酸。予二至丸3瓶，嘱早晚各服15粒，白水送下。

按 本例由气郁化火，热蕴血中，故经来超前，量多色紫；火煎成形，瘀血内阻，故腹痛阵作，所下多块。朱丹溪谓："经将来，腹中阵痛，乍作乍止者，血热气实也。"殆即指此。肝胆热炽，灼伤津液，故口苦易怒，头晕耳鸣，溲赤便干；湿热下注，故带下黏秽。初诊以胆草、黄柏、大黄等清泻肝胆，釜底抽薪，消除致痛之由；生地、丹皮、花粉、瓜蒌等滋阴凉血，沃焦救焚，以缓肝火之急；柴胡、香附疏肝解郁，遂其条达之性；车前子、冬葵子清利湿热，使从水道下行，全方泻肝、疏肝、利肝，意在祛除病因，调畅气血。二诊则通经活血，化瘀止痛，俾地道通畅，血顺经行，而腹痛自止。三诊转予养血凉营，兼为疏瀹，继之以丸药益补肝肾，缓调善后。

例五 连某，女，29岁，已婚。

初诊（1978年8月12日）

去岁殒胎，下血量多，淋漓日久，刮宫始止。继则月事不调，提前而至，或一月两潮，量多，色淡红，间有小血块，经期小腹坠痛，延及经后尚绵绵不已。平时腰酸踵痛，头晕心烦，睡中梦飞梦堕，惕然易惊，溲黄便软，纳谷不馨。刻诊正值经期，腹痛如引，舌边嫩红，脉象细数。

此属肝肾两损，血热血瘀。

治拟补肝益肾，凉血化瘀。

处方：川续断、桑寄生、炒杜仲、旱莲草各10克，女贞子、细生地、杭白芍、刘寄奴各12克，川茜草10克，紫丹参、炒地榆各12克，粉丹皮9克，川革茇5克，粉甘草5克。4剂，水煎服。

二诊（1978年8月16日）

服药2剂，腹痛除，再剂经水止，腰酸踵痛均较前轻，寐梦惊惕已渐减少。治以前法化裁。

处方：川续断、桑寄生、炒杜仲、女贞子、秦当归、杭白芍各10克，肥知母9克，香佩兰、川革茇各5克，广陈皮4克，粉甘草4克。4剂，水煎服。

嘱药后每日上午服女金丹1付，下午服二至丸15粒，白水送下，连服20天。

此后，经前2天即以一诊方出入，予服5~6剂，经净后则改服六味地黄丸或二至丸，并配合女金丹或得生丹，加味逍遥丸类，意在养血柔肝，益肾调经，治疗4个月，痛经未作，继而受孕。

按 本例痛经，缘自堕胎小产后。因血去过多，精血亏损，相火不藏，动扰血海，故月事超前，或一月两至；又因肝肾阴虚，肝木失其条达，胞脉不得濡养，故经期腹痛延及经后不已，傅山谓："肾水一虚，则水不涵木，肝木必克脾土，木土相争，则气必逆，故尔作痛。"正是对此类痛经机制的阐述。其他如腰酸踵痛，梦飞易恐，乃肝肾阴虚，相火浮动之故；头晕心烦，溲黄，舌红，脉细数，则系虚热内炎之故；纳呆便溏，则为木郁土虚之故。

初诊以女贞、旱莲草、川断、寄生、杜仲等补肝益肾，滋水涵木；生地、丹皮、茜草、地榆等清热凉血，兼以止血；丹参、刘寄奴、萆薢等活血化瘀，通经止痛；白芍柔肝舒郁，合甘草缓急定痛。全方以养阴涵阳为主，而不用香燥气药，是治本不治标，仿魏玉璜一贯煎之法。加佩兰、陈皮醒脾和胃，用启化源，次以丸药亦补亦调，缓急相济，始终恪守益肝肾，调冲任之法，故得经顺而孕。

例六 梁某，女，30岁，已婚。

初诊（1971年7月15日）

既经月事正常，5年前足月顺产一子，此后体渐发胖。年来经期延后，行经乳胀腹痛，色淡量少，兼下血块，末次月经在6月25日。现症头晕口苦，心烦不眠，交睫成梦，胁脘胀痛，泛恶纳呆，呕吐涎沫，白带黏稠，苔白腻，脉弦滑。

此由痰湿化热，逆胃扰心，下干冲任，气郁兼瘀，阻于胞脉所致。

拟先清热涤痰，理脾和肾，兼调气血。

处方：清半夏、云茯苓、淡竹茹、炒枳壳各9克，广陈皮、姜厚朴、炒白术各6克，川芎片、广木香各4.5克，川楝子12克，元胡索3克，炒枣仁9克，夜交藤15克。4剂，水煎服。

二诊（1971年7月20日）

上方服后，胸次豁朗，胁痛如失，知饥得纳，睡眠尚和，白带仍多，时或泛恶，腰酸无力，脉弦滑，苔腻已退，再予理脾和胃，兼益肝肾。

处方：云茯苓、炒白术、白扁豆、广陈皮、炒神曲、炒枳壳、淡竹茹各9克，草蔻仁3克，怀山药15克，女贞子、旱莲草各9克，广木香4.5克，香附米9克。3剂，水煎服。

另用蛇床子9克，川黄柏6克，淡吴萸3克，布包，泡水，坐浴熏洗。

三诊（1971年7月24日）

今晨经至，量少色淡，尚无何不适，脉弦滑，苔薄白，拟化瘀达郁，通决地道。

处方：全当归、鸡血藤、女贞子、桃仁泥、益母草、川楝子各12克，元胡索、川郁金各6克，刘寄奴15克，五灵脂、香附米各9克，广木香6克，炒枳壳9克。4剂，水煎服。

四诊（1971年7月30日）

汛水已止，此次经期腹痛未作，头晕、呕恶、心烦诸症也均减轻。脉弦略滑，苔渐润，再予理痰湿和肝胃，以杜病源。

处方：云茯苓、淡竹茹、川郁金、姜厚朴各9克，广陈皮、炒枳壳、石菖蒲、软柴胡各6克；草蔻仁4.5克，焦三仙各9克，全瓜蒌21克，5剂，水煎服。

按 本例因中运不健，土壅木郁，积湿生痰，蕴久化热，痰热上干心胃，则寐梦惊惕，呕恶少纳，脘痞胁痛；下伤冲任，壅阻胞宫，故经来逾期，量少色淡，行经腹痛，带下黏秽；痰因火动，上蒙清窍，故头晕目眩，心烦，口苦。初治以温胆汤清热涤痰，佐白术、姜朴燥湿健脾；枣仁、夜交藤宁神益智；川芎、木香、元胡、川楝理肝木之逆，行血中之滞，全方意在清热涤痰，疏肝解郁，调经止痛。俟痰热渐清，脾运渐复，经期将届，则专事活血化瘀，俾"通则不痛"。经后即两和肝胃，理湿豁痰，用求彻底。经期调气血，平时理脾胃，是本例治疗的大法。

例七 朱某某，女，29岁，已婚。

初诊（1971年5月7日）

12岁月经初潮，因惊惧泣啼，遂致经来腹痛，逐年加重。每痛辄剧烈难耐，辗转床笫，服一般止痛药无效，须注射杜冷丁之类针剂方能止痛，因之婚后三载无娠，某院妇科检查，诊为子宫后倾，子宫骶韧带处，触到两粒黄豆大小结节，触痛明显，诊、刮、与输卵管造影均未见异常，诊为子宫内膜异位症，拒绝手术治疗。询之月经周期尚准，量一般，色紫有块，块下痛可稍减。素日腰酸背楚，胁肋苦撑，乳房作胀，手心内热，带下黏稠，舌质偏紫，脉现弦细。

证属气滞血瘀。

冲任为病，周期将近，拟予疏肝理气，活血行瘀之法。

处方：秦当归15克，赤芍药12克，刘寄奴、三棱、莪术各10克，苏木12克，茜草、牛膝草、红花各9克，醋香附9克，广木香7克，川芎片8克，川萆薢7克，醋柴胡6克。4剂，水煎服。

二诊（1971年5月13日）

服未尽剂，经至量多，下紫黑块，虽仍有腹痛，但已能耐受。病势得载，再予原法，制重其剂，以荡窠臼。

处方：秦当归、赤芍药各15克，刘寄奴、紫丹参各18克，三棱、莪术、怀牛膝各10克，醋香附9克，醋柴胡、川芎片、川萆薢各8克，台乌药9克，粉甘草5克，3剂，水煎服。

三诊（1971年5月16日）

药后腹痛渐减，精神渐振，纳谷渐增，惟经尚未净，腰背仍感酸楚，拟养血调经法。

处方：秦当归15克，川续断、炒杜仲各9克，赤芍药、醋香附、川楝子各9克，元胡4克，五灵脂7克，柴胡、木香、萆薢、粉甘草各6克。4剂，水煎服。

上方服后，月经已止，腰酸已除，带下淋漓。嘱日服加味逍遥丸1付，连服10天。外用蛇床子9克，黄柏6克，吴萸3克，布包，泡水，坐浴熏洗，每日2次，连续10天。

此后经前1周予三诊方服至经行，恪守不移，经后交替服用舒肝和营、养血调经之加味逍遥丸、坤顺丹等丸剂。调理间月，痛经未发，复经妇检，宫骶韧带处结节消失。再2个月竟已获娠。

按　本例因月经初潮时，惊愕疑惧，遂致气机逆乱，血滞胞中，发为痛经。血瘀气滞，肝脉不畅，故乳胀胁痛，下血紫黑有块；血块既下，气机暂通，故腹痛稍减；久瘀生热，阴血为伤，故手心内热，腰背酸楚无力。证属血实气滞，治须"留者攻之"之法，仿《金鉴》琥珀散之意，以三棱、莪术行气破血；刘寄奴、草红花、苏木破瘀通经止痛；赤芍、茜草、清热凉血；柴胡、香附、木香、川芎疏肝理气；牛膝引血下行；当归养血和血。诸药合用，功具行气活血，祛瘀止痛，用治瘀血内阻之痛经较为洽情。二诊制大其剂，使能功专力伟。荡其窠臼，以杜复辙；三诊采以剿抚并用，意在行气和血，兼益肝肾，以扶正祛邪。本例用药，始终以破瘀通经为要务，意在去腐生新，不破不立，若攻之手软，投鼠忌器，裹足不前，反致贻误病机，延长病程。

例八　胡某，女，32岁，已婚。

初诊（1976年6月30日）

2年前曾行人工流产，此后月汛每延期而至，经潮腹痛如绞，拒按喜温，日服止痛药数次，方能强忍，至完整之子宫内膜脱落后，痛苦方减。经后腹仍隐痛，腰膝酸软，全身无力，某院妇科诊为"脱膜性痛经症"。刻诊正值经期，色淡量少，痛如前述，伴有肢麻不温，脉象沉紧，舌淡苔薄，边有瘀斑。

证属肝肾亏损，瘀阻胞脉。

虚实兼夹，法当两顾，予活血化瘀，补肝益肾之剂。

处方：秦当归、广寄生各12克，炒杜仲9克，刘寄奴12克，赤芍药、五灵脂、川茜草、香附米各9克，川草茇9克，元胡索、吴茱萸各4.5克，香白芷3克，醋柴胡、粉甘草各6克。3剂，水煎服。

二诊（1976年7月3日）

药后腹痛转剧。排下大小不一之烂肉样碎块若干，后则痛减可按，间或作胀，腰酸踵痛，肢麻无力，动辄气促。脉象沉细而紧，舌象如前，此瘀血得行，阴损未复，当侧重治虚。

处方：太子参、秦当归、杭自芍、广寄生、炒杜仲、山萸肉各12克，女贞子9克，川芎片、川草茇各9克，刘寄奴12克，吴茱萸4.5克，香白芷3克，醋柴胡、粉甘草各6克，5剂，水煎服。嘱药后每日上午服六味地黄丸1付，下午服加味逍遥丸1付，连服15天。

三诊（1976年7月28日）

经汛又至，周期获准，腹痛不甚，量少色淡，夹有小块组织状物。腰酸已轻，食寐均佳，二便如常。病势已成强弩之末，再益肝肾，兼调气血，所谓"如欲通之，必先充之"。

处方：秦当归、川续断、桑寄生各12克，炒杜仲、杭白芍各9克，川芎片6克，香附米、五灵脂各9克，刘寄奴12克，元胡索、吴茱萸各4.5克，草红花6克。4剂，水煎服。

8月3日月经止，无腹痛现象发生，略感腰酸胫软。予二至丸2瓶，嘱每日下午服20粒；女金丹15付，每日上午服1付，白水送下。

〔按〕本例因流产后，血少精亏，肝肾受损，胞膜失养，不能附着宫体而脱落，更兼风冷客许，血行不畅，故行经腹痛，血后不止，经期延后，量少色淡；又因肝肾不足，筋骨不充，故腰酸肢麻，四末不温。证属虚中夹实，初诊正在经期，侧重治实，以缓病势。方用刘寄奴、赤芍、灵脂、茜草活血化瘀；柴胡、香附、川芎、元胡理气活血；草茇、吴萸、白芷，温散寒邪；当归、寄生、杜仲益肾养血。全方意在破瘀而不伤血，补虚而不留滞。二、三诊仍属两顾之法，但侧重补虚，以充为通，苟气血充沛，脉道得盈，则运行无阻，"通则不痛"矣。

例九 任某某，女，28岁，已婚。

初诊（1977年1月21日）

经期错后，行经小腹坠痛，上连腰背，症延2年余，服药虽得小效，未获痊愈常又复发。现值经期，量多色淡，间有小块，腹痛阵作，痛甚汗出，喜得温按，心慌气短，头晕无力，面白神疲，夜寐不安，舌润苔薄，脉象沉缓，两尺较弱。

证属气血两虚，兼有瘀滞。

法宜益气养血，调经止痛。

处方：野党参15克，秦当归、杭白芍、川续断、炒杜仲、桑寄生各12克，远志、醋柴胡、刘寄奴各9克，川楝子12克，元胡索4.5克，台乌药、荜茇、粉甘草各6克。4剂，水煎服。

二诊（1977年1月26日）

前投益气养血调经之剂，腹痛已止。效机虽获，但腰酸似折，心悸气短，寐不安和，此乃心脾未充，精损未复，宜调养心脾为治。

处方：野党参15克，秦当归、杭白芍、广寄生、炒杜仲、川续断各12克，远志肉、柏子仁、首乌藤、香附米各9克，威灵仙、金毛狗脊（去毛）各15克，醋柴胡、粉甘草各6克。6剂，水煎服。

三诊（1977年2月3日）

药后体力渐增，睡眠臻佳，精神渐振，偶有腰酸。此精血渐复之象，拟依前意，予丸剂缓缓调理，每日上午服八珍益母丸1付，下午服六味地黄丸1付，连服16天。

四诊（1977年2月20日）

今晨月事如期而至，色淡量可，微感腰酸，腹痛未作，但觉坠胀，面睑微肿，脉虽沉，但已较前有力，舌苔薄白。治拟补脾胃以振元气，培肝肾以养营阴，稍参辛温宣通下焦，意在标本兼顾也。

处方：野党参15克，云茯苓12克，炒白术、川续断、杭白芍各9克，秦当归、金毛狗脊（去毛）、女贞子各12克，刘寄奴、香附米各9克，川芎片、台乌药各6克。4剂，水煎服。

按 本例痛经乃由气血虚弱，运行迟滞，冲任不畅所致。如清·江元兰《医门筏》谓："气虚则行迟，迟则郁滞而痛。血虚则气行疾，疾则前气未行，而后气又至，亦令郁滞而痛。"其经来量少色淡，腹痛喜得温按，正为虚之特征；而经期错后，间有血块，则是兼有瘀滞之象。其他如血虚不能奉心荣面，故见心悸少寐，头晕面白；气虚不能助肺固表，故有气短自汗等，均为气血虚弱之佐证。初诊适在经期，治则通补兼施，标而本之，方用参、归、芍、远志等益气血，养心脾；川断、寄生、杜仲等补肾气，填精血；刘寄奴破瘀通经；川楝子、元胡活血止痛；柴胡、乌药疏肝理气，全方既疏且调，亦补亦行，共奏补气养血、理滞定痛之功。俟后则补脾胃以振元气，培肝肾而养精血，俾血旺精充，冲任通盛，胞宫得养，以冀巩固。

小 结

痛经是妇科常见病之一，尤其在青年妇女中发病率较高，临床主要表现为经期或经期前后，小腹及腰骶部酸痛难忍，甚至伴有头痛眩晕，或恶心呕吐，食欲不振等全身症状。痛经有原发性与继发性两种，而对原发性痛经的病因，西医学的认识目前尚未完全明了，一般认为与子宫发育不全，经期子宫呈不规则痉挛性收缩有关，可因内分泌失调或精神因素所致；继发性痛经，则多因生殖器官有器质性病变所引起，如盆腔炎症、肿瘤、子宫内膜异位等。

中医认为诱发痛经的原因是多方面的。举凡劳伤风冷，寒客胞中，瘀血内阻，气滞血瘀，肝肾虚损，气血不足等，均可导致该病的发生。如《巢氏病源》说："妇人月水来腹痛者，由劳伤血气，以致体虚，受风冷之气客于胞络……与血气相搏击，故令痛也。"朱丹溪说："经水将来作痛者，血实也。临行时，腰痛腹痛，乃是郁滞有瘀血。"《景岳全书》认为："经行腹痛证有虚实，实者或因寒滞，或因血滞，或因气滞，或因热滞，虚者或因血虚，或因气虚。"此外，《张氏医通》还指出："经行之际，若郁怒则气逆，气逆则血滞于腰腿心腹背胁之间，遇经行时，则痛而重。"其说与西医学由精神因素引起痛经的认识是一致的。又说："若其时劳力太过，则生虚热，亦为疼痛之根。"戴思恭更认为："经事来而腹痛者，经事不来而腹亦痛者，皆血之不调故也。然又恐感外邪，伤饮食致痛，痛不因血，尤宜详审。"说明痛经的发生与生活起居、饮食劳作及其他外在诱因等也有一定的关系。至于痛经的辨证，除要依据痛的时间在经前、经中或在经后，痛的性质为刺痛、胀痛、绞痛、隐痛，痛时的喜按、拒按，喜热、恶热，以及经期、经量、经色，有无血块等情况外，尚须综合患者的舌、脉及其他全身症状，以分别证候的虚实寒热等不同类型，从而给予不同的治疗方法。

临床体会，痛经的主症为下腹疼痛，其发病的主要机制不外乎冲任二脉气血运行不畅，经血滞于胞中所致。因此，在治疗上，依据"通则不痛，痛则不通"的理论，应强调着眼于"不通"这一主要矛盾，并结合证候的虚实寒热，或温而通之，或清而通之，或补而通之，或行而通之。正如高士宗所说："通之之法各有不同，调气以和血，调血以和气通也……虚者助之使通，寒者温之使通，无非通之之法。"在上述各案的治疗中，都体现了这一原则精神。

温而通之，痛经之因于寒者，多由经期（或产后）误食生冷瓜果，或践冰涉水，或淋雨受寒，致使血因寒凝，不得畅行，瘀血阻于冲任，不通则痛。如《素问·举痛论》说："经脉流行不止，环周不休，寒气入经而稽迟，泣而不行，客于脉外则血少，客于脉中则气不通，故卒然而痛。"此种类型的痛经临床较为常见，并且疼痛一般也多较剧烈。表现为经前或经期小腹绞痛、冷痛、拧痛等特点，且痛处不移，不喜按揉，得热则舒，遇寒加剧，经期多延长，经色苍暗，淋漓不爽，经量多少不一，且伴有肢冷而白，口不渴饮，或兼胃脘冷痛，或伴吐泻清稀，舌苔薄白，脉象沉弦或沉细等症。寒性痛经也有因脾胃阳虚，寒从内生，以致经脉拙急，牵引小络，影响气血流通而形成者，疼痛特点为拘急挛缩，抽引作痛，喜温喜按，经量少，色淡，舌淡苔滑，脉象沉迟，或伴见腰膝冷痛，酸软无力，食欲不振，呕恶便溏等症状。治疗大法，总以温通为原则。但前者属实，常用少腹逐瘀汤或温经汤为主，温化瘀血；后者属虚，恒用理中汤、小温经汤为主，温阳通经。如例一、二、三都属于寒证范畴，其治疗原则也都以温通为法，但例一系寒湿搏于冲任，以致气血内阻者，以寒湿之邪为主，属于实证，故首用术、苓、泽、藿、炮姜等温化寒湿，次用桂枝、吴萸、三棱、莪术、刘寄奴、丹参、牛膝等温通经脉；例二因脾胃虚寒，兼有血瘀，证属虚中夹实，故治以术、苓、炮姜、附子、甘草等温中散寒，以"益火之源"；赤芍、灵脂、刘寄奴、苏木、吴萸、乌药等通脉化瘀以畅冲任；例三则属寒凝血瘀，不同于例一之夹湿，也异于例二之兼阳虚，故用吴萸、小茴、乌药散寒理滞，三棱、牛膝、刘寄奴等行气破血。

清而通之，痛经之属于热型者，主要因肝气郁久化热，血热气实，肝络不通所致，如朱丹溪说："经将来腹中阵痛，乍作乍止者，血热气实也。"腹痛一般都较剧烈，表现为经前或经期腰腹胀痛，或坠痛，或牵及胁肋痛胀，月经周期缩短，量多色紫有块，小腹紧张，手不可按，或有发热心烦，口渴思冷，精神烦躁，舌红苔黄，脉象弦数等症。若兼有湿热下注，则可并见小便赤涩，带下黄浊等症。治以清热凉血通经为法，多用丹栀逍遥散或陆九芝清热调经汤加减，兼夹湿热者，则伍用苦寒燥湿之品。临床尚有因湿热内阻，气血运行不畅而致病经者。治疗则需以清热燥湿为主，配合滋阴凉血化瘀之味，多用龙胆泄肝汤或八正散加减。如例四之经期超前，腹痛阵作，头晕目眩，溲赤带黄等，即属于肝郁化热，夹有湿热下注的类型，故用生地、丹皮、花粉等清热凉血，胆草、黄柏、车前子、冬葵子等清泻湿热，次用三棱、莪术、桃红、丹参等活血化瘀。

热性痛经也有因肝肾阴虚，水不涵木，相火不藏，肝络不能条达而形成者，临床表现为腹痛不剧，腰酸膝软，头晕耳鸣，神疲无力，多梦易恐等肝肾亏损的症状。治疗原则虽然也以清通为法，但不用苦寒辛燥的药物，以免枯涸其阴，宜用滋阴涵阳，壮水制火，佐以活血通经之品，多用六味地黄丸或麦味地黄丸类加减。如例五之肝肾亏损、相火不藏，肝络失于条达而致经期腹痛延及经后不已，即属于此类，故用女贞子、旱莲草、川断、寄生、杜仲等滋补肝肾，知母、生地、丹皮、地榆等清热凉血，参以丹参、刘寄奴等化瘀通经。例六由于素禀痰湿壅盛，痰热互结，下干冲任而致痛经，当属于戴思恭所谓"痛不因血"之类，此种类型临床较为少见，治疗多以温胆汤加川楝子、元胡等品，一面清热涤痰以廓清致病之源，一面行气活血以通畅气血运行，当亦属于清通之范畴。

行而通之，痛经之因于气滞血瘀者，其证属实，治当行而通之，"行"包括行气导滞和活血消瘀两个方面。气与血如影随形，气滞血亦滞，血瘀气亦郁，气滞血瘀是痛经发生的主要机制，临床多表现为经前或经期剧烈腹痛，或胀痛累及胸胁，小腹拒按，经后或血块排出后即趋缓解，经色紫黑夹块，涩滞不畅，伴情绪激动或抑郁不舒，舌质正常或暗紫，脉沉弦细涩。一般胀甚于痛，抚之得嗳噫矢气则舒，兼见乳胁作胀者多偏于气滞；痛甚于胀，小腹拒按，血块量多者，偏于血瘀，如《医宗金鉴》说："凡经来腹痛，若因气滞血者，则多胀满，因血滞气者，则多疼痛。"偏于气滞者宜调气定痛，多用柴胡疏肝散合金铃子散加减，偏于血滞者，需行瘀定痛，多用膈下逐瘀汤或琥珀散加减。如例七经期腹痛剧烈，块下痛减，偏于瘀血内阻，由于气因血滞，所以尚见胁肋撑胀，嗳噫不爽，故用三棱、莪术、赤芍、红花、牛膝等大队活血破瘀药，兼以柴胡、川芎、香附等疏肝理气。若兼夹寒、热等因素，临床也需兼顾，如兼寒者加吴萸、小茴、乌药等；夹热者加丹皮、生地、白芍等。

补而通之，痛经之因于虚者，多由禀赋素弱，肝肾亏损，或大病、久病之后气血不复，因房室不节，产育过多等因素，导致气血亏虚、运行迟滞所引起。据临床体会，虚性痛经的发病机制，必因虚而夹滞，方能产生痛的症状，若单纯的气虚或血虚，一般不大表现为痛；而多表现以麻木不仁为主的症状。清·江之兰《医律筏》说："痛虽有虚实寒热之分，然皆主于气郁滞，气不滞则痛无由生。气虚则气行迟，迟则郁滞而痛；血虚则气行疾，疾则前气未行而后气又至，亦令郁滞而痛。"正是对虚痛机制的解释。个人还认为，古人主张经前腹痛多实，经后腹痛多虚，固然可以作为辨证的一个方面，但也不可印定眼目，虚痛未必都在经后，实痛也未必尽在经前，临床尚应综合各方面的症状进行辨证。一般虚性痛经，多表现为经期或经行将尽或经后少腹绵绵隐痛，或痛如牵引、抽掣，经行稍多则腹痛加剧，按揉则减，经期或先或后，色淡量少，稍夹血块，腰酸背楚，头晕心悸，便溏或燥，舌淡苔薄，脉沉细弱等症状。治疗原则宜补而通之，特别在经期往往还侧重于通。虚性痛经尚有气虚及血、血虚及气的不同情况，前者多有气短无力，心悸少寐，纳呆便溏之类症状，治从心脾，兼予行气化瘀，如例九之用归脾汤加川断、寄生、杜仲等补气养血，兼以刘寄奴、元胡、川楝、乌药等行气活血，即属于此，后者常见头晕肢麻、腰酸背楚，四末不温等症，治从肝肾兼予活血行滞，如例八之用归、芍、杜仲、女贞、寄生、萸肉等滋补肝肾，兼以刘寄奴、五灵脂、赤芍、元胡、香附等通瘀活血等，即属于此。其他如虚滞之兼寒、夹热者，也当同时兼顾。以上针对虚实寒热的不同证候。虽然治法各异，但总不离乎"通"的原则，但使气血通调，自然能够达到经顺痛止的目的。

此外，痛经症的服药方法，临床也宜讲究。一般经前或经期腹痛者，多在经前1周连续服药，以迎而夺之，见经后即停药；经后腹痛者，宜在见经第1天起服药，经尽停服，继予养血之方，连服3~5剂。平日可予丸剂缓调以接续药力。如此连续治疗3个周期，庶能巩固疗效。

经行吐衄三例

例一 杨某某，女，21岁，未婚。

初诊（1972年6月10日）

素日喜食辛辣，近半年来，月事超前，量少色深，行经日少，常1~2日即止。经前鼻衄，量多色红。常伴胸闷腹胀，神烦寐少。此次经期将届，鼻衄已有3天，量时多时少，服药打针均未得止，且心烦易怒，小腹微胀，体困面白，小溲不爽，脉弦数，舌红，苔薄腻而黄。

此为冲气上逆，迫血妄行使然。

气热则血热，气逆则血逆，故治从"热者清之""逆者平之"之旨，予清热凉血之法。

处方：秦当归、赤芍药、粉丹皮、条黄芩各9克，白茅根30克，淡竹茹6克，广木香4.5克，仙鹤草24克，荷叶炭12克，花蕊石15克，怀牛膝12克，凌霄花4.5克，东白薇15克。3剂，水煎服。

二诊（1972年6月14日）

上方服后，鼻衄得止，烦闷已平，寐亦略安，现月水临潮，惟量少腹胀。脉弦略数，舌渐润，苔薄腻。经血已然下达，治当因势利导，前法继进。

处方：秦当归12克、赤白芍各9克，白茅根30克，紫丹参9克，广木香4.5克，香附米6克，怀牛膝12克，条黄芩、麦门冬各9克，淡竹茹6克。3剂，水煎服。

三诊（1972年6月18日）

服药后，月经已净，脉弦数之象已平，舌润，苔薄白。此次行经4日，量较前多，曾下少量血块。现觉腰酸神疲。治拟养血和肝，调理脾胃之法。

处方：秦当归12克，女贞子、杭白芍、干生地各9克，川芎片4.5克，香附米6克，刘寄奴、云茯苓、炒白术各9克，淡竹茹、广陈皮各6克，炙甘草3

克。3剂，水煎服。

服上方后诸症悉除，遂停药。嘱下次经前5天服二诊方3～5剂，并忌食辛辣。

按 本例素喜辛辣，肺胃蕴热，加之经前冲脉气盛，血海盈满，血为热迫，经血走而不守，随气而行，直犯上窍，故血出于鼻。方用丹皮、茅根、凌霄花、东白薇等凉血止血，引血归经。用茅根不独取其清热凉血。且能与黄芩、竹茹、白薇清泻肺胃，使肺胃之气得降，水道通调，热从小溲排出；再以花蕊石、赤芍、牛膝等行血止血，苟免凉血致瘀。二诊以丹参易丹皮，并去收涩之品，意在活血调经，因势利导使月经通畅。三诊理脾胃以滋化源，和肝血以调冲任。前后治法随经期的不同阶段各有侧重，因而获效。

例二 王某某，女，12岁。

初诊（1970年9月6日）

11岁月经初潮，行经10天始净，此后月经常不及期而至，甚或一月再潮，来则量多色红。近数月来，又发现经期鼻衄，盈杯盈盏，经量减少，时有潮热，头晕耳鸣，寐中盗汗，咳嗽无痰，便秘溲黄，唇红口干。现值经期，鼻衄时发时止，已经2天，舌红苔黄，脉呈细数。

证属阴血内亏，相火失潜，灼伤肺络。

治以滋阴降火，清上导下之法。

处方：南沙参、麦门冬、细生地各9克，大元参12克，肥知母9克，白茅根24克，女贞子、旱莲草各9克，干藕节6克，仙鹤草15克，地骨皮9克，淡青蒿6克，桃仁泥、怀牛膝各6克。3剂，水煎服。

二诊（1970年9月10日）

鼻衄已止，大便得润，潮热盗汗亦平，月经尚未净，脉仍细数，舌红苔白。原方去牛膝、桃仁、藕节、仙鹤草，加陈阿胶（烊化冲服）9克，杭白芍9克，再予3剂。

三诊（1970年9月12日）

月经已净，略感腰酸，头晕，嘱每日上午服知柏地黄丸半付，下午服二至丸15粒，连服8天。

按 本例方在童幼，发育未全，肾本不充，11岁即月经来潮，真阴尤易亏损。经行之时，阴血更虚，相火失藏，故时有潮热，睡中盗汗；虚火上炎，直犯清窍，故头晕耳鸣，鼻衄不止。此虚损之象已露端倪。故初诊先予沙参、麦冬润肺清热；知母、元参、生地滋阴降火；茅根、藕节、仙鹤草、牛膝凉血止血，引血下行；女贞子、旱莲草滋肾养肝；骨皮、青蒿退热除蒸；加桃仁以防止血留瘀，兼能润肠通便。二诊衄血已止，即侧重滋肾养血，壮水制火，以治其本。

例三 刘某某，女，32岁，已婚。

初诊（1971年3月12日）

既往月事正常，年来因家庭不睦，伉俪失和，精神忧郁，以致经来趋前，量少色褐，经期吐血，每因情绪影响而量多，两胁及少腹胀痛，头晕烦躁，手足心热。末次月经在2月18日，经行2日即止，经后带下量多，腰膂酸楚，口苦苔黄，脉弦小数。

辨证为肝气郁结，久而化热，迫血上溢。

经期在即，拟予疏肝解郁，清热凉血之剂。

处方：醋柴胡6克，杭白芍、秦当归各12克，云茯苓、炒白术、粉丹皮、炒山栀、香附米各9克，怀牛膝12克，川楝子9克，元胡索4.5克，麦门冬12克，白茅根30克，生赭石（捣碎）12克。5剂，水煎服。

二诊（1971年3月17日）

3月15日月经来潮，未见吐血，头晕烦躁，胁腹胀痛及手足心热等症亦均轻减，脉略弦，苔微黄。此郁热渐清，血已归经，再予原方去丹皮、栀子、元胡，加刘寄奴、泽兰叶各9克。3剂，水煎服。

三诊（1971年3月21日）

行经4天而止，吐血迄未发作，惟感腰酸体疲，带下量多。此郁热虽清，而脾湿下注未已，拟予调肝益肾，健脾祛湿之剂。

处方：秦当归12克，杭白芍9克，川芎片4.5克，炒杜仲、川续断各12克，刘寄奴、香附米各9克，云茯苓、炒白术、车前子（布包）各9克，醋柴胡4.5克，炙甘草6克。5剂，水煎服。

另以蛇床子9克，川黄柏6克，淡吴萸3克，布包，泡水，坐浴熏洗，日2次。

四诊（1971年3月28日）

带下已止，腰酸略轻，尚感乏力，少寐纳呆，脘闷腹胀，苔脉同前。此肝气调达之性未遂，气血之虚未复，改予健脾养心，疏肝益肾为治。

处方：野党参15克，炒白术、云茯苓、远志肉、炒枣仁各9克，首乌藤15克，秦当归、桑寄生、炒杜仲各12克，醋柴胡4.5克，香附米、川厚朴各6克，焦三仙9克。6剂，连服2剂停1天，汤剂服后嘱每日上午服加味逍遥丸1付，临睡服人参归脾丸1付，均白水送下，连服10天。

【按】 本例因肝郁化热，迫血妄行，故月经趋前，经期吐血，且血量每因情志影响而增多，并见胁腹胀痛，头晕烦躁，口苦苔黄等症；又肝火下汲肾水，阴血为之煎熬，故经量少而色褐，手足心热。初予丹栀逍遥散加味，疏肝解郁，清热凉血，其中加茅根、麦冬养阴除烦，清金制木；赭石、牛膝降逆平冲，引血下行。全方意在以疏肝解郁为主，使郁解火降，虽不止血而血自止。二诊侧重疏肝调经，使气顺血调则不妄行上溢。三诊郁热已清而带下未已，则予疏肝理脾，益肾除湿（兼用熏洗药），俾脾健湿去，带下自清。四诊益心脾，调肝肾，使气能摄血而循常道，则无外溢之虞。

小 结

妇女在经前或行经期间，发生周期性吐血或衄血，称为"经行吐衄"，因吐衄之后往往导致月经减少或闭经，故又称"倒经"，属于月经异常的病理现象。

经行吐衄一症，以未婚女青年为多见，发病多由血热气逆，经血不从冲脉下行反而上溢所致。如《叶天士女科》说："经不往下行，而从口鼻出，名曰逆经。"因经行之前，相火内炽导致血热而吐衄。故其治疗总不离"热者清之逆者平之"的原则，大法宜清热凉血，引血下行。但在临床上由于发病原因不同，治疗方法也应因之而异。如因肝郁化热，迫血妄行所致者，治当疏肝解郁，清热凉血为主。因气有余便是火，解郁自能降火，火降则血自止。如例三刘案之用丹栀逍遥散加味；若因喜食辛辣，或过用温补，以致热郁肺胃，血络损伤所致者，则宜清降肺胃，凉血止血为主，如例一杨案之用黄芩、竹茹、仙鹤草、茅根、荷叶炭、凌霄花、东白薇等；倘因真阴亏损，相火内炽，血不循经，上冲肺胃所致者，又宜滋阴降火，清热凉血为主，如例二王案之用二至丸合地骨皮饮化裁。

此外，经行吐衄总与热迫血溢，上冲肺胃有关。如鼻衄关乎肺，当参用清肺润肺之品，如黄芩、桑皮、麦冬、沙参、茅根等，吐血齿衄关乎胃，当酌加清胃和降之品，如赭石、竹茹、知母等。且经行吐衄究属月经异常之病，非比杂病之血症，临床虽多为热证，但在经期总以虚热较多，若苦寒攻下之品，非确有实证者宜慎投，苟免重伤气血。若虚中挟实应以养阴清热为主，稍佐苦寒。吐衄止后，即应转予和肝、理脾、益肾，以调冲任，恢复气血，使月经得循常道，方能防止复发。

经行瘾疹一例

于某某，女，19岁，未婚，工人。

初诊（1975年7月12日）

2年多来，每因汗出被风而发作荨麻疹，且经期发作尤甚。发作时周身泛发风疹块，瘙痒无度，烦闷难忍，常持续数天至数十天，经服用抗过敏药可减轻，下次经潮又复如是。就诊时正值经期，荨麻疹已发作3天，四肢、躯干及头面部出现大小不等，形状不一之粉红色风团块，扁平，稍有隆起，周围红晕，间有皮疹突出皮表，四肢见有抓痕及血痂，眼睑、环唇明显肿胀，瘙痒难耐，伴有头晕、恶心、胸闷、纳差、便秘、溲黄等症状。月经先期，量较少，色红，脉弦细数，苔自薄腻，舌边尖红，西医诊为慢性荨麻疹急性发作。

此因湿热内蕴血分，郁于皮肤，风邪外束所致。

治拟清热利湿，凉血解毒，疏风止痒为法。

处方：荆芥穗、防风各6克，苦参9克，银花15克，细生地15克，鲜茅根30克，徐长卿、紫浮萍、紫荆皮、地肤子各9克，苍耳子6克，赤芍、丹皮各9克，川军6克（后下），甘草3克。2剂，水煎服。

二诊（1975年7月14日）

药后大便畅行，疹块消退大半，仍头晕、恶心、肤微痒，苔白，脉沉弦。予消风止痒，平肝和胃之法。

处方：荆芥穗、防风、钩藤、菊花各9克，白鲜皮12克，苦参6克，徐长卿9克，紫荆皮、陈皮各6克，赤芍、丹皮、淡竹茹各9克，甘草3克。2剂，水煎服。

三诊（1975年7月17日）

药后诸症悉除，月经于15日已净。现觉乏力，纳差，带下绵绵，脉象沉缓，苔薄白。拟予理脾胃，益气血，和营卫之法。

处方：野党参、炒白术、云茯苓各9克，广陈皮、荆芥穗各6克，焦稻芽15克，全当归12克，赤白芍各9克，鸡血藤12克，粉丹皮6克，炒枳壳9克，粉甘草3克。3剂，水煎服。

另用蛇床子9克，吴萸3克，黄柏6克，布包，泡水，坐浴熏洗，日2次。

嘱下月经潮前3天，服一诊方3剂。兹后观察半年，不仅经期未再发作荨麻疹，且平时也未发作。

按 本例西医诊为荨麻疹，每在经期举发，瘙痒无度，辨证为湿热内蕴，风邪外袭所致。盖湿热困遏脾胃，气机升降不利，故见胸闷、纳呆、泛恶、便秘，湿热蕴蓄血分，煎灼营血，迫血妄行，故月经先期，量少，舌边尖红。多在经期发作者，乃因经血下脱，肤腠空虚，风邪外袭，郁于肌肤之故。初予清热利湿，凉血解毒，消风止痒之剂，用治其标，以缓解症状为主；末诊理脾胃，益气血，和营卫，以增强抗病拒邪之力，防其反复。方中苍耳子一味，辛甘苦，有小毒，有发汗、排毒、镇痉、镇痛等作用，诸家本草均载其治一切风湿气，用于过敏性皮肤病常有较好疗效。但本品有小毒，用量不宜过大亦不宜久服。

经行浮肿二例

例一 杨某某，女，32岁，已婚。

初诊（1977年11月1日）

缘月事不调，期将年余。经期错后，经量过少，色红有块，带经日短，行经腹痛，腰胀无力，体困神乏，肢面浮肿，手指木胀，难以握固，经后肿势始轻缓。大便不实，小溲短少，曾做尿常规及尿培养，均无异常发现，现值经期，舌质淡红，边有瘀紫，苔白而滑，脉来弦细。

此属血滞经脉，气不行水，脾肾两虚，运化失健。

病在血分，不可单作水治，拟予养血调经，崇土制水。

处方：秦当归、紫丹参各12克，刘寄奴9克，怀牛膝、女贞子各9克，生黄芪、旱莲草各12克，云茯苓15克，冬瓜皮12克，福泽泻、冬葵子、炒白术各9克，广陈皮4.5克。水煎服，3剂。

二诊（1977年11月8日）

前方续服3剂，经量增多，行经4天而止，腰酸腹痛已除，肿势渐消，惟小溲略短，舌边瘀紫已不明显，脉弦略数，再步原法出入。

处方：秦当归、紫丹参、赤芍药各9克，鸡血藤、云茯苓各15克，福泽泻、炒白术、冬瓜皮、生黄芪各12克，宣木瓜、冬葵子、车前草、旱莲草各9克。水煎服，4剂。

三诊（1977年11月13日）

肿势尽退，大便得实，小便畅利，纳谷亦增，舌淡、苔薄白，脉弦滑。嘱每日上午服参苓白术丸1付，下午服温经丸1付，连服7天。次月经潮，色量均可，浮肿未发。

按 水肿为病，有在血分、水分之别。如《杨仁斋直指方》曰："皮间有红缕赤痕者，此血肿也。妇女经闭，败血停腐，尤多见之。"《济阴纲目》引《妇人良方大全》亦谓："经水不通，而化为水，流走四肢，悉皆肿满，亦名血分，其证与水证相类，实非水也，用人参丸。"如本例，经期错后，行经腹痛，量少有块，舌边瘀紫，乃瘀血阻滞，冲任不畅之候，虽尚未至"不通"，然亦不通之渐矣，故其肿，显系血瘀气滞，气不行水，流溢四肢所致。然则小便短少，大便不实，腰酸体困，舌苔白滑，又属脾肾两虚，运化失健之征，故其肿虽在血分，而又不尽在血分，乃血、水两兼，特以血分为重。治用当归、丹参、刘寄奴、赤芍，牛膝等活血化瘀行水，黄芪、白术、云苓、冬瓜皮、泽泻、冬葵子等健脾益气行水，再加女贞、旱莲草养血调经，广陈皮理气开胃。全方以养血调经为主，崇土制水为辅，调经即所以行水，利水即所以调经，相辅相成，遂使肿消经顺。

例二 穆某某，女，38岁，已婚。

初诊（1976年1月5日）

经潮身肿，经后渐消，已有年余。月经先期量多，带经日长，色暗红无块，带多无臭，经前腰酸腹胀，刻诊已行经四天，肢面浮肿，下肢按之窅而不起。恶寒无汗，头疼身痛，食欲不振，溲勤稍黄。脉沉弱、右关略滑，舌淡少苔。

证属脾阳不振，寒湿凝滞，兼感风邪。

拟予健脾燥湿，佐以辛散风邪之法。

处方：野党参12克，带皮苓15克，白术12克，紫苏、防风各6克，川芎片4.5克，汉防己9克，当归、川草薢各9克，生黄芪15克，陈皮6克。2剂，水煎服。

二诊（1976年1月10日）

前方服后恶寒身痛已解。昨日虽月经已净，但肿不消，下肢沉重无力，白带最多，溲勤便秘，脉沉弱，拟予温经散寒，健脾利湿。

处方：炒白术、带皮茯苓、淮山药各18克，广陈皮、桑白皮各6克，汉防己12克，冬葵子、车前子（同布包）各9克，制附子4.5克，肉苁蓉9克，生黄芪12克。水煎服。

三诊（1976年1月13日）

服药后肿消大半，仅两胫轻肿，气短，脉沉弱，舌心光剥。仍步前法兼顾胃阴。

处方：汉防己9克，炒白术、带皮茯苓、怀山药各18克，原寸冬、霍石斛各12克，广陈皮9克，车前子、冬葵子（同布包）各9克，生黄芪12克，桑白皮6克，甘草3克，制附子4.5克。3剂，水煎服。

四诊（1976年1月15日）

浮肿尽退，气力食欲均有增加，惟感身楚不适，口干。脉沉，舌心光剥。前方减陈皮、桑皮，加天花粉9克，肥玉竹12克，服6剂，诸症若失。嘱日服人参归脾丸2付，连服半个月。观察8个月，月经正常，肿无反复。

按 本例经行浮肿，系脾阳不振，寒湿凝滞，行经期间，气血运行不畅，体液调节障碍，水湿泛溢肌肤所致。月经先期量多，淋漓不断，乃脾不统血，冲任失固，经色黑红，白带量多，为寒湿相搏；恶寒无汗，头痛身楚，系外感风寒。初诊以紫苏、防风、川芎等辛散风邪，取"风能胜湿"之意；参、芪、术、苓、防己、草薢等健脾益气，渗湿利水，以复脾运。再加当归和血，陈皮利气。俟表证解除，即专力温阳健脾、利湿，以治其本。方中白术伍附子，温脾肾之阳，用于腰膝酸痛、白带量多者，每收效果。

小　结

上述两例均表现为经行浮肿，然病因不同，症状各异，治法也判然有别。《女科经论》说："妇人有先病而后致月经不调者，有因经不调而后生诸病者。如先因病而后经不调，当先治病，病去则经自调，若因经不调而后生病，当先调经，经调则病自除。"例一因瘀血阻脉，冲任不畅，故见月经后期，量少有块，经期腹痛等症。前人谓"血气为母"血病气也病，血瘀气也郁。气郁则水不行，水流四肢，泛溢肌肤，遂发为经行浮肿之病，治则首重调经，使"经调则病自除"。例二则因脾阳不振，水湿不行，下注胞脉，泛溢肌肤，故见食欲不振，白带量多，经行浮肿。脾阳既虚，久必及肾而致脾肾阳虚，冲任不周，故见月经先期，量多不止，治则温经散寒，健脾利湿，重在去病，使"病去则经自调"，从而体现出辨证论治的重要意义。

经行头痛一例

李某某，女，28岁，已婚。

初诊（1972年8月6日）

婚后3年迄未孕育，近2年来，每于经前数天开始头疼，逐日加重，至经潮第1天往往痛如劈裂，苦不可耐，常须注射止痛剂，并口服镇痛、镇静药，以求缓解痛苦。经行第2天后辄痛势递减，经净渐止。发作时伴头晕失眠，泛恶不食，烦躁易怒，目不欲睁，腰酸肢楚，口干咽燥，乳房作胀。平素月经周期或提前或错后，经量中等，色红间块。末次月经在7月10日。就诊时经期将届，正值头痛发作，舌边尖红，苔薄黄少津，脉细弦而数。

辨证为肝肾阴虚，水不涵木，肝阳上亢。

治拟平肝潜阳，滋水涵木，疏风定痛之法。

处方：钩藤、菊花（后下）、白蒺藜各9克，生石决24克，杭白芍、厚元参、细生地各15克，女贞子9克，香白芷、北细辛各1.8克，生蔓荆子、香附米、紫苏梗、藁本、川芎各6克。2剂，水煎服。

二诊（1972年8月8日）

药后头痛、头晕均减，烦躁渐安，大便通畅，惟仍乳胀腰酸，小腹坠感。脉弦细略数，苔现薄润。此经汛欲潮之候，拟予平肝潜阳，佐以养血通经之法。

处方：钩藤、白蒺藜、菊花各9克，生石决24克，川芎片、藁本各6克，川草茇6克，杭白芍15克，全当归12克，女贞子9克，紫丹参15克，怀牛膝9

克，香附米、醋柴胡各9克。3剂，水煎服。

三诊（1972年8月20日）

上方服后，于8月11日月经来潮，量较既往为多，带经6天而止，经潮第1天仅有轻微头痛。现腰酸乏力，睡眠不实，食纳欠佳，舌苔薄白，脉象细弦。治拟滋肾平肝，调理脾胃。

处方：钩藤、白蒺藜各9克，香白芷6克，女贞子、山萸肉、杭白芍各9克，广寄生、川续断、秦当归各12克，炒白术、云茯苓、干佛手各9克，焦三仙各9克。5剂，水煎服。

嘱下次经前10天服二诊方，日服1剂，至经潮后停服。经后再服三诊方5～10剂。如此调理2个周期，头痛未发作，月经恢复正常，停药后观察半年，亦无反复。

按　经前头痛临床较为常见，发病每与肝气郁滞、肝火上炎、肝阳亢盛等因素有关。本例经前头疼头晕，烦躁少寐，腰酸肢楚，口干咽燥，目不欲睁，诸症皆因肝肾阴亏，水不涵木，冲气上逆，挟肝阳上扰清窍所致。肝为刚脏，体阴用阳，喜柔恶刚，故药用钩藤、菊花、生石决等平肝潜阳；杭白芍、元参、生地、女贞等滋肾柔肝，使亢阳得潜，则冲逆可降。又，肝脉"挟胃""布两胁"，肝木失养，往往导致肝气郁结，故有两乳作胀，呕恶纳呆等症，因用白蒺藜、香附米等疏肝解郁，和胃宣中。方中以小量白芷、细辛、藁苓、蔓荆等药辛散定痛，以治其标，且与大量滋阴潜阳药相伍，不仅可以制其燥烈之性，且可共奏止痛之功。二诊经血欲临，肝阳渐熄，遂佐以养血通经之药，使经来通畅，则冲气不复上逆。三诊滋肾平肝，调理脾胃，俾精充血旺，肝阳得潜，则无复发之虞。

经期癫狂二例

例一　韩某某，女，23岁，未婚。

初诊（1974年2月13日）

素性抑郁寡欢，每因小事而执拗不解。于2年前逐渐发现神情呆滞，语多怪诞，或怒目瞠视，或自怒自责，或多言兴奋，或向隅独泣，诸般表现多在经前数天开始发作，经后始渐趋平静，一如常时。曾在某医院住院治疗，诊

为周期性精神病，经用中西药物治疗，效果不彰而自行出院。询之素日抑郁
寡欢，痰多口黏，不食不寐，惕然易惊，胸闷呕恶。月经周期尚准，经量或
多或少，色鲜无块，每次带经约4～5天。视苔白腻，舌边尖红，切脉沉弦略
滑。

此系肝郁失志，心营暗耗，痰气互结，蒙蔽心窍所致。

治拟导痰开窍，养心安神。

处方：清半夏、云茯苓、炒枳壳各9克，淡竹茹、广陈皮各6克，节菖
蒲、广郁金各9克，浮小麦30克，炙甘草9克，生龙、牡各15克，桂圆肉9克，
夜交藤15克，朱砂粉、琥珀粉各1.5克（冲）。3～6剂，水煎服。

二诊（1974年2月20日）

服药期间已停用镇静药，夜寐可得3～4小时，泛恶口黏有减，惊悸渐
平。纳食呆少，腑行不畅。上方减桂圆肉、生龙、牡，加焦三仙各9克，大枣
5枚，酒川军6克（后下），以健脾和胃。予3～6剂，水煎服。

三诊（1974年3月1日）

食欲有加，腑行已畅。近因经期将届，小腹胀坠，夜寐多梦，多言兴
奋，但其他精神异常现象未再发作。拟导痰安神兼以调经为治。

处方：清夏、茯神、枳壳、郁金、香附各9克，竹茹、菖蒲、橘红各6
克，丹参15克，桃仁9克，夜交藤30克，合欢花15克，生龙齿15克（打）。6
剂，水煎服。

四诊（1974年3月8日）

服药期间，于3月2日经事来潮。第1天血少，小腹略感胀疼，2～3天后经
量增多，色红、下血块少许，腹痛已止，带经5天而净。再予养心安神，导痰
和胃之剂。

处方：清夏、茯苓、陈皮、枳壳、竹茹各9克，焦三仙各9克，菖蒲、郁
金各6克，浮小麦30克，麦门冬12克，首乌藤24克，炒枣仁9克，生龙、牡各
15克，炙甘草6克，朱砂粉、琥珀粉各1.5克（冲）。4剂，水煎服。

五诊（1974年3月25日）

近日纳馨寐和，精神亦佳，偶有泛漾脘痞，舌苔薄黄略腻。此痰浊未
净，惟恐隐患不除，症状再起，继用原方加香附米6克，予4剂，隔日1剂，并
加服白金丸1付，以荡涤余邪。嘱下月经潮前1周仍服三诊方5剂，日服1剂；
经净后再服四诊方5～10剂，恪守上法调治2个月后，月事正常，症无反复，

遂停药观察。

按　本例经前如癫似狂，状类脏躁，而发作有周期性，多在经前发作，经后则渐如常人，西医诊断为周期性精神病。是症乃由郁怒不解，心营暗损，郁久生热，痰涎沃心所致。因经前冲任脉盛，气充而流急，易导致冲气上递，激动痰浊，蒙蔽心窍，故而诸症多在经前诱发。方用导痰汤合甘麦大枣汤化裁，一则导痰开窍，一则养心安神。盖"痰为有形之火"，祛痰即所以泻火，火降则肝能遂条达之性，心为肝之子，养心即所以柔肝，肝柔则冲气不复上逆为患，始终守定此法，遂得以获愈。

例二　苗某某，女，24岁，未婚。

初诊（1969年10月21日）

其母代述，1年前因与男友失偕，情怀常结，愤懑不平，经常头晕头疼，睡中呼喊。半年来，每于经前7～10天，即兴奋暴怒，秽言恶语，毁物自伤，或打骂妹弟，不食不眠，大便秘结，俟月经行后，始逐渐平静，并自觉羞惭。末次月经在9月30日，量少色紫，行经2天而止。刻诊经期将近，恍惚心乱，泛恶纳呆，白带量多，气味秽恶，目眶青黑，目睛微红，大便间日未行，舌质红，苔黄腻，脉弦滑而数。

此为气郁化火，炼液成痰，痰火扰心，神明被阻。

拟予清肝泻火，豁痰开窍，镇静安神。

处方：清半夏、云茯苓各9克，化橘红6克，淡竹茹12克，生大黄9克（后下），广郁金9克，生白矾3克，川黄连4.5克，生龙齿15克（打），杭菊花9克，白蒺藜9克，黛蛤散12克，朱砂安神丸1付（睡前另服）。3剂。

另用蛇床子9克，吴茱萸3克，川黄柏6克，布包，泡水，坐浴熏洗，每日2次。

二诊（1969年10月23日）

药后腑气畅行，带下渐止，烦躁略减，睡眠尚安，舌苔渐退，舌质尚红，脉仍弦滑。已获效机，再步前法，原方加胆星4.5克，以制重其力。3剂，水煎服。

三诊（1969年10月29日）

上方连服3剂，病情明显好转，烦躁大减，睡眠安稳，饮食、二便均调，惟小腹坠痛，胸胁痞闷，时作太息，脉仍弦滑，苔薄而润。此经候欲临之象，当因势利导，治予疏肝理气，养血调经之剂。

处方：软柴胡9克，炒枳壳9克，苦桔梗4.5克，杭白芍12克，秦当归15克，台乌药6克，香附米、紫丹参各9克，桃仁泥12克，西红花6克，化橘红6克，川楝子9克。4剂，水煎服。

四诊（1969年11月5日）

服药1剂后，月经来潮。此次行经4天，量较前增多，夹有紫黑血块，胸次已宽，腹痛亦止，目眶青黑渐有消退。尚觉体疲心慌，口淡无味，舌淡红，苔薄白，脉弦略细，此邪势已衰，正气待复，拟滋阴养血，理脾渗湿为法。

处方：秦当归、杭白芍各15克，女贞子、细生地各9克，五味子6克，条黄芩6克，炒白术、云茯苓各9克，广陈皮6克，柏子仁、远志肉各9克，炙甘草6克，香附米4.5克。4剂，水煎服。

嘱下次经潮前7天，每日晨服英神普救丸7粒，下午服二陈丸1付，睡前服安神补心丸1付。经期及经后，仍服三诊及四诊方各4剂。

停药后观察半年，诸症未复发，月经亦归正常。

按 本例经前喧扰不宁，动而多怒，躁妄打骂，不食不寐，乃因忧思积虑，脾气结滞而酿痰；忿郁恼怒，肝胆气逆而化火，痰火互结，蓄于阳明，而"太冲脉隶于阳明"，经前冲任脉盛，冲气上逆，夹痰火上扰心神，则诸症陡而举发。治用菊花、蒺藜、龙齿、川连等平肝泻火；清夏、云苓、橘红、白矾、郁金等豁痰开窍。复用黛蛤散泻火化痰，以宏其效；大黄通腑涤痰，釜底抽薪，使诸药协同，针对病因，泻火涤痰，功专力威，因而获效明显。三诊月经将潮，予理气活血之剂因势利导，俾月经畅行则气血调顺。四诊郁火渐泄，痰气已衰，症见神疲纳差，心悸心慌，乃因久病痰火，营阴被伤，心脾未复，故用当归、白芍、女贞、生地、五味等养血滋阴，俾水足则火不复燃；术、苓、草、佩兰等健脾渗湿，使脾充则痰不再生。再以远志、柏仁安神定志，香附、陈皮利气机，标本兼顾，用善其后，冀能巩固疗效。

小 结

癫狂是神志失常的疾病，发病主要与情志所伤有关。故《证治要诀》

说："癫狂由七情所郁。"但癫多表现为抑郁状态，其性属阴，狂多表现为兴奋状态，其性属阳，所以《难经·二十难》概括为"重阳者狂，重阴者癫。"就一般而论，癫与狂的病理因素，均以气、痰为主，痰蒙心窍，神明被扰，则是二者发病的共同机制。但癫症多以情志抑郁，肝之疏泄无权，以致痰气郁结为主，病久伤及心脾；狂症则多以忿郁恼怒，肝之疏泄太过，气郁化火，痰火炽盛为主，病久伤阴，损在肝肾。至于经期发作癫狂，多与妇女以血为体、以气为用，在生理病理上，具有血不足、气有余的特点有密切关系，加以情志过极，易于产生肝郁、痰结的病理因素。经前由于血聚胞宫，肝血不足，体弱用强，可引起肝阳上亢；而冲任脉盛，也可引起冲气上逆。此时一旦有外界因素的刺激，导致肝阳或冲气挟痰上犯，扰动心神，即可引起发病。

上述二例经期癫狂，在治疗中均以温胆汤为主方。但例一因素性抑郁，痰气互结，见有神情呆滞，自悔自责，向隅独泣，苔白腻，脉沉弦而滑等症状，偏于癫症为主，故用温胆汤豁痰，菖蒲、郁金辛温开窍，合甘麦大枣等养心益脾；例二因忿郁伤肝，痰火扰心，见有兴奋暴怒，毁物打人，不眠不食，大便秘结，苔黄腻，脉弦滑而数等症状，偏于狂症为主，故用温胆汤加黛蛤散等泻火涤痰，白矾、郁金、黄连等寒凉开窍，继用滋阴养肝收功。又因二例发病均与月经周期有关，由于痰气留滞，气病及血，气血瘀阻，因此在病变过程中都兼有血瘀的因素，故二例均加用活血化瘀之品，如桃仁、红花、丹参之类，意在使经血调顺，避免痰瘀互结，以增加治疗困难。

经期痫证二例

例一 甘某某，女，29岁，未婚。

初诊（1972年9月6日）

患者素性沉郁。近年来每在经前数天辄有胁腹胀痛，胸闷泛恶，头目眩晕，急躁易怒等症，月经临潮时常发作突然昏倒，手足搐搦，口噤不开，目睛上视，口吐痰涎，醒后则如常人。近来发作愈频，经期或先或后，量中色可，偶有小血块，末次月经在8月18日，逾期10天。按脉弦细，尺脉沉弱，舌质淡红，苔薄。

诊为经期癫痫。

证属肝旺血虚，痰气互结。

先予肝理气，豁痰开结。

处方：醋柴胡、炒枳壳、杭白芍、清半夏、云茯苓各9克，淡竹茹9克，青、陈皮各6克，白附子3克，香附米9克，白蒺藜9克，生龙、牡各15克，粉甘草3克。3剂，水煎服。

二诊（1972年9月12日）

药后胸次觉舒，泛恶亦减，余无明显变化。舌尖红，脉弦滑，两尺无力。弦为肝郁，滑为痰阻，尺脉无力为肝肾阴虚。治以益肝肾，解肝郁，豁痰安神之法。

处方：醋柴胡9克，杭白芍15克，广郁金9克，灵磁石15克，生龙、牡各18克，清半夏、胆南星各9克，炒枣仁15克，香附米、条黄芩各9克，女贞子、旱莲草各12克，干生地15克，粉甘草6克。3～6剂，水煎服。

三诊（1972年9月29日）

上药服6剂，月经于9月21日来潮，色红，量中等，经行6日而止，行经期间癫痫发作1次，抽搐持续时间较短，症状亦甚轻微，现觉口干、纳差、腰酸，原方加当归9克，桑寄生、六神曲各12克，嘱服3～6剂。此后即以原方出入，于经前十数天预服7～10剂，经后服丸剂，日予人参归脾丸，加味逍遥丸各1付，连服半个月，调理4个月，经期癫痫迄未发作。

〔按〕本例经期发作癫痫，乃因素性肝郁，脾运迟滞，积湿生痰；经行期间，由于血聚于下，肝肾阴虚，肝木失养，肝风内动，风痰互结，闭阻筋脉而发作抽搐。患者就诊时，正值经前期，肝气偏盛，痰势欲动，故眩晕泛恶，烦躁易怒，急则治标，先予柴胡舒肝散与温胆汤合方化裁，疏肝理气，豁痰镇静，以廓清发病三源。而后予女贞子、旱莲草、当归、杭芍、地黄、寄生等滋肾养肝，以补精血，俾筋脉得养，血足筋柔；半夏、南星、郁金、生龙牡、磁石、枣仁、白附子等豁痰开窍，而解痉安神，使邪去正安，神明得守；柴胡、香附、黄芩等疏肝解郁，兼泻胆火，使结痰得散，邪无所凭。全方扶正祛邪，本而标之，间用丸剂调理心、肝、脾，缓急相济，因而获效。

〔例二〕尚某某，女，21岁，未婚。

初诊（1974年6月15日）

素性急躁任性，13岁月经初潮，周期色量诸皆正常。半年前因与邻舍口角相争，突然发作四肢抽搐，憋气，昏厥数分钟后始苏醒。从此经期失准，时或提前，量少色深，经前1周左右常感肢麻头晕，目赤视昏，烦躁易怒，稍有不悦即哭喊叫嚷，怒不可遏，且口渴喜冷，纳谷不馨，便干溲黄。近数月来，更发现经前1周左右发作抽搐神昏，口噤切齿，角弓反张，二目窜视，口吐涎沫，喉中痰鸣，每持续约2～3分钟始止。诸症多发于晨、午之时，几乎每日必发作，经行后即停止，然已体困神疲，旬日难复。末次月经在5月26日。刻诊将近经期，头晕肢麻诸将发端，舌边红，苔薄腻少津，根部略厚。

证系肝郁化火，内风挟痰，上蒙清窍。

治拟平肝熄风，豁痰开窍，兼予调经。

处方：明天麻4.5克，嫩钩藤15克，秦当归12克，赤芍药12克，粉丹皮15克，云茯苓、川郁金、炒栀子各9克，龙胆草6克，天竺黄6克，白附子3克，白僵蚕6克，生白矾3克，苏薄荷4.5克。5剂，水煎服。

二诊（1974年6月23日）

上药服后于6月21日经潮，量较前多，排出少量紫黑血块，痫发次数大减，仅经前3日发作1次，躁急之象亦轻，头部清爽，惟寐差，便干，舌边红，苔薄腻而润，根部厚苔已化，脉弦缓略细。投药已效，原法再进，按上方加减。

处方：明天麻4.5克，嫩钩藤15克，天竺黄6克，甘枸杞、肉苁蓉各9克，秦当归12克，怀山药12克，云茯苓9克，粉丹皮、炒山栀、赤白芍各9克，川郁金4.5克，炒枣仁9克，首乌藤15克，白金丸1付（分2次冲服）。4剂，水煎服。

嘱药后每日上午服加味逍遥丸1付，下午服桑麻丸1服，临睡前服朱砂安神丸1付，均白水送下。于下次经前仍服一诊方7剂。半年后随访，病愈未再复发。

[按] 本例肝郁既久，化火生风，加之脾运失健，聚湿成痰。经行前由于太冲脉盛，肝阳偏亢，激动内风，挟痰上行，蒙蔽清窍，因而发作头晕目眩，抽搐神昏，口噤切齿，喉中痰鸣等症。而口渴喜冷，便干溲黄，乃因热盛伤津；纳少苔腻，则系脾不健运，痰结不化之故。《素问·金匮真言论》谓："平旦至日中，天之阳，阳中之阳也。"说明晨、午乃自然界阳气旺盛之时，阳邪旺于阳时，故痫证每在晨、午间发作。治用天麻、钩藤平肝熄风；云苓、竺黄、郁金、白矾化痰开窍；又以僵蚕、白附子搜风剔络，定

搐解痉；胆草、栀子、丹皮清热凉营，以泻肝火；当归、赤芍养血活血，使血行风自灭；少佐薄荷疏肝解郁，使气行火自散。二诊结痰已开，风火渐熄，遂加枸杞、苁蓉、山药等，协当归、云苓健脾化痰，养血益肾，以杜发病之源；又予丸剂熄风化痰，疏肝和营，养血安神，缓缓调治，以期康复。

小　结

上述两例均为经期痫证。痫症病因，古人有先天、后天之不同论述，如《临证指南》说："痫病或由惊恐，或由饮食不节，或由母腹中受凉，以致脏气不平，经久失调，一触积痰厥气内风，卒焉暴逆，莫能禁止，待其气反，然后已。"《至真要大论》说："诸风掉眩，皆属于肝。"说明痫病的发生，总与内风、积痰的因素有关。而妇女因情志失调，肝肾阴虚，脾运失健，积湿结痰，在经前或行经期间，由于血聚于下，冲任脉盛，冲气上逆，往往引动肝风陡涨，风痰上旋以致。治疗时宜先采取"急则治其标"的方法，或熄风化痰，或理气豁痰，以去除病因，而后再益肝肾、理脾胃，"缓则治本"以冀康复。如例一，月经临潮时发作痫证，并见胁腹胀痛，胸闷泛恶，头晕目眩等症，证属肝旺血虚，痰气互结，故初用理气豁痰，兼予平肝熄风之法，获效后，改用滋肾养肝，育阴潜阳巩固疗效。例二，经前1周频发癫痫，并见肢麻头晕、目赤视昏等症，证属肝郁化火，风痰上扰，故初用平肝熄风，化痰开窍，以济其急，继加健脾化痰，滋养肝肾之品以防死灰再燃。

带下三例

例一 鲁某某，女，38岁，已婚。

初诊（1977年5月6日）

去岁曾患"尿路感染"，发作尿频、尿痛、尿浊，愈后每见带下量多，经后尤甚，色黄黏浊，臭秽难闻，羞延数月，治无著效。伴见日晡烦热，脘腹痞闷，食不知味，腰脊酸楚，少腹胀痛，口苦咽干，小溲赤热，尿道灼痛。妇科检查诊为："宫颈糜烂"、"阴道炎"。刻诊脉来滑数，舌苔黄腻，周边薄白，舌质暗红。

此系湿毒蕴热，注于下焦，郁滞气机。

治以清化湿热之法。

处方：盐黄柏6克，银花12克，瞿麦穗9克，海金沙9克，车前子、滑石块各12克（三药同布包），白萹蓄、川草薢、冬葵子各9克，粉甘草6克，白檀香3克，淮木通4.5克，干虎杖12克。3剂，水煎服。

另用蒲公英12克，吴萸3克，黄柏、蛇床子各9克，3剂，布包，泡水，坐浴熏洗，每日3次。

二诊（1977年5月16日）

前方服后，带下显减，潮热未作，腰酸脘痞、少腹掣痛诸症均不若前甚。5月10日经潮，量少、色殷红，经行5天而止。现带下尚多，色黄兼赤，少腹隐痛，小便赤短，尿道涩痛，此湿热蕴于血分，水府不畅，再依前法化裁。

处方：云茯苓12克，淡竹叶、白檀香各4.5克，血余炭、车前子（同布包）、滑石块各12克，瞿麦穗、白萹蓄各9克，忍冬花、败酱草各12克，荜澄茄、甘草梢各6克。5剂，水煎服。外用药同前。

三诊（1977年5月22日）

带下止，尿痛、尿赤诸症已除，腰酸、潮热，迄未再发。嘱以二妙丸半付，胆草泻肝丸半付，合服每日1次，空腹时白水送下，连服7天。

按 本例素有湿热内蕴，郁滞下焦，故初病尿频、尿痛，继而带下黄赤，气秽难当。《女科证治约旨》谓："因思虑伤脾，脾土不旺，湿热停蓄，郁而化黄，其气臭秽，致成黄带。"故湿热为带，咎在土虚木郁，本例胸脘痞闷，纳谷不馨，少腹胀痛，诸症机制当亦不外于此。湿热内蕴，津液为伤，故又见口苦咽干，小便短赤，尿道灼痛等症。治以清化湿热，因势利导，方中瞿麦、萹蓄、草薢、冬葵子、海金沙、滑石、车前子利水除湿；黄柏、败酱、银花、竹叶、木通等苦寒清热，凉血解毒；白檀香入脾肺，理气止痛而利胸膈；荜澄茄入脾肾膀胱，止痛消食兼治淋疾，二药均属辛温，而一在上，一在下，佐用之意在于散热开结，畅利气机，非徒止痛，亦助通调水道，每在苦寒药队中佐用，而获捷效。

例二 穆某某，女，28岁，已婚。

初诊（1978年3月26日）

带下色青，黏稠腥秽，阴户肿痛，间或作痒，小溲短赤，足胫浮肿，口苦目眩。妇科检查：阴道壁充血，有脓性分泌物，宫颈轻糜充血，左穹窿部有压痛，诊为"阴道炎"。脉来沉弦，舌质红，苔黄腻。

辨证属湿热蕴郁下焦。

治以分化湿热，通利膀胱。

处方：龙胆草、盐黄柏各6克，紫荆皮12克，冬葵子、车前子（同布包）、冬瓜皮、川萆薢、茯苓皮各12克，茅苍术、地肤子、炒芥穗各9克，软柴胡6克。3剂，水煎服。

另以地肤子、蛇床子各9克，黄柏6克，蒲公英12克，3剂，布包，泡水，坐浴熏洗，每日2次。

二诊（1978年3月30日）

药后阴部肿痛较前为轻，带下量减，色转黄白，腥秽亦不若前甚，浮肿渐消、头晕、口苦皆除。妇科检查：阴道壁仍充血，脓样分泌物减少，舌苔薄腻略黄，脉来弦滑兼数。再拟清利湿热、凉血解毒。

处方：苍术、地肤子各9克，云茯苓、淡猪苓、冬瓜皮各12克，黄柏6克，忍冬花、蒲公英各12克，紫草9克，细生地15克，炒芥穗、粉甘草各6克，青橘叶6克。5剂，水煎服。

外用药同前。

三诊（1978年4月8日）

前方服后带下已止，阴痛亦除，足肿尽消，昨日经潮，量少色深，块多腹痛，不欲按揉，脉象弦细。治以活血化瘀，调经止痛。

处方：醋柴胡6克，秦当归、刘寄奴各12克，元胡索4.5克，苏木、生蒲黄、五灵脂、怀牛膝、香附末、杭白芍、赤茯苓各9克。3剂，水煎服。

四诊（1978年4月15日）

上方服后，经血畅下，腹痛顿除，带经6天而止，经后略有白带。妇科检查已归正常，嘱服加味逍遥丸7天，每日1付，白水送下。

【按】傅青主谓："青带乃肝经之湿热。"本例带下色青，气味腥臭，阴户肿痛，小溲赤热，乃由肝经湿热所致。以肝脉"绕阴器，抵少腹"，湿热郁滞肝经，故阴户肿痛，少腹压痛；湿热下注胞脉，蕴蓄下焦，故带下青黄、小溲短赤，治则"泻肝木之火，利膀胱之水。"方以胆草、黄柏泻肝经湿热；冬葵子，车前子。萆薢、地肤子、冬瓜皮、茯苓皮等利水渗湿消肿；紫荆皮苦平以消阴部肿痛，炒芥穗辛温，功能祛风胜湿，再以柴胡疏肝解郁，俾湿热难留。张石顽曰："赤白带下，积久不愈，必有瘀血留着于内。"本例以湿热久积，蕴于血分，以致血热血积，故二诊转予清热解毒，凉血祛瘀，三诊更专事活血化瘀，疏肝理气，方虽针对痛经而设，但有间接治带之功，使瘀去而带亦蠲除。后用加味逍遥丸缓调以竟全功。

例三 徐某某，女，30岁，已婚。

初诊（1977年3月2日）

带下3年，初觉绵绵淫溢，伴见少腹胀痛，泛恶纳呆，因工作繁忙，无暇顾及，始终未能加意治疗。近数月来神倦嗜卧，面白痰多，形体丰厚，带下黏秽，量多如注，似唾似痰，伴见食少脘闷、嗳气不爽，小腹坠痛，大便不实。询之婚后4年，曾孕两胎俱殒。妇科检查：子宫大小、位置均正常，两侧附件均增厚，压痛明显，诊为"附件炎"，月经周期尚准，惟量少色深，夹有血块，舌质胖淡，苔白滑腻，脉象沉滑。

证属肝郁脾虚，痰湿下注胞宫。

拟先予燥湿化痰，疏肝调中之法。

处方：清半夏9克，云茯苓12克，广陈皮6克，炒白术9克，醋柴胡、淡竹茹、香附米、粉甘草各6克，广木香3克，杭白芍12克。5剂，水煎服。

另以蛇床子9克，吴萸、小茴香各3克，黄柏6克，5剂，布包，泡水，坐浴熏洗，每日3次。

二诊（1977年3月8日）

带下显减，精神有加，泛恶已除，惟仍脘痞纳差，少腹胀痛拒按，拟理气活血，调胃和中之剂。

处方：醋柴胡9克，香附米6克，广木香3克，川楝子、赤芍药、刘寄奴各12克，元胡索4.5克，云茯苓12克，炒枳壳、炒神曲各9克，干佛手3克，粉甘草6克。5剂，隔日1剂，水煎服。

外用药同前。

三诊（1977年3月28日）

带下仅有，腹痛已消，间或作胀，痰多泛恶，纳食仍少，治予理气调中，燥湿化痰之剂。

处方：清半夏、炒枳壳、炒白术各9克，云茯苓12克，广陈皮、香附米、台乌药、醋柴胡各6克，焦四仙各9克，广木香4.5克，粉甘草6克。5剂，隔日1剂，水煎服。

外用药同煎。

嘱药后每日服逍遥丸1付，连服10天。停药后带下止，诸症悉除。妇科检查：附件阴性。次年举一子，母子俱健。

按 薛己谓："湿痰下注，蕴积而成，故令带下也。"本例形体丰厚，泛恶痰多，带下黏秽，舌苔白腻，脉象沉滑，诸系积湿生痰，痰湿下注之证。盖湿痰之生，由于脾运失健，脾虚则升降失和，故见食少脘痞，大便不实，神倦嗜卧等症。其他如少腹胀痛、嗳气不爽、时有泛恶等，乃肝郁气滞，气机不畅，痰湿瘀血互为搏结所致。合而观之，则脾不健运，湿痰下注，气滞血瘀，搏结胞宫，实为本例带下延久，孕育维艰之症结所在。故初诊先以二陈汤加竹茹燥湿化痰和中，炒白术健脾燥湿，柴胡、香附理气解郁，杭白芍柔肝止痛，全方共奏畅利气机、蠲除痰湿之功。二诊则理气行滞，活血化瘀，使气顺血和，则带下自止，冲任通盛，当能孕育。

小 结

"带下"一词首见于《内经》，如《素问·骨空论》说："任脉为病……女子带下瘕聚。"带下的含义有二，一是泛指一切妇科疾病，一是单指妇女阴道中分泌的一种黏腻的液体，如《女科证治约旨》说："阴中有物，淋漓下降，绵绵而下，即所谓带下也。"妇女在生理发育成熟时期，阴道中有少量无色透明的分泌物，原属正常现象，《沈氏女科辑要》引王孟英说："带下女子生而即有，津津常润，本非病也。"但若分泌物过多，或色、味异常，引起全身症状者，即为病态，称为带下病。带下病，《神农本经》又称为"赤白沃、赤沃、漏下赤白"，《金匮要略》称"下白物"，《甲乙经》则称为"下赤白、白沥、赤沥、赤白沥"。迨《巢氏病源》始有五色带下的记载。

中医学所指带下病，包括西医学中的阴道炎、宫颈炎，以及卵巢、输卵管炎症等疾病，为影响妇女健康的常见病、多发病之一，不容忽视。产生带下病的原因，古人论述颇多，如《女科撮要》说："带下多由脾胃亏损，阳气下陷，或痰湿下注，蕴积而成。"《伤寒六书》说："故下部任脉湿热甚者，津液涌而溢，已为带下。"《傅青主女科》说："妇人忧思伤脾，又加怒气伤肝，于是肝经郁火内炽，下克脾土，脾土不能运化，致湿热之气，蕴于带脉之间。"赵养葵说："八脉俱属于肾，下焦肾气虚损，带脉漏下。"沈金鳌说："瘦人带下，每属阴虚。"综上所述可知，带下为病，原因不一，归纳起来不外脾虚气陷，下焦湿热，肝经郁火，以及肾虚等。

个人认为：带下病古人虽有青、黄、赤、白、黑之分，但总以湿为主因，而且以湿热为多，每与肝、脾、肾三脏有关，尤与肝、脾关系密切。治疗原则或燥湿清热，或理脾疏肝，或温阳化湿，或化瘀止带，皆宜结合具体情况辨证论治。如例一，乃因肝经郁火，下克脾土，脾不健运，以致湿热久蕴，伤及血分，而致带下黄赤，气秽难当，口苦咽干，小便赤涩，治用瞿麦、萹蓄、车前、滑石之类清利湿热以复脾运；竹叶、木通、败酱草、银花之属凉血解毒而泻肝火。个人体会，湿热一证不可蛮用寒凉，否则伤脾助湿，血凝留止，则带下难止。故本例于清泄之中佐以白檀香，荜澄茄之辛温，目的在于温脾行气，俾温则流通，气行血行，而无留滞之弊。例二的病机是湿热郁滞下焦，搏于血分，以致血热血瘀，治则先利湿热，继而活血化瘀以间接治带。例三体丰面白、痰多泛恶，带下量多，少腹胀痛，触有硬块，乃因脾湿生痰，痰湿流注带脉，阻滞经络，以致气郁血滞，痰湿瘀血，交互为病。故治以二陈加白术健脾燥湿化痰，柴胡、香附、赤芍、刘寄奴、川楝、元胡等理气活血化瘀，终以逍遥丸舒肝理脾收功。上述三例，证虽不同，但皆以治肝理脾，调和气血取效，可见带下病与肝脾气血功能失常关系密切，治带当以理肝脾、调气血为常法。

第二章

妊娠疾病

妊娠恶阻二例

例一 郑某某，女，26岁，已婚。

初诊（1975年8月30日）

素禀不充，饮食较少，现已妊娠3个月，胸痞恶食，食入辄吐，泛恶吞酸，头晕口苦，体困神乏，大便溏泄，白带量多，腰酸乏力，腹坠溲频。脉滑略弦，尺脉无力，舌质淡红，苔色薄白。

此为肝胃不和，脾肾两虚，胎元失养，须防滑坠。

拟降逆和中，扶脾益肾为治。

处方：法半夏15克，大刀豆9克（打），姜竹茹6克，吴萸0.9克，川连3克，广陈皮4.5克，炒白术9克，云茯苓、淮山药、炒杜仲、桑寄生、粉葛根各12克，粉甘草3克。3剂，煎2次，取200毫升分3次温服。

二诊（1975年9月4日）

前予调和胃气，固摄下元之剂，纳谷渐畅，腹泻已止，呕吐泛酸减少，腰酸腹坠已除，舌脉如前。再进调中健脾之法，慎勿过劳及躁急。

处方：法半夏12克，大刀豆（打）、炒白术各9克，姜竹茹6克，白扁豆（打）、云茯苓、淮山药、杭白芍各12克，粉葛根15克，粉甘草4.5克，吴萸0.9克，川连3克。3剂，水煎，服法同前。

三诊（1975年9月7日）

呕吐泛酸已除，胸次豁朗，纳食有加，苔白脉缓。再以香砂六君加减。

处方：潞党参12克，炒白术9克，云茯苓、姜半夏各9克，广陈皮6克，绿萼梅4.5克，阳春砂2克（捣后下），粉甘草3克，桑寄生12克，炒杜仲9克。3剂，水煎服。

药讫获愈。嘱停药观察。

按 本例素体虚弱，脾肾不充，妊娠后带脉不同，胎元失养，故见腰酸腹坠，纳少便溏，带多溲频，体困神乏等症，药用茯苓、白术、扁豆、山药、杜仲、寄生等培补脾肾，益血之源，固胎之本，使本固血充，则胎自安。脾与胃相表里，脾虚胃亦虚；肝为肾之子，肾虚肝气急。胃虚则不降，肝急则火动，故有食入则吐，泛恶吞酸，胸闷不舒，头晕口苦诸症。药用法夏、刀豆、陈皮等和中降逆；竹茹、黄连、杭芍、吴萸等泻肝清热，和胃止呕。本例两补脾肾以固本，调和肝胃以安中，治病安胎并举，扶正祛邪兼顾，对于妊娠恶阻的治疗，亦可备一格。方中葛根，甘平气轻，既能益胃升清，又解胃家郁热，李东垣谓其能"治脾胃虚弱泄泻"，《本草经疏》谓其主"热壅胸膈作呕"。故《伤寒论》"太阳与阳明合病，自下利者，葛根汤主之""太阳与阳明合病，不下利但呕者，葛根加半夏汤主之"均以葛根为君药。本例无太阳表证，故葛根不与麻、桂同用，其与半夏、黄芩相伍则加强和胃止呕作用，与苓、术、扁豆相配，则增强健脾止泻效能，一药而兼二者之长，用于本例吐利交作之病，较为洽情。

例二　张某某，女，25岁，已婚。

初诊（1976年4月3日）

怀妊3个月，恶闻食气，胸闷不舒，食入则吐，所吐皆为食物痰涎，倦怠乏力，卧床不欲动，动辄眩晕呕吐。口黏且苦，小便黄短，苔黄而腻，脉来弦滑。

此系胎热上干，痰浊逆胃。

拟予清热化痰，降逆止呕之法。

处方：清半夏、云茯苓各9克，淡竹茹12克，枇杷叶15克，炒枳壳、条黄芩各9克，橘皮、苏梗各6克。2剂，水煎2次，取200毫升分3次温服。

二诊（1976年4月6日）

前方服后，胸次豁然，起坐行动已不晕吐，略能进食。原方再进2剂，即啖饮如常矣。

按　妊娠之际，阴血下聚养胎，血壅气盛，胎热随冲脉之气上逆，挟痰干胃，清阳不能上出清窍，故见呕吐痰涎，头目眩晕，胸满不食等症。程钟龄谓："妊娠之际，经脉不行，浊气上干清道，以致中脘停痰，眩晕呕吐，胸膈满闷，名曰恶阻。"斯语可为本案病机之注脚。方用温胆汤与橘皮竹茹汤合方化裁，去甘草之壅满，加苏梗、杷叶之利气，以洽合病机，因能获效较著。

小 结

恶阻是妊娠期间最常见的疾患，严重的可使孕妇迅速消瘦，或诱发其他疾病。"恶阻"之义，据《胎产心法》说："即恶心而饮食阻隔之义也"，古人又称"病阻"、"病食"、"子病"等，都是恶阻的异名，相当于西医学妊娠反应的一种表现。

有关妊娠恶阻的病因，历代医家从不同角度进行解释，说法不一，议论详备。如《校注妇人良方》说："妊娠恶阻病……由于胃气怯弱，中脘停痰。"戴思恭说："盖其人素有痰饮，血壅遏而不行，故饮随气上。"《妇人规》说："然亦有素本不虚，而忽受胎妊，则冲任上壅，气不下行，故为呕逆。"此外傅青主认为系肝气上逆，《医学入门》主张与经络有关等等。总括起来，不外痰、热、郁、虚四种。张山雷认为"大率强壮之体，皆无此症，其恶食择食，呕吐泛恶者，皆柔脆者也"，这是很有见地的。个人认为妊娠恶阻的发生，总属胃气虚弱，不能和降，无论原因为何，都是上逆犯胃才能引起呕吐，如果胃气强胜，能控制上逆之气，即不会引起本病。所以在治疗中，除针对病因辨证施治外，特别要照顾胃气，才能收到良好效果。如上述两例中，例一辨证为肝胃不和，脾肾两虚，药用清夏、大刀豆、陈皮等降逆和中，竹茹、黄连、吴萸等清热泻肝，白术、扁豆、杜仲、寄生等健脾益肾，固摄胎元，更加葛根鼓舞胃气，益气生津，故二诊获愈。例二系胎热上干，痰浊逆胃，予济生橘皮竹茹汤、温胆汤合法加减，4剂而安。方中半夏，虽为妊娠禁异之品，但因"痰气阻塞中脘，阴阳拂逆"，降逆开痰，非此不可，所谓"有病则病当之"故两例中均以之为主药，临床应用未见不良反应。《内经》说："有故无殒，亦无殒矣。"诚然如此。

胎漏、滑胎四例

例一 陈某，女，25岁，已婚。

初诊（1978年4月5日）

妊娠2月余，漏红3日，自服保胎丸数付血不止。又加小腹隐痛，腰背酸楚，两腿无力，小溲频短，间或自遗，头晕面白，四末不温，脉细弦，苔薄白。

此肾气虚弱，无以载胎，冲任不固，摄血失职。

治拟温肾固胎，兼予止血。

处方：桑寄生、炒杜仲各12克，川续断、菟丝子、山萸肉、炒白术、云茯苓、棕榈炭、海螵蛸各9克，金毛狗脊（去毛）15克，鹿角胶9克（烊化冲服），贡阿胶12克（烊化冲服），三七粉2.4克（分2次冲服）。3剂，水煎服。

二诊（1978年4月10日）

胎漏减少，血色转淡，四末渐温，腹痛已止，惟仍腰酸无力，气短溲频，脉来弦细。胎气虽得暂安，肾气尚未得复，再步原法，务慎劳乏。

处方：炒杜仲、桑寄生各12克，金毛狗脊（去毛）15克，川续断、菟丝子、山萸肉、益智仁、炒白术、云茯苓各12克，海螵蛸、甘枸杞、女贞子各9克，炙黄芪15克。5剂，水煎服。

三诊（1978年4月15日）

胎漏已止，小溲如常，面色转润，略感腰酸，脉呈滑缓，上方出入再予3剂。

按 本例因妊娠期间，不慎房帏，肾气为伤，冲任失固，致漏红腹痛，腰酸腿软，肾虚髓弱，精不化气，故头晕面白，四末不温。膀胱失约，则溲频不禁。治用狗脊、菟丝、杜仲、川断、桑寄生、萸肉等固肾安胎，填精养血；阿胶、棕榈炭养血止血；鹿角胶、海螵蛸温肾涩精，止血缩泉；少用三七粉止血行血，使无留瘀之弊。全方重在补肾，俾肾气足，冲任固，则胎自安，血自止。二诊加重白术、云苓、益智仁之量并配以炙黄芪两顾脾肾，摄血安胎，以求巩固。

例二 席某某，女，27岁，已婚。

初诊（1972年8月8日）

孕将3个月，胎漏不已。初仅点滴而下，昨日血量增多，颜色鲜红，腰脊酸坠，心烦口渴，面赤头痛，小便黄短，舌红苔黄，脉来滑数。询知素嗜辛辣，几至每餐不辍。既往经期超前，色鲜量多。

此为热伏冲任，肾阴久虚，血热胎漏。

治宜滋肾养胎，凉血止血。

处方：炒杜仲、桑寄生各12克，川续断、山萸肉各9克，杭白芍、苎麻根各12克，淡条芩、炒地榆、生侧柏各9克，细生地、云茯苓各12克，粉甘草6克。2剂，水煎服。

二诊（1972年8月10日）

药后胎漏有减，烦热已轻，惟腰酸腹坠依旧。此血去较多，下元失养，冲任不固，系胎无力，堪虑堕殒。仍步前法，并嘱卧床休息，以资治疗。

处方：炒杜仲、金毛狗脊（去毛）、山萸肉各12克，川续断、桑寄生各9克，淡条芩6克，炒地榆、旱莲草、杭白芍各12克，贯众炭、云茯苓各12克，台乌药4.5克，粉甘草6克。3剂，水煎服。

三诊（1972年8月14日）

漏下尚有点滴未净，腰酸腹坠减而未除。虽获效机，仍须静养，固肾安胎，一如前法。

处方：贡阿胶（烊化冲服）、炙黄芪、山萸肉各15克，菟丝子12克，炒杜仲、川续断、当归身、贯众炭、淡黄芩、炒地榆、生侧柏各9克，五味子4.5克。2剂。

四诊（1972年8月17日）

药后胎漏已止，略感腰酸，余症若失，上方去侧柏、地榆、贯众等固涩止血之品，加山药，白术等健脾之味。又服3剂，将养数日，遂得复常。后顺产一子，无何异常。

按 本例既往月经先期量多，属阴虚血热之质，孕后热伏冲任，血海不宁，因致胎漏量多，血色鲜红，热邪上扰，津液为伤，则头痛面红，心烦口渴；阴血不足，胎失所养，故腰脊酸楚，小腹下坠。其症情急迫，已有坠胎之虞，故以杜仲、寄生、川断、萸肉等固肾安胎，兼能止血；条芩、地榆、侧柏、生地、苎麻根等凉血止血，亦助胎安；再加白芍、甘草酸甘化阴，柔肝和血，云苓交通心肾，安神怡志，全方安胎止血，双管齐下，以防不测，俟血漏渐止，则侧重益气养血，固肾安胎，使胎元得固，血热得清，遂能化险为夷，足月顺产。

例三 王某某，女，29岁，已婚。

初诊（1971年9月13日）

体质素弱，不耐劳乏，纳后脘腹撑胀，常见头晕眼花，四末清冷、两孕俱殒，今次孕将4个月，胎漏不已，色淡质稀，腹坠不舒，腰背酸软，两腿无力，面色㿠白，舌淡苔白，脉沉细弦。

此系脾肾气虚，统摄失职，胎元不固。

亟须益气固元，以防重蹈覆辙。

处方：野党参、淮山药、炙黄芪、川续断、山萸肉各15克，桑寄生、菟丝子、炒杜仲、杭白芍各12克，贡阿胶、鹿角胶各12克（打，另煎兑服），祁艾叶、贯众炭各9克，海螵蛸12克。3剂，水煎服。

二诊（1971年9月17日）

药后漏红减少，胎坠较缓，腰酸渐轻，脉仍细沉，此胎未离经，尚属可安，倘见崩红脉浮，虚阳上越，则恐难挽救。再予益气摄血，固肾安胎之剂。

处方：野党参、炙黄芪、淮山药、大熟地各15克，炒白术、云茯苓各9克，菟丝子、炒杜仲、川续断各12克，贡阿胶，鹿角胶各9克（烊化冲服），苎麻根15克，海螵蛸9克。3剂，水煎服。

三诊（1971年9月21日）

胎漏已止，四末转温，腹坠若失，微感腰酸。胎气虽得暂安，仍宜培补气血，滋肾和胃，务使脾胃健旺，生血养胎，否则难以预期安产。

处方：野党参、炙黄芪、淮山药、菟丝子、金毛狗脊（去毛）、大熟地各12克，炒杜仲、补骨脂、川续断、炒白术、云茯神各9克，广陈皮6克，砂仁米1.5克。4剂，水煎服。

兹后又以上方去补骨脂，加黄芩4.5克，略清胎热，嘱每月服3剂，至8个月停药。届期举一婴，母子无恙。

按 前人谓："气主煦之，血主濡之。"本例素有头晕眼花，肢冷腹胀等症，乃因气虚血弱、无以温养之故。盖气虚则提摄不固，血虚则胎元失养。《妇人良方》曰："若血气虚损，不能养胎，所以数堕。"本例既往两次殒胎，今次又结而不实，腰酸腹坠，漏下淡红，皆以脾肾气虚、不能摄血养胎之故，当务之急在于补气摄血，以安胎元。方用菟丝、杜仲、续断、寄生、参、芪、山药等大队益气固肾之品，使气固则胎亦固，阿胶、杭芍、山萸、贯众炭、艾炭、海螵蛸等养血止血之味，使血充则胎自养。尤以二胶同用，以温肾阳、滋肾阴；山药、白术相伍，以滋脾阴，助脾用，深合"阳生阴长"，"生生不息"之旨。全方补气养胎，温而不燥，摄血养血，全力以赴，遂得转危为安，免蹈前辙。末诊补气血，益脾肾，兼和胃气，俾增进饮食，助纳运，以策安全，是为善后之法。

例四 赵某，女，28岁，已婚。

初诊（1975年7月30日）

婚后2年，三孕三殒，末次小产在1975年元月份。兹后月事不调，经期落后，量少色浅，行经腹痛，曾予养血和血，调理匝月，末次月经在6月23日，现已超期8天未行。妇科检查，宫颈轻度糜烂，宫体无明显增大，伴有头晕腰酸，纳谷不馨，神疲乏力，小腹微胀，脉象细弦，舌淡苔薄。

此乃肝肾不足，气血虚损。

拟两补肝肾，益气养血。虑其怀孕，嘱经停月半后，再作妇检。

处方：秦当归、杭白芍各12克，女贞子、旱莲草、枸杞子、炒杜仲各9克，太子参、炒白术各9克，香附米、台乌药各6克，紫丹参12克，粉甘草4.5克。4剂，水煎服。服药后如无不良反应，可续服4剂，停药观察。

二诊（1975年10月2日）

已妊娠3月余，腰膂酸楚，肢软乏力，小腹坠感，胸脘痞闷，口微干苦，偶有泛漾，脉滑略数，舌润苔薄，证属脾肾两虚，气滞失和，虑其结而不实，重蹈覆辙，亟以固肾安胎，益气畅中。

处方：炒杜仲、菟丝子、金毛狗脊（去毛）、桑寄生、太子参、炒白术、云茯苓各9克，淮山药15克，广陈皮、香佩兰各6克，原寸冬、肥知母各8克。4剂，水煎服。

三诊（1975年10月15日）

前方共服8剂，腰酸背楚较前减轻，腹坠肢软亦轻。日前偶犯寒凉，身楚不适，头晕耳鸣，漾漾欲呕，腿或抽筋，苔薄脉滑。治宜气阴两顾，和胃安胎。

处方：太子参10克，绵黄芪8克，白扁豆12克，云茯苓10克，霍石斛、原寸冬各9克，女贞子、炒杜仲、桑寄生、菟丝子各9克，淡竹茹6克，紫苏4克。4剂，水煎服。

四诊（1975年12月16日）

孕将6个月，腰酸大减，腹坠已除，惟纳谷不馨，食后腹胀，矢气频转，府行不畅，苔薄腻，根部较厚，脉滑缓。胎气虽安，但营阴未复，纳运不健，再步原法出入。

处方：太子参10克，云茯苓、炒白术、广陈皮、炒神曲各9克，香佩兰6克，桑寄生、炒杜仲、菟丝子、原寸冬、霍石斛各9克。4剂，水煎服。

五诊（1976年2月21日）

孕将8个月，行动略感乏力，余无特殊不适，脉滑匀，舌质淡红，苔薄。嘱勿服药，慎寒温，适劳逸，禁生冷，调摄可也。嗣后足月而产，母女康健。

按　《女科经论》引女科集略云："女子肾脏系于胎，是母之真气，子所赖也。"又《女科证治约旨》谓："妇女有病全赖血以养之，气以护之。"由此可见，肾虚不能载胎，脾虚气血乏源，均能使胎失摄养而致滑堕。本例屡孕屡堕，其脾肾不足，气血亏损已可想见，况兼以嗣续为念，情怀抑郁，气分不舒，而致经事乖常。初诊先予调经，未雨绸缪，俟再孕后，即以保胎为要务。至于保胎之法，丹溪倡"大补气血"，节斋谓："在养脾胃"。个人体会则以补肾健脾，补气养血为主。方用菟丝、杜仲、狗脊、寄生等壮腰膝，补肾固胎；参、术、苓、山药、女贞等健脾益气，养血安胎；并用知母、寸冬清金制木；陈皮、佩兰和中醒脾，俾气机条畅，升降有度，胎气自安。

小　结

妇女在妊娠期间，阴道不时下血，或点滴不止，而无明显腰酸腹痛现象的，称为"胎漏"，也叫"胞漏"，或"漏胎"，若先有腰酸腹坠，继见少量下血者，称为"胎动不安"。如叶天士《女科证治约旨》说："妊娠心腹痛而下血者为胎动；不痛而下血者为胎漏。"但在临床阴道流血、腹痛下坠、腰痛等症状常互见或先后出现。胎漏、胎动不安相当于西医学之先兆流产。如上述症状持续不已，胎儿生命濒于中断或已经中断，势难保留的，中医称为胎萎不长或胎堕难留，则相当于西医学的难免流产。先兆流产如及时进行安胎治疗，仍有继续妊娠达到足月而产的希望。难免流产则往往安胎亦属徒然无济。所以张景岳主张"不若下之，以免他患"。可见对于先兆流产的早期诊断、及时治疗是非常重要的。中医在这方面积累了丰富的经验，一般多根据孕妇的面色和舌苔脉象，结合其他症状进行判断，其中除阴道出血及腹痛外，尤多重视腰酸腹痛坠的症状。大抵说来，阴道下血量多不止，腰酸腹坠持续不已，胎多难安；阴道下血量虽不多，但色褐或挟有血块者胎亦难保；下血虽多，但色鲜红且腹坠腰酸不甚者仍可挽救胎元。滑胎相当于西医学之习惯性流产，主要指屡孕屡坠之证候，但在坠胎之前，也常表现为先兆流产的特征，而且素日也多有腰部酸痛的症状，故巢元方说："妊娠而腰恒痛者，多坠胎也。"

　　导致胎漏，胎动不安及滑胎的原因，古人论述颇多。如朱丹溪说："胎漏多因于血热，然亦有气虚血少者。"《校注妇人良方》说："妊妇下血……食少气倦，此气虚不能摄血也。"《女科经纶》也说："然亦有胎本不固，因房事不节，先漏血而胎坠者。"再如《格致余论》说："阳施阴化，胎孕自成，血气虚损，不足以营养其胎，则自坠。"王好古还指出："劳力跌扑闪挫，伤动其胎而坠"，"或大怒悲哀，伤动心肝之血而坠"。至于滑胎，则又以"先天不足，肾气虚弱"，"脾弱中虚"，"肝郁素胜，善怒多忧"；性生活失度等为重要原因。个人认为，导致胎漏、胎动及滑胎的原因虽有种种，但总不外乎脾肾虚损，气血不足，冲任失固等几个方面，其中尤以肾不载胎，脾失摄养为发病关键。因为肾主闭藏而系胎元，肾旺自能妊胎也。但是肾与冲任二脉关系也极为密切，冲为血海，任主胞胎，若肾虚则冲任失固，不能维系胎元，可导致"胎不成实"，甚至"屡孕屡坠"，而脾主统血，又为气血化生之源，脾虚则气血化源不足，气不摄血，血失养胎，而致胎漏、胎动或滑胎。故安胎当以补脾肾，益气血，固冲任为要，尤须重视固肾。但在运用时，又当参照患者体质的寒热不同。兼挟因素而进行药物的加减，灵活变通。另外母体有病则应以去病为主，滋脾肾为辅，病去则胎孕可安；若因胎气不固，影响母体致病者，则着重补脾肾以安胎，胎安则母病亦愈。正如张景岳所说："凡妊娠胎气不安者，证本非一，治法不同。盖胎气不安，必有所因，或虚或实，或寒或热，皆能为胎气之病，去其所病，即安胎之法。"如例一胎漏下血，胎元不固，缘自房室不节，损伤肾气，故以补肾安胎为主，辅以健脾益气，养血止血之品，使肾气充足，冲任旺盛，则胎可安，血可止。例二则是血热胎漏，因血下最多，胎失所养，而致胎动不安，故予凉血止血以安胎，滋肾固冲以止血，去病安胎并举。例三滑胎，乃因气虚不固所致，考虑肾为气之根，脾为气之源，肺为气之主，故治以补脾肺，益肾气为主，气虚则血弱，因又佐以养血填精，使气充血旺，则胎得摄养。例四因肝肾不足，气血虚弱，冲任不固而致滑胎，治以补肝肾，益气血，固冲任，后期仍以健脾胃，固肾气为主，稍佐调畅气机之品，从而达到保胎目的。

据临床体会，补肾安胎选用菟丝子、炒杜仲、川续断、桑寄生等药为主，阴中求阳，水中补火，守而能走，效果较好。补气健脾则选用党参、黄芪、山药、云苓、白术之类，温而不燥，补而不滞。养血安胎则选用萸肉、枸杞、熟地、阿胶之类，滋肝补血，益肾填精，且有安胎止血作用。又常以阿胶、鹿角胶同用，而达到"阳生阴长"之功。无论胎漏、滑胎在临床治疗中，必须时时注意保护胃气，使饮食增进，以后天滋先天，以保证分娩时的精气充沛，安产无忧。

子嗽一例

冯某某，女，26岁。

初诊（1977年2月10日）

妊娠3个月，咳嗽阵作，恙延旬日，妨于睡眠。病起于外感风邪，身热微寒，喘促气急，痰黄不爽，声音嘎哑，咳则遗溺，咽红肿痛，时或泛恶，纳谷不馨，间有心悸。苔薄黄，舌边尖红，脉滑数，两尺脉弱。

此表邪未罢，热郁肺胃，致清肃不降，胃气失和。

治拟清疏宣降，宁嗽利咽，佐以安胎之法。

处方：炙麻黄、嫩紫苏各4.5克，忍冬花、板蓝根各12克，炙白前、肥知母、浙贝母、云茯苓各9克，苦桔梗、南射干、粉甘草、姜竹茹各6克，淡条芩4.5克，原寸冬12克。3剂，水煎服。

二诊（1977年2月13日）

药后得微汗，身热渐减，咳嗽痰黄依然，气急泛恶如故，舌苔淡黄薄腻，乃里热内遏，仍用前方加减。

处方：炙麻黄、紫苏子各4.5克，肥知母、浙贝母各9克，天门冬、麦门冬各9克，板蓝根、忍冬花各12克，炙白前9克，苦桔梗、粉甘草、姜竹茹各6克，淡条芩、南射干各4.5克，云茯苓12克，香佩兰9克。3剂，水煎服。

三诊（1977年2月16日）

表邪已解，寒热尽退，苔腻已化，泛恶顿除。惟咳仍欠爽，动辄气急。此肺气尚未清肃、久咳肺金已伤，症势虽平，务慎风寒。再以前意化裁。

处方：干荷花2个，炙白前、炙前胡、淡条芩、粉甘草各6克，款冬花9克，炙麻黄、紫苏梗、炙桑皮、五味子各4.5克，肥知母9克，南沙参、云茯苓各12克。5剂，水煎服。

四诊（1977年2月26日）

前方服讫，诸症悉解，食眠尚可，遂停药。讵料日前重感风邪，咳逆呕吐，诸症又起，头晕胀痛，脘痛拒按，腰髋酸楚，咳则溺遗，舌红苔黄，脉象浮滑，两尺无力。咳嗽日久，当防流产，仍拟疏表宣肺，和胃益肾。

处方：薄荷梗、炙白前、前胡、肥知母、浙贝母、黄芩各6克，苏叶、苏子各3克，苦桔梗、粉甘草各6克，板蓝根、忍冬花、大刀豆（打）各12克，清半夏、姜竹茹各9克，炒杜仲、桑寄生各12克。3剂，水煎服。

五诊（1977年2月30日）

咳呕显减，脘痛已消，夜寐欠实，脉滑右寸略浮，两尺较弱，再依前法。

处方：忍冬花、板蓝根各12克，苏叶、苏子各4.5克，炙白前、炙前胡、苦桔梗、粉甘草各4.5克，肥知母、川贝母各9克，天冬、麦冬各9克，远志肉、炒枣仁、茯苓神、炒杜仲各9克，桑寄生12克。3剂，水煎服。

此后又以上方出入续服6剂，诸症悉已，嘱停药观察。届期顺产一子，母子俱安。

按 《竹林女科》谓："妊娠四五月，咳嗽，五心烦热，胎动不安，名曰子嗽。"此指妊娠期间，阴血聚养胎元，不能上承润肺而致者，治当润肺止嗽为主。若本例，身热微寒，咳喘痰黄，咽红肿痛，泛恶呕吐，则因外感风邪，里热内蕴，肺失清肃，胃失和降所致，是子嗽又一类型。治用麻黄、紫苏、银花、板蓝根等祛风清热，宁嗽定喘；桔梗、白前、射干、条芩、知母、贝母等宣肺化痰，清利咽膈；再加竹茹降逆止呕，寸冬润肺生津、云苓交通心肾，并与黄芩、紫苏相互配合，扶脾安胎，全方意在疏风清热，宁嗽定喘，和胃，俾使胎安之。三诊表邪已解，里热尚盛，遂以桑皮、条芩、知母等清金抑木，以泄其热；前胡、白前、款冬花、炙麻黄润肺化痰，宁嗽定喘，又因咳延日久，动扰胎元，故加苏梗、茯苓扶脾和胃以安胎，干荷花清热凉血以安胎，五味子敛肺滋肾以安胎，熔数法于一炉，以加强安胎之功。讵料症势方平，又感风邪，以致诸症叠起，势不可遏，且因久咳伤肺，下汲肾水，症见腰髋酸楚，咳则遗溺，两尺脉弱，已堪胎殒之虞，故治用薄荷、紫苏、银花、板蓝根等祛风清热；桔梗、甘草、白前、前胡、知母、浙贝母等宣肺止咳；半夏、竹茹、大刀豆等开痰散结，降逆和胃；杜仲、寄生壮腰补肾，固摄胎元。

子烦一例

聂某某，女，25岁，已婚。

初诊（1978年3月24日）

素性易怒。现妊娠7个月，头晕目眩，肢麻掣动，烦躁不安，夜寐不实，目赤口苦，溲如茶汁，大便燥，下肢微肿，舌红苔黄稍腻，脉来弦数有力。测血压180/100毫米汞柱。

此系肝郁化火，动扰心神，阴虚火炽，风阳上旋，乃欲发子痫之兆。

亟须力挽狂澜之施，法拟熄风清热，安神除烦。

处方：嫩钩藤15克，白蒺藜9克，明天麻4.5克，东白薇15克，赤芍药、粉丹皮、女贞子各9克，龙胆草、川黄连各6克，首乌藤、云茯苓各12克，炒枣仁9克，天竺黄6克。3剂，水煎服。

二诊（1978年4月1日）

前方连服2剂，眩晕已减，肢掣渐平，烦闷臻止，夜寐尚安，惟大便不畅，脉现弦滑略数，舌苔薄黄，血压160/90毫米汞柱。风阳得戢，病人坦途，前方既效，当锲而不舍。

处方：嫩钩藤12克，明天麻4.5克，白蒺藜9克，东白薇15克，龙胆草4.5克，淡条芩9克，粉丹皮9克，女贞子、云茯苓各12克，首乌藤、决明子各9克，炒神曲9克。3～6剂，水煎服。

服药尽剂，诸症悉已，血压140/80毫米汞柱。停药后血压一直正常，届期：举一子，情况良好。

按　《济阴纲目》谓："产宝云：大凡妊娠之人，既停痰积饮，又寒热相杂，气郁不舒，或烦躁，或呕吐涎沫，转则胎动不安，均为子烦也。"说明子烦表现，症状多端，非只烦闷懊恼者也。至其发病原因，则沈尧封以痰、火阴虚而蔽之，确属扼要。本例因气郁化火，又加血养胎元，阴虚火炽，厥阴风动，上扰心神，故见症不惟烦闷少寐，亦且肢掣目眩，已成子痫前兆。

因用钩藤、天麻、蒺藜等潜阳熄风；白薇、女贞、丹皮等滋阴凉血，以止晕定擎，彻热除烦。又加黄连、胆草、黄芩等釜底抽薪，泻肝降逆；枣仁、首乌藤、云茯苓等安神益智，以舒心脾；天竺黄配合芩、连以清上焦痰热。方中赤芍药通经活血，虽为妊娠所禁，但临床体会用于风阳上扰、气血逆上之眩晕，肢麻擎动等症具有缓急舒筋，活络定擎之功，于妊娠抽搐，昏冒之子痫证，每多应用，常获捷效，未见不良反应。

胎水肿满二例

例一 隋某某，女，30岁，已婚。

初诊（1972年2月9日）

妊娠6月余，肢面浮肿，按之凹陷，腹部胀大，与日俱增，未及2旬，体重即增加6.5千克，腹围几近足月妊娠。伴见身体重困，胸膈胀满，呕恶不纳，心悸气促，动辄气喘，小便短少，妇产科诊断为急性羊水过多。舌苔薄白而腻，脉象沉滑，关上小滞。

证系脾胃湿盛，胞中蓄水。

拟健脾利湿，降逆和中为法。

处方：云茯苓、茯苓皮各15克，炒白术9克，福泽泻、淡猪苓、五加皮、赤小豆各18克，清半夏、大刀豆（打）各9克，广陈皮6克，全紫苏4.5克，天仙藤12克。3～6剂，水煎服。

二诊（1972年2月19日）

药后肿势渐退，腹满喘促亦轻，腹围较前缩小，呕吐泛恶已止。腰酸腿软，心悸眠差，苔腻渐退，脉仍沉滑，依前法加益气安神之品。

处方：云茯苓、茯苓皮各15克，炒白术、淡猪苓、川萆薢各9克，赤小豆18克，广陈皮6克，菟丝子、炒杜仲各9克，远志肉9克，夜交藤12克，紫苏4.5克。5剂，水煎服。

三诊（1972年3月7日）

上方连服10余剂，浮肿续退，腹围缩小，体重略减，食纳增加，遂停药，嘱服参苓白术丸，日2付，白水送下，服至半月。产前随诊，未见羊水明显增多，足月顺产一男婴。

🖉 本例以妊娠6月余，肢面浮肿，腹部胀大逾常，体重迅增，其来也骤，西医诊为急性羊水过多。乃因中运不健，水湿停留，内蓄胞中，外渍肌肤所致，中焦湿盛，气机阻碍，胃失和降，故呕恶食少，胸膈满闷；湿阻于肺，宣降失司，则呼吸喘满，动辄气促，颜面浮肿；肾为胃关，肾虚关门不利，则小便短少，此即沈克封所谓"有形之水病也"。故主以四苓散加味，重在利水除湿以济其标急。方中白术、二苓、泽泻、赤小豆等燥湿健脾；通利水道；茯苓皮、五加皮等以皮治皮，而消水肿；清夏、大刀豆、陈皮等理气和中而止呕逆。方中紫苏一味散表和中，通彻表里，协同利水药以祛湿，同理气药以和胃，同术、苓以安胎。二诊加菟丝子、炒杜仲补肾安胎；远志、夜交藤以安心神，俾行水而不伤胎，祛邪而不碍正因获效颇捷。末诊予参苓白术丸健脾益肺兼能渗湿，用善其后，也缓图其本之意。

例二 刘某某，女，28岁，已婚。

初诊（1972年11月9日）

妊娠3个月时，足胫开始浮肿，现已5个月，肿势益加，肢肿面浮，按之凹而不起，胁腹胀满，喘咳气促，食入则吐，小便短少，大便溏薄，腹围增大超过妊娠月份，妇产科诊为羊水过多。去岁曾在妊娠6个月时，因患此疾，调治失宜，导致流产。因此心怀恐惧，特由外地来津就诊。视其面浮色苍，舌淡苔厚腻，脉沉弦滑，余如前述。

此乃气机壅滞，脾肺气虚，水湿不行，湿与气结。

拟理气化湿，健脾和中为治。

处方：天仙藤、云茯苓各18克，炒白术、白扁豆、淡猪苓、冬瓜皮、黄芪皮各12克，大腹皮、清半夏、枇杷叶各9克，香附米4.5克，生姜皮2克，紫苏梗4.5克，香佩兰6克。4剂，水煎服。

二诊（1972年11月14日）

浮肿渐退，小便略多，胁肋胀满轻减，呕吐恶心已止。惟咳嗽未已，面浮仍在，舌苔厚腻渐退，脉象如前。肺主肃降又为水之上源，前法佐宣肺之品再进，以求尽得。

处方：天仙藤18克，香附米6克，云茯苓、炒白术、白扁豆、淡猪苓、冬瓜皮、黄芪皮各12克，桑白皮、子黄芩各4.5克，光杏仁6克，紫苏梗4.5克，生姜皮2克。4剂，水煎服。

三诊（1972年11月18日）

药后浮肿续退，咳嗽偶有，腹围缩小，食纳渐增，四肢酸楚，大便尚软。上方加太子参15克，又服4剂，浮肿基本消退，腹围已近正常，食眠称佳，精力亦健，遂停药观察，之后安产无恙。

按 本例西医诊为羊水过多，见有足胫浮肿延及肢面，按之如泥，胁肋脘腹胀满，喘咳呕吐，溲短便溏等症。乃脾不运湿，肺失宣降，胎气壅郁，湿与气结所致，盖中运不健则纳少便溏，脾不为胃行津，则胃失和降，食入则呕；肺气失宣，肃降无权，故咳喘面肿，小便短少；胎气壅滞，气不行水，内蓄胞中，下流膝胫，故足胫浮肿，腹围增大。气机不畅，则胁脘胀满。《女科经纶》引陈良甫语云："胎气壅塞成湿，致身胁腹浮肿，喘急气促，小便涩，法当疏壅气，行水湿。"其所论病理、治法，颇与本例相适。故初诊治以理气行滞，健脾化湿，方用天仙藤散、五皮饮合方化裁。药以天仙藤、香附米理气；扁豆、白术健脾；茯苓、猪苓利湿；冬瓜皮、黄芪皮、生姜皮、大腹皮消肿；清夏、杷叶、刀豆降逆消痰。二诊肿渐消、咳未止，遂加桑白皮、杏仁、紫苏梗宣肺气，使水精四布，并加黄芩清胎热，安胎元，遂获病愈。

小　结

以上两例西医均诊为"羊水过多"按羊水过多系指羊水超过2000毫升以上者，病因尚不明确，常发生在妊娠5～6个月间，设调治失妥，每易导致早产。根据本病的临床表现，当属于中医学胎水肿满的范畴，最早记载见于《金匮要略》妊娠篇，如说："妊娠有水气，身重，小便不利"，"妇人伤胎，怀身腹满，不得小便，从腰以下肿，如有水气状"。后人也称为"胎水""子满"。如陈良甫说："妇人孕至五六个月，腹大异常，胸腹胀满，手足面目浮肿，气逆不安，此由胞中蓄水，名曰胎水。不早治，生子手足软短，有疾，或胎死腹中。"《医宗金鉴》说："遍身俱肿，腹胀而喘，在六七个月时者，名曰子满。"中医认为：本病主要由水液停聚引起，与脾气虚弱，中运不健，以致水液调节失常有关，如《女科经纶》引何松庵说："妊娠三月后，肿满如水气者，古方一主干湿，大率脾虚者多。"此处，肾阳不足，膀胱气化失常，水道不利，或肺气失宣，肃降无权，不能通调水道，以及胎儿渐长，气机壅塞，或气滞不舒，气不行水等等，也均可导致水湿停聚，诱发本病。故《沈氏女科辑要》沈尧封说："妊娠腹过胀满，或一身及手足面目俱浮……不外有形之水病与无形之气病而已。何则，胎碍藏府，机括不灵。肾者胃之关也，或关门不利，因而聚水；或脾不能散精行肺，或肺不能水精四布，此有形之病也。又腹中增一物，则大气升降之道窒塞，此无形之气病也。"其对本病之发生机制，作了较为全面的论述。

个人体会，对于羊水过多的治疗，据"胎水"的生成原理和《内经》"诸湿肿满皆属于脾"的病机，多采用健脾利湿顺气为主的治法，常选用四苓散、五皮饮合方化裁。关于急性羊水过多症，因标病甚急，当以利水除湿先治其标为主，否则，邪之不去，正气难安，易致早产，但水势稍煞即应转顾其本，不可渗利太过，以伤胎气。一般可选用防己黄芪汤化裁，益气渗湿。如气虚见症明显的，酌加参、枣等助之，肾虚症状明显的，加菟丝、杜仲等益之，此外肺气不利者宣之，气机郁滞者疏之等等，皆要随病机以赴。临床随症选药如下：

①健脾益气：野党参、生黄芪、炒白术、白扁豆、建莲肉等。

②渗湿利尿：白茯苓、淡猪苓、福泽泻、赤小豆、汉防己等。

③顺气：天仙藤、香附米、广木香、台乌药、广陈皮、紫厚朴、紫苏梗等。

④补肾安胎：菟丝子、炒杜仲、川续断、桑寄生、山萸肉等。

⑤养血安胎：秦当归、杭白芍、龙眼肉、女贞子等。

⑥宣降肺气：桔梗、杏仁、紫苏、柴胡、枳壳等。

以上药物仅举其一斑，临床宜随症状偏胜灵活选用，俟肿势消退，即予补脾益肾以善其后。如案中所举例一隋案，以腹围增大迅速，伴有肢面浮肿，诊为脾虚湿盛，水蓄胞中，方用四苓散加味利水除湿，急则治标，俟水势稍退即健脾益肾，并以丸剂参苓白术善后；例二刘案，浮肿颇剧，按之没指，伴见胁腹胀满、咳喘，诊为脾虚湿盛，肺气不宣，兼夹气滞，选用天仙藤散、五皮饮合方化裁，理气行滞，健脾化湿，继而宣肺利气。两例一为水气偏盛。一为水湿兼滞，同中有异，治亦不同，临床宜其详审。

第三章

产后疾病

产后便难一例

廖某某，女，24岁，已婚。

初诊（1969年9月23日）

产后旬余，恶露未净，大便秘结，7日未行，胸腹胀满，纳少泛恶，口干欲饮，舌边尖红，苔略黄，根腻，脉象细数。

此产后津伤，阴虚火旺，肠道滞涩，腑气不行，《金匮》所谓"亡津液，胃中燥"故也。

治拟滋阴生津，泻热通幽法。

处方：油当归、天门冬各9克，火麻仁15克，肉苁蓉12克，黑芝麻、黑桑椹各15克，紫厚朴6克，香佩兰、炒枳壳各9克，炒神曲9克，鸡内金9克，番泻叶4.5克（另包后下，便泻后去此味），野党参12克。2剂，水煎服。

二诊（1969年9月30日）

前方共服4剂，肠道得润，大便自通，惟仍脘闷腹胀，泛恶纳呆，身倦无力。舌淡红，苔薄黄，根腻已退，脉细。此气血未复，运化迟滞，改拟健脾胃，运中州，滋阴液，以复其损。

处方：野党参12克，云茯苓9克，香佩兰、炒枳壳各6克，紫厚朴、砂仁米各4.5克，干佛手4.5克，焦三仙各6克，天门冬9克，黑芝麻12克。3剂，水煎服。

三诊（1969年10月17日）

上方续服6剂，头晕乏力已除，恶露已净，大便间日一行，初鞕后溏，胸次略宽，纳谷亦增，时或泛恶腹胀，小溲不利。此脾胃升降不利，湿气难免壅滞，转予调理脾胃，兼以健脾利湿。

处方：紫厚朴、广陈皮各6克，清夏9克，淡竹茹6克，云茯苓、香佩兰、杭白芍、香稻芽、福泽泻各9克，远志肉9克，车前子、冬葵子各12克（同布包）。3剂，水煎服。

嘱药后改服丸剂，上午服麻仁滋脾丸1付，晚服归脾丸1付，连服10天，以资巩固。

按　产后便秘，饮食如常，腹无胀痛，多系血去过多，津液亏耗，肠道失润所致，故《金匮要略》说："亡津液，胃中燥，致令大便难。"治疗原则应以养血增液，润燥滑肠为主。倘因阴虚火燥，煎熬津液所致者，也可佐以泻热通便之品。苦寒峻下最忌妄投，以防滑泄之变。本例大便秘结，胸腹胀满，泛恶纳少，不独液亏肠燥，且气机不畅，饮食停滞，胃失和降，传导受阻，故治以滋阴润燥，泻热通幽，兼予理气散结之法，方中黑芝麻、黑桑椹、肉苁蓉、天门冬、火麻仁等滋阴养血、润肠通便；厚朴、枳壳、佩兰、内金、焦三仙等理气宽中，开胃醒脾，兼消食积，再加人参以顾正气。二诊后大便自通，即转予调理脾胃，增进饮食，以滋化源，恢复气血。方中番泻叶，甘苦气寒，入大肠经，功能泻热通滞，为余所习用。本品泻下作用虽较强猛，但少用则有缓下作用，且可用为苦味健胃药，能促进消化，非大黄之走而不守，苦寒败胃者可比。据报道：泻叶用于产褥便秘，通便后可使子宫复归良好，恶露减少，并无乳汁减少，恶露增多，或全身不适等不良反应。但本品究属苦寒泻下药，不可久用与重用，且脾胃素弱者，用之宜慎。又个人在临床对于产后便难而无特殊症状者，每嘱用食饵疗法，如芝麻盐、蜂蜜、蛋清搅香油等，或服丸剂，如仍无效始予汤剂治疗。

产后身痛二例

例一　路某某，女，28岁，已婚。

初诊（1978年4月25日）

产后逾月，肢体窜痛，按抚不减，转侧不利，自感骨节间冷风翕翕，无汗恶风，大便秘结，纳谷呆滞，舌淡苔薄，脉象细弦。

此产后风湿瘀血，痹阻脉络。

虽血虚不宜骤补，先拟蠲除风湿，行气活血，舒筋活络法，所谓"祛邪即所以扶正"。

处方：海桐皮、寻骨风、汉防己、威灵仙、络石藤各9克，川羌活6克，北细辛3克，片姜黄、怀牛膝、桑寄生、香附米各9克，焦三仙27克，番泻叶6克（另包后下），得泻后停用此药。3剂。

二诊（1978年4月29日）

服药后得微汗，身痛见轻，腑行较畅，纳谷有增，惟觉胸胁闷滞，口干欲饮，乳水不畅。再步前法出入。

处方：海桐皮、威灵仙、汉防己、络石藤各9克，鸡血藤、桑寄生各12克，香佩兰、香附米各6克，炒神曲12克，王不留行12克，天花粉9克，干佛手4.5克。5剂，水煎服。

三诊（1978年5月8日）

上方连服8剂，身痛已止，胸次得宽，食便均可，乳汁增多。惟感倦怠乏力，夜寐不实，舌淡苔白，脉沉细弱。此邪去正虚，拟补气养血，两顾心脾法。

处方：野党参15克，炒白术、云茯苓、秦当归、鸡血藤、川续断、炙黄芪、远志肉、炒枣仁各9克，炒神曲12克，络石藤9克，广木香4.5克。5剂，水煎服。

按 本例肢体窜痛，按抚不减，转侧仍难，无汗恶风，乃因风寒湿邪和瘀血，痹阻脉络，不通则痛，其与身痛绵绵，抚之可减。正虚邪微者迥然不同，此邪气方张之际，骤予滋补，必致闭门留寇，淹缠不解，故先以海桐皮、寻骨风、威灵仙、汉防己、北细辛等疏风胜湿，散寒止痛；络石藤、片姜黄、怀牛膝、香附米等舒筋通络，行气活血；后又加寄生滋补肝肾，濡养筋脉。俟邪气得戢，疼痛渐止，始予归脾汤加川断等两补气血，调养筋骨，滑利关节。

例二 李某某，女，30岁，已婚。

初诊（1972年10月7日）

产后2月余，周身关节疼痛酸楚，下肢尤甚，遇冷加重，按摩则舒，四末凉麻，腰背酸软，头晕无力，心悸眠差，面色少华，舌淡苔白，脉象沉细。

此产后血虚，筋脉失养，肝肾不足，复感外邪所致。

治拟益气养血，温经散寒。

处方：绵黄芪15克，秦当归、炒白芍各12克，鸡血藤、川独活、怀牛膝各12克，川桂枝6克，金毛狗脊（去毛）、炒杜仲、桑寄生各12克，威灵仙9克，北防风、炙甘草各4.5克。3剂。

二诊（1972年10月11日）

药后关节痛减，头晕肢麻亦轻，舌淡苔薄白，脉来沉细，前法已获效机，仍守原方出入。

上方去防风、桂枝、加党参12克，鹿角片9克。5剂。

三诊（1972年10月18日）

上方共服7剂，身痛肢麻已止，惟感体倦乏力，心悸寐差，乳汁不多，舌脉如前。此邪去正虚，拟仍前法，兼予安神通乳之味。

处方：绵黄芪15克，野党参12克，秦当归9克，杭白芍12克，云茯苓、炒白术各9克，鸡血藤12克，炒杜仲、桑寄生各12克，川续断、鹿角片、路路通各9克，炙甘草4.5克。5剂。

上方服后诸症均安，乳汁增多，嘱服丸剂以资巩固。每日上午服八珍益母丸1付，临睡前服人参归脾丸1付，连服10天。

［按］ 本例肢体酸痛，手足凉麻，恶冷喜暖，按摩觉舒，诸因产后血虚，风寒乘袭所致；腰背酸软，下肢痛甚，则系肝肾不足，督脉虚弱之故。血不上荣则头晕面萎，心失奉养，故心悸寐差。气能生血，血虚须益气，故治用参、芪、归、芍、鸡血藤等益气养血，以舒筋脉；杜仲、狗脊、寄生、牛膝、鹿角等补肝益肾，温养督脉，以壮腰膝；再加桂枝、防风、独活、灵仙等温通经脉，逐散风寒，以共奏益气血、补肝肾、温通经络，蠲痹止痛之效。末诊则专事补虚扶正，并用丸药缓调，冀其康复。

小 结

产后肢体疼痛临床较常见，其发病机制，多因产后血虚，筋脉失养，或络脉空虚，外邪乘袭所致。倘因失血过多，肝肾亏损，督脉虚弱，则也往往兼见腰背、肩胛酸痛，或膝软踵疼，履地尤甚等症。如《医学心悟》说："产后遍身疼痛，良由生产时百脉开张，血脉空虚不能营养，或败血乘虚而注入经络，皆令作痛。"肖慎斋并指出，本病亦可由"去血过多，虚而风寒袭之"引起。说明本病虽属痹症范围，但发病特点，总以虚证为多，治疗应以内伤为主，采用补益气血，滋养肝肾的方法，以治其本。若兼夹外邪，则宜扶正祛邪，适当配伍祛风散寒，化湿通络之品，不可重伤其气血。故何松庵说："产后先以大补气血为主，虽有他症，以末治之，不宜专用峻剂再损血气。"如例二李案的治疗，即本于此。但病有常变，法无拘常，若确属邪气炽张时，早投滋补反能滞邪。如《女科经纶》引叶以潜语曰："产后虽为不足，亦有有余之证，不当泥产后无热，胎前无虚之说。"此论亦堪玩味。如例一路案，因风湿瘀血，痹阻脉络，以致肢体窜痛转动维艰，此时邪势方张，标症转急，又非产褥期间，故治以祛邪为主，扶正为辅，待邪气渐衰时，始予补益气血，扶助正气，此即《内经》"标而本之"的原则。

产后腰痛二例

例一 张某某，女，25岁，已婚。

初诊（1972年5月29日）

2年前分娩时，因产程过长，感受寒冷，产后即腰背膝疼，逐日加重，迭经治疗，效果不彰，曾经内蒙古、天津等医院检查，原因未明。刻诊腰背抽痛，抚之加剧，动转维艰，行则偻俯，须人扶持。伴四肢厥冷，面白神疲，时或自汗畏风。舌质淡，苔白而滑，脉来沉细无力。

此属寒客少阴，积久伤阳，营运失常，络中血瘀。

拟温经散寒，蠲痹通络。

处方：生麻黄6克，制附片9克，北细辛4.5克，川桂枝、赤芍药各9克，口防风6克，川独活9克，伸筋草、川续断、潞党参各15克，鸡血藤、老鹳草各12克。3剂，水煎服。

二诊（1972年6月6日）

上方续服6剂，腰髋染染汗出，疼痛显减；行路已不须扶掖，肢冷恶风亦渐轻，脉仍沉细，舌质淡红，苔薄白。投药中的，仍步原法，上方加汉防己、海桐皮各9克，再进3剂。

三诊（1972年6月10日）

药后腰痛偶作，转侧近如正常，四末略温，畏风自汗已解，脉沉缓，舌淡红，苔薄白。患者自觉病愈八九，拟返原地，索一长期服方，遂予独活寄生汤化裁，嘱服20剂。

按 "腰为肾之府"。本例以产时劳伤肾气，风冷乘袭，郁滞经络，失于宣散，复由肾阳虚惫，无力托邪外达，而致积久难伸，络中瘀痹，故腰痛剧烈，抚之反剧，经久不解。阳虚不能温煦肢体，卫护肌表，故四肢厥冷，畏风自汗，面白神疲。治用麻黄附子细辛汤加味，扶阳达邪，温经通络，堪觉洽情。方拟附子、党参扶阳益气，俾阳气得振，乃能托邪达表；细辛入肾，剔透伏邪，加以麻黄、防风、独活、伸筋草等逐风散寒，祛湿通络，使邪从汗解，疼痛可止。桂枝伍赤芍则温经活血，俾"通则不痛"；桂枝配附子则温阳逐寒，可助卫固表；桂枝助麻黄则发汗解表，能逐邪于外，再用川断、血藤补肾养血，以顾其虚。全方温经散寒，补散兼施，虽发微汗，无损气血，故不拘泥于产后多虚，阳虚忌汗之训，明辨证情，当机立断，意而予之，遂使积年痼疾，起于数日。

例二　韩某某，女，30岁，已婚。

初诊（1978年5月27日）

产后月余，腰骶酸痛，不得俯仰，下肢痿软，不能久立，体困纳少，腑行不畅，少腹胀，或时作痛，带下淋漓不止，舌淡苔薄，脉象沉细。

此系肾气虚损，带脉不固，营运失常，风湿瘀血稽留脉络。

拟予补肾养血，化湿通络之法。

处方：秦当归、桑寄生各12克，炒杜仲、川续断、金毛狗脊（去毛）、女贞子、旱莲草、杭白芍各9克，威灵仙、汉防己、络石藤、鸡血藤、炒神曲各9克，香附米6克。4剂，水煎服。

另用蛇床子9克，黄柏6克，吴萸3克。4剂，布包，泡水，坐浴熏洗。

二诊（1978年6月2日）

胃苏知纳，腰痛亦轻，带下量减，腹痛未作，惟仍下体痿软，动则气促，夜寐不酣。此产后气血两虚，不能奉养心神，再予补肾益气、养血安神，佐以通络之法。

处方：炒杜仲、川续断、补骨脂、旱莲草各9克，桑寄生、女贞子、肉苁蓉、野党参各12克，远志、炒枣仁、首乌藤、威灵仙、汉防己、络石藤各9克。3剂，水煎服。外用药同前。

三诊（1978年6月8日）

上方续服6剂，腰痛已除，带下大减，睡眠尚可，腑行渐畅。惟步履尚软，不耐劳作，舌红苔薄白，脉细较有力。再拟予温肾育阴，益气通络之法。

处方：炒杜仲、金毛狗脊（去毛）、川续断、广寄生、女贞子、野党参、秦当归各12克，杭白芍、络石藤、宣木瓜各9克，怀牛膝6克，五加皮9克。3剂，水煎服。

上方加减继进十数剂，诸症遂解。嘱服归芍地黄丸，早晚各吃1付，以为善后。

按 《内经》曰："腰者，肾之府，转摇不能，肾将惫矣。骨者髓之府，不能久立，行则振掉，骨将惫矣。"本例腰痛不得俯仰，胫酸不能久立，乃因产时劳伤肾气，百脉空虚，风湿挟瘀，客于经隧所致。少腹时痛为败血乘虚留恋络道；带下淋漓为带脉失约，寒湿下注。以其新产多虚，治宜壮腰膝，益气血，祛风湿为法。方中杜仲、狗脊、续断、寄生等益肾填精，充骨生髓；当归、杭芍、女贞、旱莲草等滋肝养血，通利筋脉；香附、丹参等行气活血，化瘀止痛；灵仙、防己、络石藤等祛风胜湿，流通经脉。全方以养血为主，所谓"治风先治血"，稍参宣络，也即"间者并行"之意，其与例一相较，乃有虚实缓急之不同。

小 结

产后腰痛为妇科常见病之一，迁延日久常可影响身体健康，不容忽视。本病的发生多因分娩时产程过长，劳伤肾气，或产后不慎调摄血虚受风，瘀血阻滞脉络所致。如《济阴纲目》引《妇人良方大全》说："肾主腰，产后腰痛者，为女人肾位系于胞，产则劳伤肾气，损动胞络，虚未平复而风冷客之，冷气乘腰，故令痛也。"《医学心悟》也指出："若产后恶露不尽，流注腿股，痛如锥刺，手不可按。"《医学心悟》还就产后腰痛的部位分为虚、实两种类型。如说："凡腰痛上连脊背，下连腿膝者，风也，若独自腰痛者，虚也。"

临床体会，产后腰痛总以虚者多而实者少，并常表现为虚实兼夹的证候。因此，治疗当以补肾养血，强壮腰膝，稍参宣络为法。但其中虚实有多少，病情有缓急，因而补泻之间的先后主次，又宜斟酌。如例一由于寒气深伏，历久不能外达，腰痛剧烈，标症急迫，故治用麻黄附子细辛汤加味，扶阳散寒透邪为主，待症状缓解后再顾虚治本。例二新产之后，气血虚损未复，无力逐邪，治则补肾养血，扶正达邪为主，稍佐祛风湿，通络道之品，兼顾其标，此即《内经》"甚者独行，间者并行"之意。

产后泄泻一例

李某，女，39岁，已婚。

初诊（1973年4月19日）

患者素禀不充，饮食较少，产后2旬，恶露已净，肠鸣腹泻，日行3～4次，肢体困重，关节疼痛，午后低热，体温37.6℃～37.8℃（腋下），曾服西药消炎止痛，数日症无缓解，遂就诊中医治疗。查其舌苔厚腻淡黄，脉象濡缓。

证属产后劳伤气血，脾胃虚弱，湿邪客忤困遏脾土阻滞脉络。

拟先燥湿健脾，益肾通络之法。

处方：云茯苓12克，福泽泻、香佩兰、清半夏、广陈皮各9克，紫厚朴、条黄芩各6克，威灵仙、海桐皮各9克，豨莶草12克，川续断9克，桑寄生、女贞子各12克。3～6剂，水煎服。

二诊（1973年4月27日）

药后关节痛已减，胸闷泛恶亦除，舌苔渐化，惟腹泻依然，低热如故，且倦怠乏力，气短自汗，食思不振，下肢浮肿。此湿邪渐退。脾虚未复，求本之计，当从扶脾入手，改授甘温之法。

处方：野党参15克，生黄芪12克，云茯苓15克，炒白术、福泽泻、香佩兰、威灵仙各9克，淮山药15克，粉葛根18克，浮小麦24克，五味子6克，杨屑花6克，车前子、牡蛎粉各12克（同包）。6剂，水煎服。

三诊（1973年5月4日）

药后饮食稍思，精神略振，虚汗亦轻，体温37.2℃。大便仍稀，但便次减少，日行1～2次，小便渐多，肿势有退。尚有关节酸痛，舌质淡，苔薄白，脉濡弱。已获效机，仍步前法。

处方：野党参、云茯苓、淮山药各12克，炒白术、福泽泻、香佩兰各9克，粉葛根15克，香附米6克，细生地12克，左秦艽9克，炒桑枝21克，五味子、片姜黄各4.5克。6剂，水煎服。

四诊（1973年5月16日）

食欲颇增，体温正常，关节痛除，微有浮肿，便次如常，惟质尚软，遂自行停药。日前因感事于怀，又兼过劳，致腹泻又作，胸次不舒，体倦神疲，偶或头晕恶心，夜则辗转不眠。此中州未健，又劳伤心脾，气机升降失和。前人谓："脾宜升则健，胃宜降则和。"拟调补脾胃，以畅气机，养血安神，以舒心脾。

处方：野党参、生黄芪、云茯苓各15克，炒白术12克，清半夏、香佩兰各9克，广陈皮6克，白蒺藜9克，紫苏梗6克，石菖蒲9克，炒枣仁、首乌藤、女贞子各12克。3～7剂，水煎服。

五诊（1973年5月25日）

药后纳食觉香，胸次已宽，精力较健，浮肿已退。大便日行1次已成形，关节疼痛迄未反复。偶有心慌气短，睡眠不实。病入坦途，继守前法，以资巩固。

处方：野党参、生黄芪各15克，云茯苓12克，炒白术9克，广木香6克，何首乌、女贞子各12克，旱莲草9克，炒枣仁12克，远志肉、石菖蒲、清半夏、广陈皮各9克。7剂，隔日1剂。

汤药服完，继服丸剂以善其后。予参苓白术丸10付，每日上午服1付；二至丸2瓶，每日下午服20粒，均用白水送下。

按 《内经》曰："湿胜则濡泻。"傅青主谓："产后泄泻，大率气虚、食积与湿也。气虚宜补，食积宜消，湿则宜燥。"本例以产后肠鸣腹泻，不痛不渴，脘腹痞闷，食少泛恶，小便短少，舌苔厚腻等见症，辨为湿困脾土，胃失和降，升降失司；肢体重痛，午后低热，面黄自汗等，则系产后气血不足，营卫失和，络脉空虚，风湿阻络，予胃苓汤燥湿健脾，调胃和中，又加川断、寄生、女贞、灵仙、苤草、海桐皮等益肾养血，化湿通络。但本方祛邪有余，扶正不足，故药后体痛虽减，而腹泻如故，且气短自汗，倦怠无力，下肢浮肿，食欲不振诸症依然。此缘患者素本脾弱，饮食纤少，又兼产后气血未复，劳倦伤脾，泄泻既久，脾气更虚，以致清阳不升，阴火上浮，而见低烧，汗出，气短等症。治用甘温益气，稍佐化湿通络之法，斯为中彀。故二诊改弦更张，授予甘温之法，方以党参、黄芪益气，白术、山药健脾；茯苓、泽泻、车前子、佩兰、灵仙等利水宣痹；浮小麦、五味子、牡蛎粉敛气固表。全方甘温以补之，酸涩以收之，淡渗以利之，于气虚不摄，湿邪内滞的证候，较为妥当。方中重用葛根，以助参、芪振作元气，冀能应急取效。在治疗过程中，因感伤过劳，致使病情反复，腹泻又作，胸次不宽，夜寐不实，予健脾益气，养心安神，稍参理气，始终守定甘温之法，直至痊愈。

产后脱发一例

姜某某，女，26岁，已婚。

初诊（1972年11月2日）

产后3月余，头发开始小片脱落，逐渐有发展，现仍脱落不止，脱发处皮肤光滑，无皮屑，自用生姜及920药水外擦，并曾服用中药滋肾养血之剂10天，效果不显。自觉头皮瘙痒，头晕，心烦，失眠多梦，口干口苦，时发鼻衄，小便短赤，小腹胀痛，舌边尖红，苔薄黄，脉弦数。

此为血虚受风，风盛血燥，肝经郁热，脉络受阻，以致发失滋养。

拟清热凉血，养阴通络，稍佐疏风为法。

处方：粉丹皮、赤芍药、紫丹参各15克，细生地30克，白茅根60克，东白薇、紫草各24克，条黄芩9克，龙胆草、小青皮各6克，炒芥穗4.5克，赤茯苓15克。先服3剂，如无不良反应再续服3剂。

二诊（1972年11月9日）

药后未再继续脱发，头晕心烦渐平，鼻衄仅发1次，原方去赤苓、青皮、紫草、茅根减半，加女贞子、旱莲草各15克，香白芷3克。3～6剂，服法同前。

三诊（1972年11月16日）

前方服后，脱发完全停止，头皮光滑处已有新生之毳毛，色呈淡黄。烦热已平，夜寐得安，饮食亦调，鼻衄未作，惟偶有心悸、腰酸脉弦细略数。此络通热清，转予滋胃养血为主，为书丸方缓图。

处方：楮实子30克，生熟地各60克，制黄精80克，全当归45克，何首乌60克，菟丝子24克，南百合、五味子、黑芝麻、黑桑椹、柏子仁、紫丹参各30克，生侧柏、芡实米各24克，益智仁、茅苍术，盐黄柏各15克。上药共研细末，蜜丸9克重，早、中、晚各1付，白水送服。

另用大盐、老白菜帮煎水洗头，日1～2次。

上药1料服讫，头发已完全生长，乌黑油亮，一如常时。

按 发为血之余，其根在肾，故《内经》说："肾者……其华在发。"若精血亏损，发失滋养，则每致枯脆脱落，况在新产之后，百脉空虚，血不能滋养发肤，故治以滋肾养肝，理属不差。然证有常变，法宜圆活，辨证本以症状为依据，立法应以证候为准绳，苟以臆测推理，并据以立法遣方，虽言之凿凿，终不免隔靴搔痒，不着当处。本例前医予滋肾养血而不效者，原因或恐在此。如本例头晕心烦，失眠多梦，口苦鼻衄，舌红苔黄，脉象弦数，诸系肝旺血热之征。血热则气热，气热则伤津，故口干欲饮，小便短赤；热则气滞，络脉不通，故小腹胀疼。总括其病机，在于产后血虚受风，风盛血燥，热蕴血分，络脉瘀阻，发失滋养所致。故以丹皮、生地、茅根、紫草、白薇、胆草、黄芩等清热泻火，凉血养阴；赤芍、丹参、青皮、芥穗等通络活血，兼以疏风，因药证相洽，遂获效果，末诊新发渐生，血热已平，乃转予顾本，药用生熟地、首乌、黄精、菟丝、楮实、当归、五味、百合、芝麻、桑椹等补肾养肝，以助生发之根；芡实、益智仁、柏子仁、苍术等健脾养心，而启生发之源；少佐黄柏以坚阴清热，用为监制。全方意在使肝肾阴充，精血旺盛，俾毛发得滋，对于血虚血燥的脱发者有效。此症仅举一例用以说明临床辨证论治之重要性。

乳汁不行二例

例一 赵某某，女，26岁，已婚。

初诊（1971年9月13日）

足月初产，出血较多，复因不善调摄，情怀失畅，致产后乳少难下，质亦清稀，而乳无胀痛。伴见面色苍白，头晕目眩，体倦无力，肌肤不润，胃纳不佳，大便溏薄，脘痞不畅，舌淡苔白，脉象细弦等症。

此系气血虚弱，兼有郁滞。

治宜两补气血，舒郁通乳。

处方：炙黄芪、野党参、秦当归、天花粉各12克，原寸冬、炒白术各9克，生麦芽15克，王不留行、钟乳石各12克，净漏芦9克，穿山甲6克，方通草3克，另用猪蹄一对，煎汤代水煎药5剂。并嘱服药后3小时左右以湿热毛巾敷两乳，并轻轻按揉，以助乳腺之通畅。

二诊（1971年9月19日）

上方服后，乳汁倍增，胃纳亦馨，大便趋常，头晕神疲亦有好转。惟睡眠欠佳，偶有心慌，拟两调心脾，佐以通乳。

处方：野党参、炙黄芪、秦当归、炒枣仁、夜交藤、女贞子各12克，云茯苓、远志肉各9克，生麦芽21克，香佩兰、净漏芦各9克，王不留行12克，广陈皮6克。3剂，水煎服。

上方服后，乳流如涌，诸症悉解。嘱其饮食调理，勿须服药。

按 本例乳少质稀，乳无胀痛，乃因产后气血虚弱，乳汁化源不足；面白神疲，肌肤不润，纳少便溏，则系气血失荣，脾不健运；脘痞不畅，胃纳呆滞，则因情绪忧郁，气滞不舒，证属虚中夹实，治则半疏半调，亦补亦通。方用参、术、芪等健脾益气，当归、花粉、麦冬等养血滋液，猪蹄补血通乳，诸药补气血，滋化源，用其治本；佐以王不留行、穿山甲通络，钟乳石、净漏芦下乳，俾补中有疏，相得益彰。方中重用生麦芽，不仅鼓舞胃气而助消化，且能疏畅气机，以助肝用，俾中州得运，升降有权，则化源自滋，乳水自充。

例二 刘某某，女，31岁，已婚。

初诊（1977年5月15日）

二胎足月生产，因产程过长，感受风寒，翌日即发热身痛，经治得瘥，而乳汁不行。循俗日服鱼汤及羊肉汤之类，迄将匝月，下亦不多。自感两乳胀痛，关节酸楚，腰痛腹胀，二便不畅，舌色淡略胖，苔白略腻，脉沉细涩软。

此因产后血虚，风湿夹瘀痹阻脉络，致血脉壅滞，乳管不畅。

治宜疏风养血，活络化瘀。

处方：口防风4.5克，海桐皮12克，豨莶草、威灵仙各9克，川续断、秦当归各12克，杭白芍、东白薇各9克，刘寄奴、王不留行、净漏芦各12克，穿山甲、炒青皮各4.5克，北细辛1.5克。3剂，水煎服。

二诊（1977年5月17日）

上方服后乳汁增多，乳痛亦减，胃甦纳馨，惟腰痛体困，关节酸楚，脉沉细，苔薄白，再拟养血通络，兼除湿。

处方：炙黄芪、鸡血藤各15克，秦当归、广寄生、王不留行各12克，丝瓜络6克，怀牛膝、汉防己、威灵仙各9克，海桐皮12克，川桂枝，川独活各6克，细辛1.5克，路路通6克。3剂，水煎服。

三诊（1977年5月21日）

乳水畅下，质尚稀薄，关节痛减，腰骶酸楚。此邪去正虚，拟健脾益肾，养血通痹。

处方：野党参、炙黄芪各15克，炒杜仲、桑寄生、秦当归、鸡血藤、金毛狗脊（去毛）、炒白术、淮山药各12克，怀牛膝、络石藤、汉防己各9克，广陈皮6克。3剂，水煎服。嘱服药后3小时左右以湿热毛巾热敷两乳，并轻轻按揉，以助乳腺通畅。

上方服讫，乳多质稠，腰酸肢痛亦解，嘱勿服药。

按 《医宗金鉴》曰："产后乳汁不行，因瘀血停留，气脉壅滞者，其乳必胀。"本例乳房胀痛，乳汁不下，乃因产时感寒，致使气涩不行，血脉瘀滞引起；关节酸楚，疼痛走窜则系风湿瘀血稽留脉络，不通则痛。方中刘寄奴、青皮、王不留行、穿山甲、净漏芦等行气活血，通络下乳；川断、当归、杭芍、白薇等补肾养血，滋液通乳；防风、海桐皮、威灵仙、豨莶草、细辛等疏风胜湿，宣痹通络，此虽非下乳之品，但能针对病因，祛邪通络，俾血脉宣畅，乳水自行。末诊健脾益肾，兼祛风湿，非只蠲痹镇痛，也能滋助乳水化源，补泻兼施，故两症皆瘥。

小 结

产后乳汁甚少或全无，称为"缺乳"或"乳汁不行"，为妇科常见病之一。本病在临床有虚实之分。虚者，多为气血虚弱，乳汁化源不足所致；实者，则因肝气郁结，或气滞血凝，乳汁不行所致。如《三因方》说："产妇有二种乳脉不行；有血气盛而壅闭不行者；有血少气弱，涩而不行者，虚当补之，盛当疏之。"在辨证方面，一般以乳房柔软而无胀痛者为虚，如例一赵案；乳房胀硬而痛或伴身热者为实，如例二刘案。但如虚中夹实者，也可有乳胁胀痛；实中夹虚者，也可不见乳房胀痛，因此，临床尚须结合全身症状，全面观察，以辨虚实，不可单以乳房有无胀痛一症而印定眼目，胶柱鼓瑟，致犯虚虚实实之诫。

缺乳的治疗大法，虚者宜补而行之，实者宜疏而通之。个人体会，乳汁资于血而化于气，其源在脾，其根在肾，其行在肝，故对本病的治疗，多从脾、胃、肾、肝四脏入手，并依据证之虚实及因素的兼夹分别论治。如虚证以补脾肾、益气血为主，参以理气通络之品，实证则予理气行瘀，通络下乳，继补脾肾。其间，夹寒者温之，兼热者清之，兼风湿者疏散之，以达到补中有疏，行中有补，祛邪不伤正，扶正不碍邪的作用，因而多能取得较好疗效。如例一虚证，以通乳丹补血益气，加钟乳石、女贞子滋肾壮元阳，生麦芽调肝利气机。例二实证，以刘寄奴、穿山甲、王不留行等化瘀通络，青皮疏肝理气，防风、灵仙、苤草、细辛等蠲除风湿，继用健脾益肾，和胃通络之剂善后。

恶露不绝三例

例一　杨某某，女，28岁，已婚。

初诊（1978年2月19日）

产后恶露不畅，3天即止。讵料数日后，骤又阴道下血，淋漓不已，于兹4旬，势不稍敛。量或多或少，色或紫或淡，时夹血块，少腹胀痛，腰酸背楚，下肢无力，胸脘痞闷，纳谷不馨，大便不实，小溲黄短，面色晦滞，舌淡苔薄，按脉沉细。此产后调理失宜，气血不和，冲任失约，崩脱之变，大是可虞。亟宜补肾养血，化瘀止血，以顺经隧。

处方：金毛狗脊（去毛）、川续断、秦当归、桑寄生各12克，炒杜仲9克，刘寄奴、赤芍药各9克，益母草、炒地榆、祁艾炭各12克，醋柴胡6克，香附米、炒枳壳各9克。3剂，水煎服。

二诊（1978年2月27日）

上方连服6剂下血已止，腹痛若失，纳谷渐畅，脘痞略舒。惟仍腰酸腹胀，噫气不爽，大便不实，再拟健脾益肾，调胃和中。

处方：炒杜仲、女贞子、桑寄生各12克，炒白术、旱莲草各9克，云茯苓、淮山药各12克，广陈皮、醋柴胡各6克，香附米、炒枳壳、炒神曲各9克。5剂，水煎服。

三诊（1978年3月4日）

药后腰痛腹胀悉已，纳食增加，脘痞得宽，二便如常，舌淡少苔，脉仍沉细，瘀滞已消，宜气血双补，以善其后。予十全大补丸，每日早晚各1付，连服20天。

按 本例因产后恶露收涩过早，继而漏下量多不止，色深有块，伴有少腹胀痛，面色晦滞，乃因瘀血内积，血不循经所致。《胎产心法》谓："或因恶露未尽，固涩太速，以致停留，一旦经血大来……如血多色紫有块，乃当去败血积滞，其少腹必胀满，按之而痛。"所述病机与本例若合符节。但本例产后气血本虚，又复漏下日久，致肾精亏损，脾虚难复，肝木乘之，故又见腰酸胫软、纳少便溏、脘痞不舒等症，证为虚实夹杂，治当补泻兼顾。方以狗脊、川断、杜仲等补肾益精；当归、寄生等养血收涩，诸药同用固冲任，以复其损；地榆、艾炭温凉并济，固涩止血；寄奴、赤芍、益母草、柴胡、香附等疏肝理气，活血化瘀。诸药化瘀止血，以澄其源，全方补虚不碍实，逐瘀不伤血，俟瘀滞既去，则专予调胃气，补气血，以善其后。

例二 王某某，女，32岁，已婚。

初诊（1975年8月15日）

妊娠4个月，不慎堕殒（未行刮宫），产褥期中，因天气炎热而饮冷水一杯，后即恶露淋漓，迄已月余未止，量少，色紫黑有块，小腹疼痛拒按，伴有腰酸、胸闷、纳呆等症，舌质紫暗，舌苔薄白，脉象弦涩。

此属寒凝胞脉，瘀血内阻，冲任失畅，血不归经。

拟活血化瘀，温经止血法。

处方：秦当归9克，川芎片4.5克，益母草12克，桃仁6克，焦山楂9克，炮姜3克，生蒲黄6克，五灵脂9克，炒枳壳6克，刘寄奴9克，寄生12克，炒杜仲9克。3剂，水煎服。

二诊（1975年8月18日）

上方服后，血量略增，色已转红，曾下少量血块，腹痛遂止，胸闷亦宽，舌转淡红，脉见沉弦，惟仍腰酸，纳呆，再拟养肝行血，和中调胃。

处方：秦当归9克，川芎片4.5克，益母草9克，焦山楂9克，炮姜3克，桑寄生12克，炒杜仲9克，陈皮9克，炒枳壳6克。3剂，水煎服。

三诊（1975年8月21日）

上方服2剂血即止，腹未作痛，腰酸亦除，纳谷有增，舌淡红，苔薄白，脉弦细，瘀滞已消，嘱服归芍地黄丸，八珍益母丸，每日早晚各1付，连服10天。停药后于9月17日月经来潮，色量正常，腰腹未痛。

按 本例于自然流产后，因贪凉饮冷，寒邪乘虚入客胞中，与血相搏，阻于胞脉，以致血不归经，淋漓日久。方用山楂、当归、桃仁、蒲黄、灵脂、益母草、寄奴等活血行血，破瘀生新；炮姜、川芎温经散寒，行气活血。又因下血日久，肝肾已亏损，遂有腰部酸痛，故方中复加寄生、杜仲，补益肝肾，养血止血。二诊瘀血已下，血虚待补，故原方易活血化瘀之品为和胃畅中之焦楂、陈皮、枳壳等，俾增进饮食，滋其后天。三诊血止，继用丸剂缓调，补肝肾，益气血，以期巩固。

例三 赵某某，女，28岁，已婚。

初诊（1976年3月10日）

产后2日，其子夭折，悲恸泣涕，日夜不已，以致恶露增多，胁腹作胀，今已匝月，仍下血不止，量多色红，质稠臭秽，并见烦热口干，面色潮红，便秘溲黄，舌橼红，苔薄黄，脉细数，体温38℃（腋下）。

诊为五志化火，迫血妄行，阴血耗伤，虚热不宁。

治拟清热养阴，凉血止血，舒肝和营。

处方：秦当归9克，杭白芍、大生地各12克，醋柴胡6克，淮山药、粉丹皮各9克，炒黄芩9克，陈阿胶12克（烊化冲服），川续断、女贞子各9克，旱莲草12克，炒地榆15克，地骨皮9克，淡青蒿6克。3剂，水煎服。

二诊（1976年3月13日）

上方服后血量已减，烦热亦轻，腑气得行，体温37.2℃（腋下），仍口渴，舌红，苔薄黄，脉细略数。已获效机，原法再进。

处方：秦当归9克，杭白芍、细生地各12克，炒丹皮、炒白术各9克，醋柴胡6克，东白薇、女贞子各9克，旱莲草、炒地榆各15克，麦门冬、陈阿胶（烊化冲服）各12克，淡青蒿6克。3剂，水煎服。

三诊（1976年3月16日）

药后下血已止，热清口和，诸症若失，体温36.8℃（腋下）。舌质淡红，舌苔薄白，脉末细弦，嘱每日上午服加味逍遥丸1付，下午服归芍地黄丸1付，连服7天，以滋补肝肾，舒肝和营，以为善后之计。

按 本例因新产丧子，日夜悲恸，致郁火动肝，藏血失职，而见恶露增多，胁腹作胀。又因淋漓日久，冲任不固，而致营阴耗损，虚热内生，故见血多色鲜，烦热口干，面色潮红，便秘溲黄等症。治用丹栀逍遥散与保阴煎合方化裁，以舒肝和营，清热养阴，凉血止血，而固冲任。方中归、芍、阿胶补血和血以柔肝；柴胡解郁以散火；生地、丹皮、骨皮、青蒿等养阴清热以除蒸；女贞、旱莲、川断等益肾固冲以止血；并加炒地榆、炒黄芩凉血止血，俾阴血得充，郁热得解，血海安宁，冲任内固，而血不妄溢。

小　结

产后恶露，一般以3周左右完全排尽为正常，若过期仍然淋漓不断称为"恶露不绝"或"恶露不止"，其与西医学之子宫复归不良，产后感染，胎盘残留而形成恶露不绝的症状相似。产后恶露不止，迁延日久，常可导致大下暴脱的危险证候，故当务之急，极需固经止血。但因其发病具体原因不同，证候表现各异，临床须详为分辨。有关本病的发病因素，以张景岳论述最为全面，如《妇人规》指出：产后恶露不止，有因血热者；有伤冲任之络而不止者；有肝脾气虚，不能收摄而血不止者；有气血俱虚而淡血津津不已者；有怒火伤肝而血不藏者；有风热在肝而血下泄者。概而言之，则有气虚，血瘀，血热三个方面。

根据个人的临床体会，恶露不止的主要发病机制，总因肝肾虚衰，冲任失约，气血运行失常所致。如《女科辑要笺正》指出："新产恶露过多，是肝之疏泄无度，肾之闭藏无权，冲任不能约束，关闸尽废。"所以对于本病的治疗，多据"虚则补之"，"留者攻之"，"热者清之"的原则，分别采用补益肝肾，固冲养血；清热养阴，凉血止血；活血化瘀，行血止血等具体治法，以调理冲任，固经止血。但因临床常有虚实夹杂，寒热互见的错杂情况出现，因此上述治法也要灵活运用，互相配合，始能达到提高疗效的目的。如例一因恶露收涩过早，瘀血留内，继又淋漓日久，肝肾两虚，属于虚中挟实的证候，故治以益肝肾，调脾胃为主，兼予活血化瘀，继用丸剂大补气血善后；例二为寒客胞中与血相搏，致瘀血阻脉，血不归经，病机较为单纯，治用温经活血，行血止血之法，后用丸剂补肝肾，益气血，兼予化瘀而收功；例三为血热阴虚，冲任不固，证属虚多实少，故治以养阴清热，凉血止血，稍参疏肝，终以补益肝肾，和营凉血，巩固疗效。

第四章

席汉综合征二例

例一 王某某，女，32岁，已婚。

初诊（1973年9月13日）

据诉去岁因产后大出血而休克，经抢救脱险。此后乳汁不下，倦怠乏力，气短自汗，继而毛发渐脱，乳房缩瘪，性欲减退，腰酸膝软畏寒肢厥，白带清稀，淋漓而下，至今年余月事未潮。妇检：外阴经产型，阴毛脱稀，宫体缩小，阴道黏膜轻度萎缩，伴有炎症，化验尿中17羟、17酮低于正常值，激素水平轻度低落，诊为席汉综合征。阅其舌淡苔薄，按脉沉细无力。

证属精血亏损，命火虚衰，冲任不盛之候。

治以温肾填精，培补气血，而调冲任。

处方：淫羊藿、菟丝子、楮实子、女贞子、甘枸杞各12克，石楠叶、山萸肉、炒白术各9克，淮山药15克，云茯苓12克，吴茱萸、制附子各4.5克。8剂，水煎服。

二诊（1973年10月11日）

上方自服24剂，体力有加，食纳好转，带下减少，腰酸亦轻。惟觉腹胀，下肢酸痛。前方加广木香3克，络石藤9克，嫩桂枝6克，再予7剂。

三诊（1973年10月18日）

腰酸力乏续有轻减，惟仍无性感，小腹冷痛，时觉口干。此乃肾阳不复，气不化津，寒热兼夹，最费筹措。拟温补肾阳，佐以生津。

处方：楮实子、仙灵脾、女贞子、山萸肉各12克，桑寄生、鹿角霜各15克，葫芦巴9克，阳起石、小茴香各6克，上肉桂4.5克，北细辛3克，天门冬、干石斛各12克。6剂，水煎服。

四诊（1973年11月25日）

上方连进20剂，月事来潮，量少，色淡红，带经3天。毛发未再脱落，性感偶或萌动，带下已止，食眠均可。四末欠温，面目虚浮，腰酸溲频，舌淡红，苔薄白，脉沉细较前有力。治疗已获效机，再步前法。

处方：鹿角霜、仙灵脾、楮实子、女贞子、川续断各12克，阳起石9克，葫芦巴6克，上肉桂4.5克，淡吴萸3克，云苓皮、野党参各15克，北细辛3克。6剂，水煎服。

五诊（1973年12月6日）

精神体力渐趋恢复，四末转温，面肿已消，大便得实，小溲如常，性欲增加。舌红苔薄白，脉沉细。病情虽入坦途，久损难期速复，拟予丸剂缓调，以资巩固。

处方：全鹿丸、六味地黄丸、七宝美髯丹各1付，每日早、中、晚依次分服。

12月15日，月经再潮，量中色可，带经4天而净。于1974年2月18日经妇科复查：子宫略有后倾，宫体大小正常，阴道黏膜滑润，有少量分泌物。嘱仍服丸剂如前，连服20天。

按 本例西医诊为席汉综合征，因以闭经为主证，类属中医血枯经闭范畴。因其产后血去过多，精血亏损，以致冲任虚衰，无血以下，经闭不行，又医精不化气，命火不足，下元虚冷，髓海不充，故有性欲衰退，子宫萎缩、带下清稀，四肢厥冷，腰酸神疲、倦软乏力等症。发为血之余，其根在肾；卫源水谷，而出下焦。今肾气不足，化源匮乏，以致发失所养而脱落，卫失固护而自汗。总之本病症结所在，为肾阳虚衰，精血亏损，故治疗恪守温肾填精，调补冲任之法，始终不移。如初诊以淫羊藿、菟丝子、附子等补肾阳、助命火；楮实、女贞、枸杞、萸肉、石楠叶等滋肾阴，养肝血；又以白术、山药、茯苓等补脾胃，滋化源，以充养先天，并少佐吴萸温通经脉。全方虽曰温肾阳，而实为复阴血，俟阴血渐复，始专重温阳。故三诊以阳起石、仙灵脾、葫芦巴、鹿角霜、上肉桂、野党参等大队温阳益气之品，以助生化之机，并加细辛入肾散寒，小茴香、吴萸暖肝通经，遂使月经得以复潮，性感得以增加。继以丸剂缓调善后，而竟全功。方中楮实子甘寒滋肾，功能起阳痿、助腰膝、益气力、退水肿，与山药、白术、云苓等药相伍，用于脾肾阳虚见有水肿、带下、阳痿或性欲减退等病症，常能提高疗效。且楮实子与上述诸药伍用，还能防止其滑肠的副作用。石楠叶辛苦气平，入肝肾两经，具有强筋骨、助腰膝、兴阳的功效，前人尚有"久服令妇人思男"之说，《本草纲目》谓其"能令肾强"。本品尚能兼散风湿，对于肾虚腿软膝胫酸痛之症，余每喜加用之。

例二 金某某，女，29岁，已婚。

初诊（1973年5月17日）

产前曾发抽搐，产中又大出血，致产后乳汁甚少，进而绝无，历时九月，癸水未行。妇科检查：子宫轻度萎缩，阴道分泌物少。两乳不丰满，伴见毛发脱落，性感降低，腰酸神疲，小溲频短，头晕耳鸣，项强不舒，口渴喜饮，午后烦热，脘痞纳呆诸症。西医诊为"席汉综合征"。苔薄白少津，舌质淡红，按脉细弦。

此系精亏血枯、肝肾两损。

拟滋肾养肝，兼润肺燥。

处方：天花粉30克，细生地21克，干石斛、天门冬各12克，山萸肉、五味子各9克，女贞子、菟丝子、桑螵蛸各12克，沉香曲9克，砂仁末3克，粉葛根20克。5剂，水煎服。

二诊（1973年6月7日）

上方续服15剂，烦热口渴已解，胸脘满闷得畅，神气渐加，头晕亦止。惟仍腰背酸楚，小腹隐痛，下肢冷感。此液复热清，虚火得戢，拟予补肾填精，滋肝养血。

处方：淫羊藿、菟丝子各9克，山萸肉、甘枸杞、石楠叶、女贞子各12克，细生地、粉葛根各15克，云茯苓12克，炒白术9克，广陈皮6克，砂仁末、肉桂心各3克。5剂，水煎服。

三诊（1973年8月11日）

前法续服15剂，于7月5日经事得行，量少，色正红，带经3天而净。体力渐复，性感有加，二便如常，已有新生毛发。近日食纳不馨，腰脊酸胀，小腹坠痛，此月信欲潮之象，治宜因势利导，益水行舟。再拟补肝肾，调胃气。

处方：淫羊藿、菟丝子各9克，石楠叶、甘枸杞、山萸肉、熟地黄各12克，紫丹参15克，广陈皮6克，砂仁末3克，台乌药、炒神曲各9克，肉桂心3克，元胡索4.5克。5剂，水煎服。

四诊（1973年9月16日）

上方服至12剂，经至，色量均可，带经5天。兹后又自服原方十数剂，诸症悉解。嘱每日晨、晚分服归芍地黄丸、人参归脾丸各1付，以资巩固。

按 肝藏血、肾藏精，乙癸同源，精血互化，故产中大失血，必损及肾精，致精血亏耗，冲任虚衰，月事历久不行，乳汁渐至绝无。血虚不能滋脾，清阳不升，故纳运不健，头晕耳鸣；血枯津涸，不能滋燥润筋，故口渴项强；发失荣养，故枯脆脱落。初诊以菟丝子、山萸肉、女贞子、五味、桑螵蛸等滋补肝肾，生地、天冬、石斛、花粉等滋阴养血，生津沃燥，诸药皆为治本而设。重用葛根，以其能鼓舞脾胃清阳之气上升，并能生津止渴，解痉退热。又少佐沉香曲、砂仁，以防其呆滞腻膈。俟阴液得复后，即转予滋补肝肾兼予温阳，俾阳生阴长，冲任充盛，遂得月事来潮，新发渐生，诸症缓解。

小 结

席汉综合征，颇与中医之血枯经闭相吻合。个人曾经治疗过一些这类疾病，并认为本病与肝肾亏损，精血虚衰的病理变化关系密切，尤以肾虚为发病关键。因肾主藏精而系冲任，精血之间可以互相转化，所谓"气不耗，归精于肾而为精；精不泄，归精于肝而化清血"（《张氏医通》）。因此，产后失血过多必然影响及肾，从而导致精血亏损，冲任不盛。而冲为血海，任主胞胎，冲任虚衰则血海不充，胞宫失养，以致月事不下，子宫萎缩。《内经》说："肾气盛、天癸至"，天癸是促进性机能发育的物质，由肾产生，肾气虚衰，天癸不至，则冲任二脉不得通盛，不惟月事不能以时下，而且也导致性欲衰退。此外，毛发虽赖血充养，而其根在肾，肾之精气亏耗，血之生化乏源，可使毛发失荣而脱落。因此，对于本病的辨证论治，个人体会宜以治肾为主。肾为水火之脏，内寄元阴元阳，肾虚则阴阳失调，可表现为肾阴虚或肾阳虚的证候。但肾阴肾阳都以肾的精气为基础，二者之间有内在联系，故阴虚可导致阳损，阳虚亦可导致阴衰。所以张景岳说："善补阴者，必于阳中求阴；善补阳者，必于阴中求阳。"个人治疗此类疾患，多从补益精气，燮理阴阳入手，并依据阴虚阳虚的孰为主次，或侧重滋阴，或侧重温阳。如例一偏于阳虚火衰，治则温肾填精，调补冲任为主。但毕竟是在大失血之后，由于阴损及阳，过用辛热助阳之品，难免劫阴燥血之弊，故初诊用药的比例，滋阴养血多于温肾助阳，待阴血渐复始着重温补命火。例二偏于阴虚血枯，治疗则以滋补肾阴，养血生津为主，后期并加温肾之品，以达阳生阴长之旨。

《内经》说："肾者主水，受五脏六腑之精而藏之，故五脏盛乃能泻。"说明肾之精气有赖脏腑之精的不断充养才能盛壮，而脏腑之精的化源在脾胃，所以对于本病的治疗，在燮理肾之阴阳的同时，还需要注意调补脾胃，顾护胃气。如例一之用参、苓、术、山药等健脾益气，启运后天，例二之用术、苓、陈皮、葛根等鼓舞胃气，健运中州，都体现了这一精神。此外还应针对兼夹因素的不同，予以适当兼顾。如例一之用木香、络石藤理气通络；例二之用丹参、元胡活血止痛等，从而做到有主有次，标本兼顾，以提高治疗效果。

脏躁一例

贾某某，女，21岁，未婚。

初诊（1973年10月25日）
1年前因与人争吵，愤懑不解，从此常感脘闷不舒，胸胁刺痛，头痛作晕，夜寐不实。近来头疼胁痛加重，并发作项强肢搐，视物不清，但移时自解。通夜不眠，呵欠频作，泛恶欲呕，或无端自笑，或烦躁欲泣，每在行经期间烦躁尤甚，以致到处乱跑。询之月经或迟或早，食欲时强时弱，小便频数，大便如常，舌见瘀斑，苔白略腻，按脉弦细。

辨为气郁肝胆，痰瘀交阻，心肾不交，肝胃不和。

治拟养心安神，平肝和胃，活血化瘀法。

处方：杭白芍12克，粉甘草4.5克，白蒺藜、蔓荆子各9克，清半夏12克，姜竹茹、香佩兰、片姜黄各9克，紫丹参18克，夜交藤、炒枣仁、广寄生各12克，远志肉9克。先服5剂，水煎服。如无不良反应续服5剂。

二诊（1973年11月4日）
诸症均见好转，睡眠亦较安宁，二便正常，食欲有加，惟仍烦躁，易于激动，治拟利肝胆，兼益心肾。

处方：杭白芍12克，秦当归、云茯苓、白蒺藜、淡竹茹各9克，醋柴胡3克，薄荷梗4.5克，淮小麦20克，大枣6枚，嫩小草、粉甘草各6克，桑寄生12克，炒枣仁9克，首乌藤12克。5～10剂，煎服法同前。

三诊（1974年1月10日）

前方服后，月事来潮，经中烦躁诸症未见发作。嘱每日上午服加味逍遥丸1付，临睡服朱砂安神丸1付，连服20天。

按 脏躁一症，以青年妇女较为多见，多因肝气郁结，五志火动，阴血亏耗，五脏失润所致，治法宜甘润之剂，养心扶脾，兼益肾阴为主，一般多用甘麦大枣汤加减。

如《金匮要略》说："妇人脏躁，悲伤欲哭，像如神灵所作，数欠伸，甘麦大枣汤主之。"本例头晕头疼项强肢搐，泛恶欲呕，乃因肝阳亢盛，筋脉失养，肝胃不和之故；胸胁刺痛，乃肝郁不舒，络脉瘀阻所致；喜怒不时，悲泣失寐，小便频数，则因心肾不交，阴虚火动所致。《内经》说："肝气虚则恐，实则怒。心气虚则悲，实则笑不休。"故本例病机，有郁怒不解，痰瘀交阻，心肾不交，肝阳亢盛，属本虚标实之证。初诊予养心安神，两和肝胃，豁痰化瘀之剂，方中枣仁、夜交藤、远志安心神；白芍、甘草酸甘化阴，协蒺藜以柔肝降逆；丹参、姜黄活血止痛，以通心气；清夏、竹茹清热化痰，以和胃气；又加寄生补肾涩精，上济心火，全方意在调和脏腑之有余不足，使五脏安和，情志即可复归正常。二诊以逍遥散合甘麦大枣汤加寄生等，功能益心脾、滋肝肾，然而益虚而不予大补，祛邪而不用攻逐，俾能脏腑调畅，归于安和，症状自然缓解。

阴挺一例

刘某某，女，28岁，已婚。

初诊（1971年10月27日）

于2年前二胎产后，因不善调养，满月甫过即强力持重，过事操劳，遂渐觉有物下坠于阴道之中，稍卧辄自行缩入，时好时犯，也未及时就医。近半年来日渐加重，痛苦不堪。并伴见气短乏力，腰酸腹坠，小便频急，带下如注，间有阴道出血。经妇科检查，谓子宫Ⅱ度脱垂，并宫颈中度糜烂，因畏惧手术，改就中医治疗。刻见面白不华，舌淡苔白，脉来虚缓。

诊为脾气下陷，无力系胞，冲任不固，带脉失于约束所致。

宗《内经》"虚者补之""陷者举之"之旨，治拟升阳举陷，益肾固脱之剂。

处方：野党参、炙黄芪各18克，金毛狗脊（去毛）、桑寄生、淮山药、炒薏米各15克，川续断、海螵蛸各12克，绿升麻、北柴胡各6克，炒枳壳、祁艾炭、贯众炭各9克。6剂，水煎服。

另用蛇床子、黄柏、石榴皮各9克，蒲公英24克，金樱子、炒枳壳各12克，小茴香、乌梅、五倍子各6克。6剂，布包，煎水，坐浴熏洗，每日2～3次。并嘱卧床休息，资助治疗。

二诊（1971年11月3日）

前用升提补摄之剂，体力精神均有恢复，阴挺亦略见内收，白带减少，下血已止。舌脉如前再拟原法更进。

处方：野党参18克，炙黄芪12克，金毛狗脊（去毛）、桑寄生各15克，金樱子、女贞子、补骨脂、海螵蛸各12克，益智仁、炒枳壳各9克，绿升麻、北柴胡、五味子各6克。6剂，水煎服。外用药同前。

三诊（1971年11月16日）

上方出入，治疗半月，病情已有起色，宫体仅在下午有轻度脱下，小腹重坠消失，带下尿频仅有。讵料昨日月经来潮，诸症又复举发，惟程度已较既往为轻。正值经期，拟益气养血，补肾固冲。

处方：炙黄芪、野党参各15克，全当归、炒杜仲、广寄生、金樱子、女贞子、鹿角胶（烊化冲服）各12克，五倍子、炒枳壳、刘寄奴各9克、绿升麻6克，西红花、广木香各3克。4剂，水煎服。外用药暂停。

四诊（1971年11月23日）

现月经已净，阴挺已内收，面色转润，脉来沉缓，惟腰酸乏力，带下尿频，诸症尚在。仍守升阳益气，脾肾两固之法为治。

处方：野党参、炙黄芪各15克，炒白术9克，绿升麻、北柴胡各6克，炒枳壳15克，川续断、桑寄生、炒杜仲、女贞子、桑螵蛸各12克。5剂，水煎服。外用蛇床子、石榴皮、枳壳12克，苏木9克，小茴香、吴茱萸各6克，金樱子、五倍子各9克。5剂，布包，煎水，坐浴熏洗。

五诊（1972年2月2日）

迭进益气升阳，养血固肾之剂，子宫已收归原位，现已恢复工作半月余，未再脱出，月事亦基本：正常。精神食欲均感良好，嘱服归脾丸半月，每日早晚各1付，白水送下，以资巩固。熏洗之药依四诊方继续服用1个月。

按 "阴挺"，《千金方》称"阴脱"，"阴癫"、"阴菌"，如《妇人良方》云："产后阴脱，玉门不闭，因坐产努力举动，房劳所致。"《医宗金鉴》亦曰："妇人阴挺，或因胞络伤损，或因分娩用力太过，或因气虚下陷，湿热下注，阴中突出一物如蛇、或如菌、如鸡冠者，即古人癫疝类也。"说明本病的发生与分娩用力，气虚下陷，房室不节，湿热下注等因素有关。临床所见本病的发生以脾虚气弱，肾气不充为主要病因，如劳力过度，便秘强下，产中用力，湿热下注等等，皆属诱因。因此倘无脾肾气虚之素质，则虽有上述种种因素，也不致引起发病。故张山雷说："此症虚弱者时有之，正是下元无力者所致。"因此余对本病的治疗，每予脾肾兼顾之法。因脾主升提，又主肌肉，脾气虚则升举无权，统摄失司，肌肉失养，无力系胞；肾为冲任之本，肾虚则冲任不盛，带脉失约，下元无力，不能维系胞宫，遇有其他因素，即可导致子宫脱垂。此与西医学认为盆底肌肉松弛，子宫韧带支持作用减弱，易致子宫脱垂之理，或相符合。临床脾虚为主者，治宜益气升陷，兼予固肾，多用补中益气汤加味；肾虚为主者，则宜温阳补肾，兼益气血，多用大补元煎化裁；倘由湿热下注所致者，也每于健脾益肾中，兼予清利湿热。总之，此病须着眼于虚，着手于补，以增强体质，加强盆底组织的支持作用为原则。如本例，子宫Ⅱ度脱垂，腹坠腰酸，带多尿频，乃脾虚气陷，带脉失约。初用补中益气汤加狗脊、桑寄生、川断、淮山药等，健中益气，固肾涩脱；又加薏米、海螵蛸利湿止带；艾叶炭、贯众炭兼予止血。三诊又加鹿角胶温润助阳，佐升麻升提下陷之气，深符"虚者补之""陷者举之"之旨，因得速效。四诊正值经期，故兼予养血调经，经止则仍本初意，迭进补虚升陷之剂，遂获痊愈。其间病情虽有反复，但治法始终不移，锲而不舍，关键即在于掌握病机。

至于《妇人良方》所谓"玉门不闭"一症，系指子宫下垂，堵塞产门，甚或下垂于产门之外，其与子宫脱垂病症相同，系气虚下陷，不能固摄收敛所致。张山雷《女科辑要笺正》指出："此症虚弱之人时有之，初胎者尤宜留意。"故新产后当嘱其善自珍摄，以防此患。至于治疗大法，当以补气升提为要，尤以外用熏洗之剂更宜坚持。

阴痒三例

例一 郭某，女，67岁。

初诊（1977年5月7日）

外阴瘙痒，夜间尤甚，难以入寐，迄将半年余。伴头晕目眩，干咳少痰，胶黏难咯，口苦咽干，腹胀纳少，食倾即泻，足胫浮肿，查见两下肢胫侧，各有一癣苔状皮炎，约10厘米×7厘米及8厘米×6厘米大小，询之已10余年，不时作痒，搔抓脱屑，无分泌物。妇检：大小阴唇皮肤均呈白色粗糙样改变，皮肤角化，色白，有溃疡面，肛周也有同样皮损，无分泌物。印象为"外阴白斑"。阅苔白腻，舌质淡红，脉沉弦滑。

此为肝肾阴亏，肝火有余，肝脾不调，湿热下注。

治拟滋阴泻火，健脾利湿，清热解毒之法。

处方：细生地、北元参各15克，北沙参，麦门冬各12克，全当归9克，茅苍术、云茯苓各9克，生苡米、地肤子、白鲜皮、蒲公英各15克，龙胆草、苦参各6克。3剂，水煎服。

外用蛇床子、紫荆皮、苦参各12克，百部10克，黄柏6克。布包，泡水，坐浴熏洗。另以木鳖子适量，研成极细粉，以醋调成稀糊状，涂搽腿部皮炎。

二诊（1977年5月14日）

上方自服6剂，口苦咽干已解，阴痒较前轻，大便转实，脉仍弦滑，舌苔薄黄，边有瘀紫，乃湿热久蕴，血滞络中，原方去麦冬，加赤芍、丹参各9克。3剂，外用药同前。

三诊（1977年5月20日）

阴痒续减，纳食亦增，略感腹胀，小溲色黄，再步前法化裁。

处方：生地、元参各15克，沙参12克，当归9克，白鲜皮、地肤子、蒲公英各15克，龙胆草、川黄柏各6克，生苡米15克，藿香梗、粉甘草各6克，大枣5枚。3剂，水煎服。外用药同前。

兹后即以上方出入，共服20余剂，阴痒消除，诸恙亦解。遂以六味地黄丸、二仙汤、三妙丸合方化裁，配制丸剂缓调，并配合外用洗方同前，治疗间月。1977年10月家属来告，阴痒一直未发，妇科检查：外阴白斑基本消失。腿部皮炎也恢复健康皮色。

【按】 本例老年阴痒外阴白斑，系因肝肾阴虚，肝火有余，脾不健运，湿热下注所致。盖肝络阴器，肾主二阴，肝肾阴虚，二阴失养，故见皮肤粗糙，角化，色白；阴虚则阳亢，故头晕，目眩，口苦；木火刑金，灼伤肺津，故干咳无痰，咽干欲饮；肝郁侮脾，脾失健运，故纳少便溏，食已即泻；脾湿蕴热，注于下焦，故阴痒不止，下肢浮肿。初用元参、生地、沙参、麦冬、当归等滋补肝肾，顾其根本，白术、茯苓、苡米等健脾渗湿，助其运化，俾精血充足，生化有源，则营卫调和，肌腠得养，外邪无所依附；再济之以胆草、苦参、公英、地肤子、白鲜皮等泻火解毒，胜湿止痒，似更臻妥当。二诊加丹参、赤芍活血化瘀，除旧生新，活泼血循，遂使症状得以迅速缓解。末诊以复方制丸，滋阴助阳，水火互济，兼祛湿热，缓调善后，不仅控制了症状，而且使白斑得以消除。

例二 李某某，女，35岁，已婚。

初诊（1972年6月15日）

2个月来，外阴部发现有红色丘疹，瘙痒不堪，甚则疼痛，抓破后分泌黄白色液体，随后可干燥结痂。如此反复发作，以致心烦少寐，坐卧不安，并有胸闷不舒，口干且苦，小便赤涩，带多色黄等症。月经尚属正常，但经后诸症加重。刻诊经期始过，外阴奇痒，余症如前。舌质红，苔黄腻，脉滑数。

此乃肝经郁火，湿热下注为患。

拟清利湿热以止痒。

处方：龙胆草、川黄柏、炒山栀各9克，生苡米30克，赤茯苓、滑石块、车前子（布包）各9克，紫草根、干虎杖各12克，地肤子、白鲜皮、海桐皮各9克。6剂，水煎服。

另用紫地丁15克，川黄柏6克，淫羊藿叶6克，蛇床子9克。6剂，布包，泡水，坐浴熏洗，每日2次。另以珠黄散3瓶，黄柏面6克，紫荆皮粉9克，共研匀，香油调呈糊状，摊于消毒纱布上，于临睡前敷贴患处，晨起去掉。

二诊（1972年6月23日）

经服上方，并配合外治法1周后，阴痒显减，带下亦少，外阴部原有之溃疡均已干燥结痂，未见新溃疡面。余症亦均轻减。腻苔已退，脉滑略数。

嘱内服二妙丸、加味逍遥丸各1付，每日上、下午分服，白水送下，继用前述外治法。10天后结痂脱落，痒感消失，遂停药。于7月12日月经来潮，经后未见反复。

按 本例外阴瘙痒，破溃流水，伴见带多质稠，口苦心烦，胸闷不舒等症，乃因肝经郁火，湿热下注所致。治以龙胆泻肝汤加减，泻肝火，利湿热，除带止痒。方中胆草、栀子、黄柏等清热郁泻肝火；赤苓、苡米、滑石、紫草根等利湿热、除带下，与白鲜皮、地肤子等配合并能祛风胜湿止痒。虎杖一药，清热解毒、消炎定痛、止带之力颇著，配合外治法，更能增强解毒化湿，除带止痒，愈合疮面的作用，因而获效较速。

例三 钱某某，女，55岁，已婚。

初诊（1974年9月20日）

绝经迄已3年余。近2个多月来，阴部灼热瘙痒，难于忍受，以致精神烦躁，寝食不安自用食盐水或用川椒煎水每日冲洗，洗时稍宁，继而依然灼痒难堪。妇科检查：外阴干燥萎缩，阴道有脓性分泌物。刻诊阴部灼痒，带浊臭秽，口苦咽干，便干溲短，舌质偏红，苔黄而腻，脉象弦数。

证系阴虚肝热，湿热下注。

先拟清热解毒，燥湿止痒为治。

内服连翘败毒丸、二妙丸，每日各1付，上、下午分服。

外用蛇床子9克，蒲公英15克，川黄柏、苦参各6克，枯矾1.5克，布包，泡水，坐浴熏洗，洗后以紫荆皮、黄柏研细面，用香油调如糊状，摊于消毒纱布上，贴敷患处。

二诊（1974年9月27日）

用药1周后，阴痒轻减，已能忍受，带下量少，秽气亦除，苔薄黄稍腻，脉弦滑而数。湿热未尽，仍予原法，内服及外用药依前，再予1周。于10月6日复诊时，痒止带除，已近痊愈。惟觉时有头晕、耳鸣、腰酸，脉弦细数舌边红。嘱服知柏地黄丸，每日2付，上、下午分服，连服10天。外用药继续用1～2周。

按 本例阴部灼痒，烦躁咽干，便干溲短带稠气秽，诸皆阴虚肝热，湿热下注所致。先予二妙九、连翘败毒丸内服。并配合外治法清热解毒、燥湿止痒，治其标症。俟症状缓解后，再予知柏地黄丸滋阴降火，使肝木滋柔，脾土得安，自无积湿生热，流注下焦之患，是为治本之计。

小　结

　　阴痒是一个症状，为临床所常见，西医学称为"外阴瘙痒症"，可见于多种外阴和阴道疾病。阴痒的发病原因，中医学多认为由湿热生虫，虫蚀阴中所致，因而又称"阴蚀"，如《女科经纶》引徐春甫语云："妇人阴痒多由虫蚀所为，始因湿热不已。"张景岳《妇人规》也说："妇人阴痒者，必有阴虫，微则痒，甚则痛，或为脓水淋漓，多由湿热所化名曰䘌。"说明中医学早已认识到阴痒的病因与"阴虫"有关，而临床也确以滴虫性阴道炎，霉菌性阴道炎所引起的阴痒较为常见。但阴痒也有非因虫蚀所引起者，如临床常见的老年性阴道炎和外阴白斑等。《杂病源流犀烛》说："阴痒而有虫，止是一端，有痒而竟无虫者。或由郁怒伤于肝脾，致阴中闷痒，……或由肝脾气虚湿热下注，致阴内痛痒，……或由肝脾郁怒元气亏损，兼有湿热，致阴中痒痛，……此皆但痒而无虫者也。"据临床体会，阴痒一症总与湿热有关，因而治疗每多应用清热利湿之药，以消除致病因素，缓解临床症状。个人主张对此病除内服药外，尚须配合外用熏洗法，以改善局部血液循环和杀菌消毒的作用，俾内外合治相得益彰，从而达到治愈的目的。但因引起湿热的病机不同，临床表现也因而各异。如郁怒伤肝，肝郁化火，可导致湿热的产生；肝热脾虚，脾湿夹热，也可形成湿热；阴虚火旺，肝克脾土，也能导致湿热的形成。其中肝郁化火者，多见有阴痒难忍，烦躁易怒，胁痛便秘等症，一般带下量少，可用加味逍遥散化裁；肝热脾虚，脾湿夹热者，多见阴部奇痒或疼痛，口苦苔腻溲赤便秘等症状，一般带下量多，质稠气秽可用龙胆泻肝汤加减；阴虚火旺者，多见阴部干燥，灼热瘙痒，带下量少色黄，头晕目眩耳鸣腰酸等症，可用知柏地黄丸加减。上述三种情况，临床常常兼见，用药也宜互相斟酌配伍。如例二为肝经郁火，湿热下注，初诊时症状表现以湿热下注证候为主，故先用龙胆泻肝汤化裁，俟症状消退后，再以加味逍遥丸，疏肝清热，健脾和营进行调理；例三为阴虚火旺，初期治标，先予清热解毒，燥湿止痒为务，后期以知柏地黄丸滋阴降火善后。

　　例一为老年性阴痒，外阴白斑。外阴白斑在中医籍中虽无明确记载，但因其多伴有阴部瘙痛等症状，故多从阴痒，阴痛门中论治。个人曾治疗过一些此类患者，认为本病也主要由湿热蕴积下焦所致，并依据引起湿热之不同原因，而概括为肝热脾虚，肝肾阴虚、肾阳虚衰等不同证候类型，分别论治。肝热脾虚者可见头晕目眩，食少腹胀，大便不实，口苦溲黄，月经不调或痛经等症。阴部初起红肿，带下黄白，继则表皮增厚，角化，粗糙，色素减退，瘙痒或触痛，舌淡红，苔薄白，或薄黄，脉弦细或兼数。治以清泻肝热，燥湿健脾，方用加味逍遥丸加胆草、苦参、白术、苡米、地肤子、白鲜皮等味；肝肾阴虚者，症见头晕目眩，耳鸣烦躁，腰背酸楚，便秘溲黄，月经愆期，量多有块等，外阴萎缩、干燥，皮色逐渐变白，痒痛不止，带下量少，性生活困难，舌红，脉弦细或细数。治以滋补肝肾，清热利湿，方用归芍地黄丸、二至丸合方化裁，佐以地肤子、白鲜皮、苦参等味；肾阳虚衰者，可见月经量少或闭经，面色不华，腰酸肢冷，性欲衰退，阴部表皮角化干燥，或伴肿痛裂纹，或萎缩瘙痒，局部触痛，带下清稀，舌淡苔滑，脉沉细无力。治以温肾助阳，利湿止痒，方用五子衍宗丸合二仙汤，佐以白鲜皮、地肤子、净蝉衣之类，多能收到一定效果。

阴吹一例

于某某，女，38岁，已婚。

初诊（1973年7月12日）

阴吹而正喧，迄已3月余，初不肯告人，亦不敢会客，后发作益频，日数次至数10次不等，发则连续不断，声如矢气，遂由其夫伴来求治。刻诊面色萎黄，神疲倦怠，腰酸膝软，气短声微，便溏溲频，带下清稀量多，脉象沉细无力。

诊为脾肾两虚，中气下陷。

《医宗金鉴》谓：“气虚下陷大补治，升提下陷升柴添。”予补中益气汤加味。

处方：党参、黄芪各15克，白术9克，陈皮6克，炒杜仲、川续断、当归各9克，炮姜炭6克，乌贼骨9克，绿升麻、软柴胡、炙甘草各4.5克。3剂，水煎服。

外用蛇床子9克，黄柏6克，吴萸3克。3剂，布包，泡水，坐浴熏洗。

数月后其夫来访，谓服药3剂，阴吹即减，再3剂而愈。守方服至20余剂，并坚持外用熏洗药，带下亦止，精神体力均见恢复，迄未再犯。

按 阴吹是妇女阴道有气排出，并带声响的一种疾病。其作为一个症状，也可伴随其他疾病出现，一般并不严重。作为主症出现时，则往往籁籁作响，连续不断，患者虽隐忍不肯告人，但因精神负担沉重，常能加重其他疾病。本病始见于《金匮要略·妇人杂病脉证并治篇》，如说："胃气下泄，阴吹而正喧，此谷气之实也，猪膏发煎导之。"说明本病的成因，是由于谷气实，胃气下泄所致。但谷气实如何能引起阴吹，诸家解释不一，因而对猪膏发煎的作用机制也就产生了不同看法。《良方大全》引程云来说："胃满则肠虚，肠满则胃虚，更虚更实，则气得上下，今胃中谷气实则肠胃虚，虚则气不得上下而肾又不能为关，其气但走胞门而出于阴户。膏发煎者，导小便药也，使其气以化小便，则不为阴吹之证也。"萧慎斋对这种解释颇不以为然，他认为："夫人谷气，胃中何尝一日不实，而见阴吹之证者，未之尝闻。"但他也并未谈出所以然的道理，因此主张"千百年之书，其阙疑可也。"至于认为猪膏发煎为"导小便药"的，尚有李时珍、吴谦等，他们大都是从猪膏发煎尚能治黄疸这一点推测而来，恐难为训。尤在泾则认为："谷气实者，大便结而不通，是以阳阴下行之气，不得从其故道，及别走旁窍也。猪发膏煎润导大便，便通气自归矣。"其说是较有道理的。

阴吹与矢气相似，发病有虚实之别。实者多因热结肠胃，煎熬津液，致使大肠津枯，血脉不利，络中血瘀，大便不下，肠腔变窄，以致胃中浊气不行不畅，别走旁窍，发出声音，遂成为阴吹而正喧。方用猪膏润燥，乱发消瘀，合奏滋润通便，利血脉之效，以促使肠胃机能的恢复。从临床所见，本证多兼见口渴思饮，大便秘结，小腹急满等症状。除用猪膏发煎外，也可应用脾约丸化裁，以使便通气自归，并配合坐浴熏洗药资助治疗。

阴吹虚证，多由于素体脾弱，不慎卫生，复因操劳过度，房室不节，以致气血亏虚，中气下陷所致。临床并见体弱无力，腰肢酸软，面白气短，大便溏薄等症，可用十全大补汤，益气养血，升提中气。因此，同为阴吹而虚实殊异，治疗宜详为分辨，方不致误。

癥瘕三例

例一 许某某，女，32岁，已婚。

初诊（1977年6月2日）

半年来少腹胀痛，触有硬块，两乳作胀，腰骶酸楚，经期超前，色紫有块。月经前后，带下量多，绵绵不已，色如茶汁，气味腥秽，伴见头晕目眩，口苦咽干，小溲赤热，偶或阴痒。婚后4载，嗣续维艰，妇科检查：子宫后倾，大小正常，左右两侧各有5厘米×4厘米×6厘米及4厘米×3厘米×3厘米之肿块，活动受限，诊为左侧卵巢囊肿，右侧输卵管积水，因拒绝手术，遂就诊于中医。苔色略黄，厚腻少津，舌质暗紫，脉沉弦略数。

证系肝经湿热下注，痰瘀阻滞胞脉。

治拟先泻厥阴湿热，兼以燥湿化痰。

处方：胆草泻肝片、二陈丸各1付，上、下午分服，连服7天。

另用蛇床子12克，石榴皮、桑螵蛸各9克，黄柏6克，吴萸、枯矾各3克。布包，泡水，坐浴熏洗，一日2次，7剂。

二诊（1977年6月10日）

带下略减，色转淡黄、头晕、目眩、口苦均较前为轻，惟小腹胀痛，坚块仍在。思之先以丸剂缓图以测之，再拟汤剂软坚散结，清热利湿，破瘀通经。

处方：山慈菇9克，昆布、海藻、冬葵子、车前子（布包）各12克，夏枯草15克，牡蛎粉（布包）24克，王不留行9克，炒青皮、醋柴胡、穿山甲、粉丹皮各4.5克，蒲公英12克，瞿麦、天仙藤各15克。6剂，水煎服。

另用蛇床子12克，石榴皮、黄柏、桑螵蛸各9克，吴萸3克，布包，泡水，坐浴熏洗。日3次，6剂。

三诊（1977年6月17日）

药后带减七八，胁痛已除，少腹胀痛已较前轻减，惟触之坚块仍在，又加头晕泛恶。再予清肝胆，软坚结。

处方：夏枯草24克，海藻、昆布、山慈菇各9克，牡蛎粉、车前子（布包）各12克，淡竹茹、淡黄芩、盐黄柏各6克，决明子、香附米、川茜草各9克。3剂，水煎服。外用药同前。

四诊（1977年6月20日）

带下已止，头晕泛恶亦除。惟仍少腹胀痛，坚块不移，腰背酸楚。再拟理气活血，化瘀软坚之剂。

处方：醋柴胡6克，炒青皮4.5克，香附米、赤芍药、当归尾、桃仁泥各9克，海藻、昆布各9克，山慈菇12克，牡蛎粉（布包）21克，广寄生9克。7剂，水煎服。

嘱药后每日上午服化坚丸1付，下午服消核丸1付，均白水送下，连服10天。

此后即以上法，或服汤剂，或服丸剂，行经期间则养血调经。治疗间月，诸症悉已，月事如常，惟经期小腹尚感胀痛。妇科检查：左侧卵巢囊肿已缩小，右侧输卵管呈索状增粗。再以三诊方加茯苓、海金沙各9克，与上述丸剂交替服用，约40天停药。于1977年12月6日妇科复查：子宫略有后倾，两侧附件（－），小腹偶或微痛，余无不适。

按 《内经》谓："任脉为病，女子带下瘕聚。"本例少腹胀痛，触之有块不移，带下量多，深黄气秽。西医诊为"卵巢囊肿""输卵管积水"，当属于中医"带下瘕聚"范畴，乃因湿热下注，痰瘀络阻，冲任失调所致。其病理变化与《灵枢·水胀》篇所述"肠覃"的形成极为类似。如说："寒气客于肠外，与卫气相搏，气不得荣，因有所系，瘕而内著，恶气乃起，息肉乃生……久者离岁，按之则坚，推之则移，月事以时下。"由于寒湿客于肠外，积久化热，湿热下注而为带，郁滞脉络，气血受阻，则痰湿瘀血（所谓"恶气"）搏结成块。初诊以胆草泻肝，二陈丸清热燥湿，俾肝气条达，气机通利，则湿热无所依存，药力虽则平平，意在为荡涤之汤剂奠定基础故再诊遂以海藻、昆布、枯草、牡蛎等软坚散结，辅以山甲、王不留行破瘀通络，山慈菇、蒲公英、丹皮等清热凉血解毒，柴胡、香附、青皮等疏肝理气行血，黄芩、黄柏苦寒清热燥湿，再加车前子、冬葵子、瞿麦、天仙藤等，清热利水，引邪下行，诸药针对病机共奏清热利湿、疏肝理气、溃坚破积之功。四诊带下已止，湿热已清，而仍少腹胀痛不移，乃病在血分，瘀结未化。《医学汇海》谓："血症者，妇人行经，及产后，或伤风冷，或伤饮食，以致内瘀血搏凝滞不散，久则成块作痛。"故投以破瘀散结，理气行滞之剂，汤丸互进，缓缓图治，终获痊愈。

例二 齐某某，女，30岁，已婚。

初诊（1975年11月23日）

经产两胎均健在，于去秋怀妊三月时，因跌仆而致堕胎，从此月汛失调，经期延长，行经腹痛，量中色紫，夹有血块。伴有腰背酸楚，带下黏浊，胸胁胀闷不舒，纳谷不健，腑行不畅等症。妇科检查：子宫水平位，宫体增大如孕50天大小，质硬，表面不光滑，活动良好，附件阴性，诊为子宫肌瘤。诊脉细弦，舌苔白，舌边瘀紫。

此系气滞血瘀，冲任失调。

现值经期，治予理气活血、化瘀消瘤之品。

处方：醋柴胡6克，香附米、紫厚朴各9克，刘寄奴12克，紫丹参、瓦楞子各15克，川茜草、三棱片、苏木、赤芍、白芍、女贞子各9克，粉甘草4.5克。5剂，水煎服。隔日1剂。

二诊（1975年12月3日）

上方服后，块下量多，腹痛大减，行经7天而止。仍腰酸膝软，脘腹隐痛，胸胁痞满，拟从前法治之。

处方：醋柴胡6克，香附米、炒枳壳各9克，广木香4.5克，秦当归、杭白芍各9克，金毛狗脊（去毛）12克，女贞子、旱莲草各9克，三棱片、川楝子各9克，粉甘草4.5克。6剂，水煎服。连服2剂停1天。

三诊（1975年12月17日）

药后诸症已减。今日又感腰酸腹坠，有少量白带，脘痞不舒。此乃月事欲潮之征，拟予益肝肾，行气血，化瘀积之法。

处方：女贞子12克，旱莲草、秦当归各9克，杭白芍、醋鳖甲各15克，云茯苓9克，醋柴胡、台乌药各6克，炒枳壳12克，粉甘草6克。6剂，水煎服。连服2剂停1天。

四诊（1976年1月3日）

上方服未尽剂，月事来潮，量中色可，偶有血块，腹痛未作，经行6天而止。又自服上方10数剂后，经妇科检查，宫体有所缩小。仍予一诊方减厚朴，加昆布15克，生牡蛎21克，秦当归12克，共服40余剂，诸症悉已。妇科检查：子宫略后倾，宫体较正常稍大、稍硬，表面光滑。嘱每日上午服得生丹1付，下午服二至丸20粒，经2个月后复查，子宫已恢复正常大小。

按 本例子宫肌瘤属中医癥积范畴。以其经期延后，色紫有块，行经腹痛，舌有瘀紫，胸胁痞闷，诊为气滞血瘀。《内经》谓："血实宜决之，"初诊虽在经期仍须因势利导，不宜姑息，故用柴胡、香附，厚朴理气解郁，行血中之气；寄奴、赤芍、丹参、三棱、茜草、瓦楞子、苏木活血化瘀，软坚散结；佐以女贞、白芍滋阴养血，俾破瘀而不伤血。二诊因瘀块量多，腰膝酸软，故用狗脊、女贞、旱莲草、当归、白芍等滋补肝肾为主，参以理气活血之品，俾补中有破。末诊破瘀消瘤，继以丸药缓调，消补兼施，祛邪扶正，治疗数月，遂使子宫肌瘤消除，而达治愈目的。

例三 王某某，女，27岁，已婚。

初诊（1979年8月15日）

数月前，因"不完全流产"曾做刮宫，术后阴道出血，淋漓而下，经月始止。近3个月来，时感腰酸乏力，纳呆便溏，小腹坠胀，痛楚难支。带下量多，色呈灰白，且有臭味。经期延长，量少色淡，夹黑紫血块。妇科检查：宫颈光滑，子宫体偏右，有压痛，活动欠佳，左侧可扪及4厘米×3厘米×3厘米大小之肿块，不活动，压痛明显，诊为"盆腔炎"（炎性包块）现值经期，腰腹疼痛，出血量少，有紫黑血块，脉来沉细，舌质胖淡，苔白薄腻，中有裂纹。

证属肝郁脾虚，瘀血停滞，湿热内蕴。

治拟疏肝健脾，养血调经，兼化湿热。

处方：秦当归、杭白芍各15克，醋柴胡、香附米、台乌药、川楝子各9克，元胡索6克，野党参15克，炒白术9克，云茯苓12克，净红藤15克，干虎杖9克，粉甘草6克。4剂，水煎服。

二诊（1979年8月20日）

月经已过，腹痛依然，喜按喜暖，四末不温，便次增多，带下稀薄，体倦神疲，脉沉细无力，苔薄腻仍有裂痕。此系寒湿凝聚，瘀血内停，脾阳不振，气机不利。更方变法，治予益气温中，暖宫散寒，行气活血。

处方：野党参、炙黄芪各15克，炮姜炭9克，吴茱萸6克，台乌药、川芎芎、醋柴胡各9克，制乳香、没药各4.5克，川楝子9克，元胡索6克，杭白芍15克，粉甘草6克，附子理中丸、藿香正气丸各1付，布包、同煎。3剂，如有效再服3剂。

外用吴萸3克，黄柏6克，蛇床子9克，布包，泡水，坐浴熏洗，每日2次。

三诊（1979年8月27日）

药后腹痛大减，体力渐增，四末转温，带下量少，便泻已止，惟体质素瘦，稍事家务，即感腰背酸楚，舌淡苔薄，脉已较前有力。此中阳渐复，胞寒渐散，转予补脾肾，行气化滞为法。

处方：太子参15克，炒白术、云茯苓各9克，金毛狗脊15克（去毛），炒杜仲、桑寄生、川续断各9克，醋柴胡9克，台乌药6克，醋鳖甲15克，橘核9克，川楝子9克，生牡蛎15克（布包），粉甘草6克。6剂，水煎服。

另以蛇床子9克，淡吴萸3克，川黄柏6克，桑螵蛸9克，布包，泡水，坐浴熏洗，日2次。

此后即以上方出入，隔日1剂，治疗2月余，精神体力日有增加，带下已止，腰腹疼痛偶有，妇科检查，炎性肿块消失，左侧附件增厚。嘱每在经期连服二诊方4剂。又经月余妇科检查，左侧附件已复正常，腹部压痛尽除。

〔按〕本例初见腹痛坠胀，触有肿块，带多气臭，经期错后，量多有块，体疲纳呆，大便溏薄，苔腻有裂痕，辨为肝郁脾虚，瘀血内停，积湿化热，予健脾疏肝，和营调血，兼化湿热之剂后，腹痛未止，反增便泻。后经细询：腹痛喜温喜抚，带稀有腥气，乃知非湿热为患，此脾阳不足，寒湿凝聚，气机不利，瘀血内停之候，舌苔干燥裂纹，亦非燥热，而系寒湿久积，气不化津之故，遂改弦易辙，以参、芪、炮姜、吴萸、乌药、草茇等，合附子理中丸，藿香正气丸，温中益气，散寒暖宫，以乳没、川楝、元胡、柴胡理气活血，化瘀止痛；芍药、甘草酸甘化阴，以防止辛燥伤阴，并能缓解腹痛。三诊则肝、脾、肾同治，并佐鳖甲、橘核、牡蛎、川楝等化滞软坚。此后即恪守斯法，假以时日，遂得获效。此例说明，临床辨证，应详问诊，始能不为假象所惑，误入迷津。

小 结

上述三例虽病种不同，但都属于中医"癥瘕"范畴。《证治准绳》说："推之不移名曰癥，言其病形可征验也"，"瘕者假也，共结聚浮假而动，推移乃动也"。说明癥为有形可征，推之不移、痛有定处；瘕则聚散无常，推之可移、痛无定所。大抵癥为有形之实邪，病多在血分；瘕为无形之气结，病多在气分。但血分病每多兼有气分亦病，气分病也常导致血分亦病，故临床总应全面考虑，不可印定眼目。

癥瘕的发生多因经期或产后内伤生冷，或感受风寒，或七情所伤，以致气逆血涩、留滞经络，闭塞隧道而引起。但瘕属无形，治疗多以理气止痛为主，不宜峻利破瘀以伤元气；癥为有形之实，治疗多需活血化瘀、软坚破积为主。癥或瘕每与痰湿宿食夹杂，证候又有虚实寒热之异，治疗中又须审慎而行。如武叔卿《济阴纲目》说："痞气之中，未尝无饮，而血症食症之内，未尝无痰，故消积之中，当兼行气消痰消瘀之药为是。"《医宗金鉴》也说："凡治诸癥积，宜先审身形之壮弱，病势之缓急而治之。如人虚则气血衰弱，不任攻伐，病势虽盛，当先扶正；若形证俱实，当先攻病也。"如上述三例中，例一许案乃湿热、痰瘀互结，形病俱实，故治以清热燥湿，化痰软坚，破瘀通络之法，攻病为主；例二齐案，气滞血瘀，冲任失调，初予活血化瘀、调和冲任，继则补益肝肾、兼行气血，以扶正为主。末诊加昆布、牡蛎之消痰软坚，扶正祛邪；例三王案，形体不足，脾肾两虚，寒湿阻胞，形证俱虚，故初治温脾益气，暖宫散寒，继则两补脾肾、行气化滞，始终以扶正为主，从而体现了中医异病同治的辨证观点。

肥胖症一例

姚某某，女，36岁，已婚。

初诊（1972年1月22日）

于1966年足月顺产第一胎后，身体即逐渐发胖，近3年来肥胖异常，体重由婚前102斤（身高约160厘米）增至170斤。同时见有血压偏高，头晕头疼，心悸气短，肢体困重，行动气促，食纳不振，胸膈满闷，溲频而短，大便不爽，肢体轻度浮肿，下肢较甚。既往月事尚可，年来经期错后，经量递减，白带较多。末次月经在1971年4月9日，行经1天，仅见少许。现已闭经8月余，妇科检查，未见异常，西医诊为继发性肥胖症，内分泌功能紊乱。曾服中、西药物对症治疗，未见明显效果。刻诊，躯体肥胖，呈对称形，面白，舌质淡红，舌苔薄白而腻，脉象弦细，血压160/100毫米汞柱。

辨证为脾虚湿盛，气机不畅，冲任受阻，血脉滞涩。

治拟健脾利湿，理气行血为法。

处方：云茯苓12克，炒白术、白扁豆（打）、净石韦、功劳叶各9克，广陈皮、节菖蒲各6克，远志9克，瞿麦穗12克，皂角子（打）、车前子（布包）各12克，川桂枝3克，炒枳壳9克。6剂，水煎服。嘱每日空腹时服礞石滚痰丸1/3付。

二诊（1972年2月23日）

上方出入服20余剂，苔腻已退，脉仍弦细，肢肿渐消，胸次已畅，心悸稍定，头晕略轻，血压150/96毫米汞柱。但月经仍未至，此肥人多湿多痰，痰湿阻遏胞脉之故，舌脉如前，继用前法更进。

处方：云苓皮、车前子各12克，干龙葵18克，瞿麦穗、净石韦、桃仁泥各9克，鸡内金9克，焦四仙各6克，炒白术9克，芸苔子12克，南沙参15克，炒枳壳9克，广陈皮、远志肉各6克，水煎服。滚痰丸增至半付，先服5剂如无不良反应续服5剂。

三诊（1972年3月4日）

体重略减，肢肿继消，胸闷气短，头晕心悸诸症亦均见好转。血压146/92毫米汞柱，现觉腰酸腹坠，下肢关节疼。此乃经汛欲临之候，舌苔渐润，脉沉弦，再守原法继续治疗。

处方：云茯苓15克，淡猪苓、炒白术、净石韦、怀牛膝各9克，车前子（布包）、汉防己、芸苔子、抽葫芦、南百合、炒杜仲各12克，川桂枝3克，焦三仙各9克，东白薇15克。6剂，水煎服。

四诊（1972年8月26日）

断续治疗数月，肥胖减轻，体重下降24～25斤，血压140/84毫米汞柱。月经周期近常，惟仍量少，头晕心悸，胸闷气短等症基本消失，走路较既往轻快，行动略有气促，食眠均可，惟仍便秘不爽。患者拟恢复工作，要求改服丸剂。

处方：云茯苓、淡猪苓各60克，福泽泻24克，全瓜蒌、马鞭草各60克，炒枳壳15克，干龙葵45克，冬瓜皮、汉防己各15克，炒白术21克，川桂枝9克，车前子18克，决明子15克，淮木通9克，川茜草24克，火麻仁18克，番泻叶12克，瞿麦穗15克，猪毛菜60克。共研细末，炼蜜为丸。每日早、午、晚各服9丸，白水送下，感冒时及经期停服。

按 肥胖系人体脂肪积聚过多所致，一般以超过正常体重10%为过重，超过20%者为肥胖。西医学分为单纯性肥胖及继发性（内分泌功能失调）肥胖两种，本例属于后者。中医认为，肥胖多与脾肾两虚，水湿不运，化生痰浊，浸渍肌肤有关，故有"肥人多湿、多痰、多虚"之说。本例面白气短，食欲不振，乃属脾运不健，精微不得上奉之征；痰湿内阻，气机不畅，升降失宜，清阳不升，故胸脘痞闷，二便不爽，头晕头疼；痰湿浸渍肌肤关节，故体重身困，下肢浮肿，痰湿上凌于心，故心悸；湿浊下注，损伤冲任，故经闭带下。《素问·三部九候论》说："必先度其形之肥瘦，以调其气之虚实，实则泻之，虚则补之。"本例形体肥胖虽非气实，但以邪气有余，困遏正气，非祛邪不足以扶正，故《灵枢·根结》篇说："形气不足，病气有余，急泻之。"

治用健脾利湿，理气行血之剂，以泻邪为主，药用茯苓、白术、扁豆等燥湿健脾；车前子、石韦、木通、功劳叶、龙葵、抽葫芦等利湿清热；陈皮理气行水；桂枝温阳化气，沙参、百合、枳壳等润肺降气，通调水道；远志、菖蒲、滚痰丸豁痰开窍，以安心神；又加桃仁、牛膝、芸苔子、皂角子等散血消肿，破瘀通经，使血行水也行。诸药皆以除湿行血为目的，治疗数月，经调肿消，体重下降约20余斤。后据"衰其大半"之旨，配制丸剂缓缓调治，冀图全功。

乳癖二例

例一 白某某，女，50岁，已婚。

初诊（1974年3月3日）

素有"甲亢"病，迄已10年余。间断服用西药已获效机。现届更年期，常感烦热喜凉，头晕自汗，腰酸乏力，两手时有振颤，持物不稳，下肢微肿。近1个月来，发现乳部胀痛难耐，两侧触有条索状肿块，表面光滑，质地较硬，推之可移动，妇科诊为"乳腺增生"，因不欲手术而改就中医治疗。询之尚有腹胀纳少，大便不畅，夜寐不实诸症，并已断经2年，婚后迄未孕育。诊见舌红苔白，脉象弦细。

揣度此证，乃由肝肾阴虚，气郁络阻所致。

治拟疏肝理气，凉营养血，通络散结为法。

处方：醋柴胡、全当归各9克，杭白芍12克，带皮茯苓、香附米、青橘叶、王不留行、粉丹皮各9克，醋青皮、焦山栀各6克，生龙骨、生牡蛎各15

克，生鹿角9克，广寄生15克，粉甘草6克。6剂，水煎服。

另用白芷、五倍子、草红花、姜黄、皂角各9克，煎水，浸湿纱布，热敷乳部，冷则更换，日2次，每次15分钟。

二诊（1974年3月10日）

前方服后乳痛轻减，肿块略有缩小，浮肿渐消，惟牙龈及咽部肿痛，口干欲饮，头晕腰酸，胸次痞闷，脉弦细数。此火热上炎，阴虚血燥之象，拟泻热平肝，滋阴凉血为治。

处方：生地、元参各15克，麦冬12克，丹皮、黄芩、山栀子各9克，忍冬藤15克，杭菊花（后下）、炒枳壳各9克，桔梗6克，广寄生15克，醋青皮6克。6剂，水煎服。

另，每日随汤剂加服化坚丸2付。热罨法同前。

三诊（1974年3月17日）

乳痛消失，肿块稍能触及，齿龈及咽痛已解。热势得戢，再予平肝养阴，软坚散结之剂。

处方：粉丹皮、炒山栀、杭菊花（后下）各9克，嫩钩藤、夏枯草、生牡蛎各15克，盐橘核、荔枝核各9克，赤、白芍各9克，麦门冬9克，大元参、广寄生各15克。4剂，水煎服。外治法同前。

随后每日上午服化坚丸1付，下午服二至丸20粒，观察月余乳腺肿块消失。

按　本例年已五旬，冲任已衰，症见头晕腰酸，烦热少寐，两手振颤，自汗心悸，诸系肝肾阴虚，阳失潜降，水不涵木，筋脉失养所致。肝脉布两胁，循行乳部，若肝肾阴虚，肝木失荣，则肝之疏泄失常，气血循经上逆，瘀滞络中，故乳部胀痛，生有肿块；肝郁犯脾，脾失健运，则纳少腹胀，便下不爽，下肢浮肿。初用丹栀逍遥散加味，疏肝理气，凉营养血，通络散结，并加鹿角、寄生温补肝肾以调冲任。二诊乳痛虽减，而热势炽，因改弦易辙，转予平肝泻热，滋阴凉血之法，并始终配合外治法，活络止痛，遂获效果。

例二　任某某，女，24岁，未婚。

初诊（1974年5月8日）

1年来，经前10天左右乳房开始发作胀痛，逐日加重，寝食难安，至经净后疼痛始渐次消失。两乳外侧散在多个硬结，大如蚕豆，推之可移，压之觉痛，且乳痛程度每与情绪有关，两腋下无硬块及淋巴结，西医诊为乳腺增生，服止痛药，效果不显。询之月经错后，量少有块，经前腹痛腰酸，烦躁易怒，纳谷不馨。刻诊经期将届，乳痛颇甚，舌质淡红，舌苔薄白，脉象细弦。

证属肝郁气滞，痰瘀阻络，冲任不调。

治拟疏肝理气，养血调经，通络散结为法。

处方：软柴胡6克，全当归15克，杭白芍9克，女贞子12克，香附米9克，小青皮6克，川楝子9克，元胡索6克，橘叶、荔枝核各9克，刘寄奴、天仙藤各12克，清半夏9克。3剂，水煎服。

另以白芷、五倍子、荔枝核、皂角子各9克，煎水浸湿纱布，热敷乳部，冷则更换，每日2次，每次15分钟。

二诊（1974年5月12日）

乳房胀痛轻减，腰酸腹坠依然，此经汛欲临之兆，治宜因势利导，拟疏肝和营，养血调经法。

处方：柴胡6克，当归、杭芍各9克，女贞子、旱莲草各12克，刘寄奴、紫丹参、怀牛膝、车前子（包）各9克，炒青皮、川芎片各6克，川楝子9克，青橘叶6克。3剂，水煎服。外治法同前。

三诊（1974年5月20日）

月经已净，此次带经4天，色量均可，偶有血块，现乳痛已消，惟觉腰酸乏力，治予补肝肾，理气散结法。

处方：女贞子、旱莲草、炒杜仲、广寄生、秦当归各9克，软柴胡、香附米各6克，生牡蛎、夏枯草各15克，海藻、昆布各12克，南红花6克，川楝子9克，丝瓜络4.5克。3～6剂，水煎服。仍配合外治法同前。

此后，经前7天服二诊方，每日1剂，至月经来潮停药，经后服三诊方5剂，日常服逍遥丸1付，二至丸15粒，早晚分服，白水送下。调理3个月，经前乳痛及乳部结块均消失，月经亦基本正常。

按 本例经前乳房胀痛，生有硬结，且疼痛程度与情绪有关，伴有痛经，量少。有块，诸系肝气郁结，痰瘀阻络，冲任不调，壅塞不通之故。治以疏肝理气，通经散结为主，使冲任调和，经行通畅，则疼痛自减。经后则补肝肾，调冲任，理气散结，通络活血，标本兼顾，调理数月遂告痊愈。

小 结

上述两例西医均诊为乳腺增生病，相当于中医所谓"乳癖"、"乳疬"的范畴。按中医所谓乳癖、乳疬，主要症状是在乳房部发生大、小不一的肿块，大多表面光滑，边界尚清，与周围组织不相粘连，推之移动，可单侧发生，或两侧同时发生，局部皮肤不变色，也无寒热发作，患侧腋下无肿块及淋巴结。一般可无自觉症状，有的则常感乳部胀痛，或乳痛与月经有关者，可伴见月经不调，痛经，或婚后不育等情况。发病机制多为内伤七情，肝气郁结，气滞痰凝，脉络瘀阻所致。治疗常以疏肝理气，通络散结为主，方用逍遥散化裁，如例一；见有经前乳痛加剧，月经不调者，尚须配合调理冲任之法，如例二。倘病程日久，气血虚弱者，又宜益气养营，化痰散结为主。

个人临床体会，乳房胀痛作为一个症状，多见于未婚女子，已婚已育者似较少见，若乳部胀痛见于已婚已育者，多为乳部病变所致，余常用疏肝解郁，和营健脾之逍遥散加减，乳部见有肿块者，加用赤芍、川楝、海藻、昆布、橘核之类软坚散结止痛；经久不消者，并有转向恶变的可能，亟须引起重视。未婚或已婚未育妇女见有乳部胀痛，并见痛经，月经不调者，往往受孕机会较少，应考虑有否器质性病变，诸如输卵管不通之类，治应调冲任，理气血为主，月经正常，血脉通调，则乳痛自消。

不孕症四例

例一 段某某，女，28岁，已婚。

初诊（1972年2月19日）

17岁月经初潮，经期每每错后，量少色黯，带经约2~3天，用纸半包许。经前两乳作胀，少腹酸痛，经后腰膝酸软，疲乏无力。平时情怀不畅，胸脘不舒，带下量多，黏稠腥秽，婚后6年，犹未孕育。妇科检查：子宫发育偏小，略有后倾，左侧可触及条索状物，并有压痛，诊为原发性不孕，附件炎。诊脉沉细，舌淡苔白。

证属肾虚血少，肝郁脾虚。

拟温肾养血，疏肝解郁为治。

处方：全当归、金毛狗脊（去毛）、炒杜仲、桑寄生、刘寄奴各12克，醋柴胡、香附米、台乌药各9克，川芎片6克，云茯苓12克，炒白术9克，鸡冠花12克，淡吴萸4.5克。6剂，隔日1剂，水煎服。

外用蛇床子12克，黄柏6克，吴萸3克，枯矾3克，布包，泡水，坐浴熏洗，6剂，日2次。

二诊（1972年3月18日）

药后于3月10日月经来潮，周期趋常，量较前多，经色初黯，继而转红，经前乳胀腹痛均减，带经4天，用纸约1包。现仍腰痛膝软，带下量多，质稠色黄，气秽，此肾虚肝郁，脾湿下注，湿蕴化热，治拟益肾疏肝，清热利湿止带。

处方：桑寄生12克，川续断、石楠叶各9克，香附米9克，广木香4.5克，云茯苓、炒白术各9克，净红藤、败酱草各15克，桑螵蛸9克，山慈菇、鸡冠花各12克，赤芍药9克。6剂，隔日1剂，水煎服。

外用蛇床子12克，黄柏9克，吴萸6克，蒲公英15克，苦楝皮、石榴皮各9克，布包，泡水，坐浴熏洗。6剂，每日2次。

三诊（1972年5月4日）

4月9日经事又至，量中色可，经前乳胀腹痛未作，带经4天，用纸1包，带下已止，腰背酸楚，少腹按痛，脉象沉弱，舌淡略胖。湿热已解，拟转顾本虚，温肾养血，调补冲任，兼以理气止痛为治。

处方：炒杜仲、桑寄生、仙灵脾、甘枸杞、女贞子各12克，淫羊藿、菟丝子、石楠叶各9克，大熟地18克，五味子6克，香附米、台乌药各6克，荔枝核、盐橘核各12克。6剂，隔日1剂，水煎服。

药后月经如期而至，色量均可，继以上方之意改制丸剂，调理数月，后即受孕。

按 肾主藏精而系冲任，为生殖之本。肾虚则精亏血少，冲任不盛，月事不能以时下，即难于摄精受孕。本例初潮来迟，月经量少，腰膝酸软，乃因肾虚血少，冲任不盛，故久不孕，经前乳胀腹痛，带下淋漓量多，则系肝郁湿盛，带脉失约。方用狗脊、杜仲、寄生等温肾强肝，以通冲任；当归、川芎、刘寄奴等养血行血，以调经水；柴胡、乌药、香附等疏肝解郁，以畅血运；白术、茯苓、鸡冠花等健脾利湿，以止带下，少佐吴萸之辛散，以缓肝急，调畅气机。二诊腰酸仍在，带下黏秽量多，为带脉不约，湿浊下注，蕴而化热之征，故予补肾解郁，利湿解毒，俾湿热蠲除，地道疏瀹，则无补虚碍邪之虞。故三诊以补肾生精为主，使肾强精充，冲任得养，自能月事循常，摄精受孕矣。

例二　于某某，女，29岁，已婚。

初诊（1972年4月10日）

婚后4年未孕，月经后期，量少色淡，间或有块。经前两乳作胀，腰酸小腹冷痛，素日食少便稀，小溲清长，四末不温，下体畏寒，体倦乏力，白带量多，质稀，小腹阵痛，关节疼痛。妇科检查：宫颈轻度糜烂，宫体前位，子宫发育略小，输卵管通畅。曾连续2个月测基础体温，均为单相型，经前诊刮为增殖期宫内膜，诊为"无排卵性月经"，"原发不孕"。

证属脾肾阳虚，寒湿阻胞，肝郁血滞。

治拟温补脾肾，散寒通络为法。

处方：金毛狗脊（去毛），桑寄生、炙黄芪、广仙茅、巴戟天各15克，云茯苓、仙灵脾各12克，炒白术9克，海桐皮12克，威灵仙、川茜草、香附米各9克，油肉桂4.5克。5剂，水煎服。另配服加减暖宫丸，每日1付。

二诊（1972年4月18日）

药后腰痛，关节痛均减，白带已少，食纳略增。惟仍少腹胀痛，大便不实，脘痛，偶或泛恶。仍守前法，兼予和胃，养血通经。

处方：仙灵脾、巴戟天、覆盆子、石楠叶各12克，秦当归15克，大熟地12克，太子参15克，炒白术、清半夏、广仙茅、香附米各9克，广陈皮6克，刘寄奴12克，净苏术6克，5剂，水煎服。另配服加减暖宫丸，每日1付。

三诊（1972年4月26日）

今晨月事如期而至，量少色淡红，腰酸腹痛，大便稀薄，日1~2行。此经血下趋，肝木失滋，乘侮脾土，再拟温补脾肾，养血调经为治。

处方：巴戟天、补骨脂、覆盆子、淫羊藿各15克，菟丝子、淮山药各12克，炒白术9克，桑寄生、金毛狗脊（去毛）各12克，广仙茅、香附米、泽兰叶各9克，粉甘草6克。4剂，水煎服。

四诊（1972年5月2日）

带经6天而止，此次量中色可，仍有血块。现腰酸腹痛诸症，均较既往为轻。嗣续之事，非指日可待者，拟用丸剂缓调，俾月事正常，则孕育可望。予金匮肾气丸、得生丹各20付，每日各1付，上、下午分服，白水送下。

五诊（1972年5月20日）

近日腰酸腹坠，少腹隐痛，两乳微胀，此经汛欲潮之征。脉弦滑，舌淡红，苔薄白，拟补肾养血，理气调经，稍佐益气，因势利导。

处方：桑寄生、金毛狗脊（去毛）各15克，川续断、巴戟天各12克，秦当归、杭白芍各9克，野党参12克，香附米9克，川芎片6克，醋青皮4.5克，三棱、莪术各9克，穿山甲、制乳、没各4.5克。6剂，水煎服。

上方服4剂，月事来潮，此次周期为28天，色量均可，嘱经后仍服丸剂同前。此后经期即服五诊方3～5剂，经后仍服丸剂同前。调理数月，基础体温呈双相型，于1973年2月13日复诊时，月经已5旬未至，口淡无味，喜酸厌油，此乃孕育佳兆，嘱做妊娠试验，果为阳性，遂予益肾保胎，理气和胃之剂，调理月余停药。1973年10月娩一婴儿，母子均安。

按 本例西医诊为无排卵性月经、原发性不孕，证属脾肾阳虚，化源不足，寒凝胞宫，经脉不畅，故见月经后期，量少色淡，腰酸腹痛，肢冷畏寒，白带质稀，便溏溲清等症，治以温补脾肾，理气通经之剂，方用狗脊、仙茅、仙灵脾、巴戟、覆盆子、肉桂等温肾散寒，补肾填精；归、芍、寄生、熟地、石楠叶等滋补肝肾，养血调经；参、芪、术、苓、山药等健脾益气，以滋化源，使肾阳得温，精血得养，则系胞有力，冲任旺盛；脾运健旺，则气血自充，血海得盈。兼以柴胡、香附、寄奴、茜草、泽兰等理气活血，疏利经脉，使气血畅行，则月经自调。此后经期服汤剂，补脾肾、和气血，补而兼疏；平时服丸剂，温肾阳，调经血，生中有化，使冲任通盛，月事循常，则必能孕育。

例三 王某某，女，32岁，已婚。

初诊（1972年7月13日）

婚后7年，迄未孕育。素日经期延后，量中色暗，常夹血块，经前两乳作胀，头晕泛恶，末次月经在1972年6月24日。刻诊少腹胀痛不欲按，带下色黄，黏浊臭秽，头疼，胁肋苦胀、日晡低热，西医诊为"原发性不孕""双侧输卵管粘连"，按脉沉弦，舌暗，苔黄略腻。

证属气滞血瘀，湿热蕴结。

拟理气化瘀，清解湿毒为治。

处方：醋柴胡6克，香附米9克，川郁金、香白芷、嫩紫苏各4.5克，紫丹参15克，三棱、莪术、赤芍药各9克，制乳、没各2克，穿山甲6克，干虎杖9克，败酱草15克，山慈菇12克。5剂，水煎服。

二诊（1972年7月19日）

药后胁腹胀痛轻减，带下已少，头疼泛恶已除。已获效机，原法更进。前方易紫苏、山慈菇，加当归、瓦楞子各9克，赤芍易白芍。6剂，水煎服。

药后月经准期而至，色量均可，血块减少，经前亦未见乳胀、腹痛等症。拟丸剂缓调，予小金丹、逍遥丸、得生丹各1付，每日早、中、晚分次白水送下，续服20天。并嘱下次经前1周服二诊方3～6剂，经后仍服上述丸剂。调理10个月，又经妇科检查"双侧输卵管已通畅"，后即受孕。

按 本例经期延后，色紫夹块，经前乳胁作胀，少腹隐痛，乃气滞不舒，经脉瘀阻之象；头晕泛恶，日晡低烧，带下黄臭，乃湿蕴化热，熏蒸胃腑，清阳不升，结于下焦，损及带脉所致。方用柴胡、香附、制乳没等理气止痛；郁金、丹参、三棱、莪术、赤芍、山甲、瓦楞子等活血化瘀；败酱、干虎杖、山慈菇等清热解毒，化湿止带；佐以紫苏理气和中，白芷辛香透窍，遂使诸症递减，月事如期来潮。二诊加当归，白芍养血调经，并以丸剂缓图其本，终得摄精受孕。

例四 孙某某，女，28岁，已婚。

初诊（1972年5月4日）

婚后3载，从未孕育。既往月事如常，1968年患"甲状腺机能亢进"后，即出现月经不调，经用中西药物治疗，虽心悸、失眠、手颤、自汗、烦热诸症已基本缓解，但月事仍不循常。妇科检查，谓子宫发育偏小，余无异常。刻诊颈部粗大，可触及肿大之甲状腺，时感憋气，面部烘热，腰酸乏力，带下黏稠，月经后期，量少色黯，末次月经在3月23日。脉弦细略数，舌红苔薄腻。

此湿浊凝滞，结而成痰，病延日久，阴分已亏。

拟予清热化痰，软坚散结，并益肾阴为法。

处方：山慈菇30克，黄药子15克，海藻、昆布、穿山甲各9克，石楠叶、女贞子各12克，旱莲草9克。上药共研极细末，每天早、晚各服3克，红糖水冲服。

另用蛇床子12克，黄柏6克，吴萸3克，布包，泡水，坐浴熏洗，每日2次。

上药共续服6料，连服2料停一段再续服，颈部已无明显粗大，甲状腺仅可触及，食眠显见好转，面热腰酸已解。月经分别于1973年1月8日、2月10日来潮，色量尚可，经前略有腹痛。嘱仍服上药，改为每日上午服1次，临睡加服八宝坤顺丹1付。半年后复诊，已怀孕3个月。

〔按〕《内经》谓："先病而后逆者，治其本。"本例初时月经正常，患甲亢后遂致月事乖常，婚后不孕。肖慎斋《女科经纶》曰："先因病而后经不调者，当先治病，病去则经自调。"患者颈粗憋气，甲状腺大，带下黏稠，面热腰酸，乃因痰热互结，阻碍气道，湿热下注，损及肾阴所致，方用山慈菇、黄药子解毒消肿，兼治带下；海藻、昆布清热消痰，软坚散结；穿山甲破血化瘀，通经活络；又以石楠叶、女贞子、旱莲草补肾益精，滋水涵木。因其病延既久，难期速效，故以散剂缓缓图功，以冀收经调而孕之效。

小　结

婚后3年以上，男方一切正常，而由女方的原因不孕者，称为原发不孕；曾经分娩或流产后，3年以上不孕者，则为继发不孕症。不孕的原因有生理缺陷者，如螺、纹、鼓、角、脉五种，目前用中药治疗尚无好的办法；有因病理所致者，多由脏腑功能失常，冲任不调，月事不经所致。故不孕在妇女实属一种病态，与育龄妇女应坚持计划生育是不矛盾的，因此，在接治不孕症的同时，仍应认真宣传计划生育。

引起不孕的原因不一，而月经不调则是其中最重要的因素。故《女科经纶》引李东垣说："妇人月水循环，纤疴不作，而有子。"《妇科切要》更明确指出："妇人无子，皆由经水不调。"所以，调理月经实为治疗不孕症的关键一环。月经的正常与否，与脏腑气血的盛衰、冲任功能的是否正常密切相关。其中肾藏精、系冲任，为孕育之本源；肝藏血，调冲任，为女子之先天。若肾之精气充沛，肝之疏泄正常，则天癸旺盛，冲任调和，月事以时下，乃能摄精受孕。此外，脾胃为后天之本，经血化生之源，脾运健旺，化血有源，则能滋肾养肝，调和冲任而受孕。因此，孕育的生理病理，实与肝、脾、肾三脏的功能盛衰关系最为密切。

个人认为治疗不孕症，应重视肝、脾、肾三脏的调治，临床可根据三脏病变的重点不同，分为肝肾亏损、脾肾两虚、肾虚肝热、气滞血瘀、湿热瘀阻、寒湿凝滞等六种类型辨证施治。一般说来，肝肾两虚者，以滋补肝肾，养血和肝为主；脾肾两虚者，以补肾健脾，利湿通阳为主；肾虚肝热者，以滋养肾阴，清热柔肝为主；气滞血瘀者，以疏肝理气，活血化瘀为主；寒湿凝滞者，以温经散寒，理气活血为主；湿热血瘀者，以利湿解毒，破瘀通经为主。临床在辨证正确、治病求本的同时，用药也应照顾标症，以解决现有症状或原发疾病，这对调理月经有很大意义。因此，在治疗过程中，既要注意辨证，也要注意病理检查，使辨证与辨病相结合，也即注意一般治疗规律的同时，也要注意个别病人的病理特点，才能提高治疗效果。通过多年的临床观察，妇女行经前及排卵期乳房胀痛不可触按者，多见有不孕症。

个人临床用药体会，补肾药多用女贞子、旱莲草、石楠叶、川续断、广寄生、菟丝子、炒杜仲等，其中阴虚有热者，加元参、生地、寸冬、五味、青蒿、鳖甲、地骨皮等；肾阳不足，性欲衰退者，加仙茅、仙灵脾、金毛狗脊、鹿角霜等。肝血虚者，常用当归、杭芍、枸杞、萸肉、首乌、阿胶等；肝郁气滞者，常用柴胡、香附、木香、川朴等，其中乳房胀痛加青皮、王不留行、穿山甲；经期腹痛用川楝、元胡、乳香、没药等。常用活血化瘀药如三棱、莪术、赤芍、泽兰、桃仁、红花、寄奴、苏木、益母草等；至于输卵管不通者，当审因施药，慎投峻剂，常配以健脾益气，如党参、黄芪、山药、白术、扁豆、苡米等；湿盛浮肿者，加用茯苓皮、五加皮、冬瓜皮、车前子等；体胖痰多者，加半夏、茯苓、橘皮、白术、枳壳等；湿热下注，带下量多者常用红藤、虎杖、败酱、山慈菇、墓头回、鸡冠花、蒲公英等；下元寒湿者，常用吴萸、炮姜、小茴、橘核、荔枝核、鹿角霜等。此外，常配合丸剂治疗，如肝肾虚者用二至丸、杞菊地黄丸等；肾气虚者用斑龙丸等；心脾虚者用人参归脾丸等；肝气郁滞者用七制香附丸、逍遥丸等，月经不调用八宝坤顺丹、得生丹、妇科调经丸等；带下如脓，臭秽难闻者用小金丹、一粒珠等。

宫外孕二例

例一 刘某某，女，26岁，已婚。

初诊（1972年9月6日）

既往月经周期如常，惟经前腹痛，经中偶见小血块。此次停经45天，于3天前尿检妊娠试验阳性，伴见头晕，泛恶，纳呆，脘痞，近2日突感右侧少腹胀痛，腹坠欲便，阴道见有少量出血，暗红色。经妇科检查；外阴正常，阴道有少量血，宫颈无明显举痛，子宫正常大小，稍软，右侧可触有一个软性包块，有压痛，倾刻尿检妊娠试验阴性，拟诊为"宫外孕"，欲收住院观察，患者要求中医治疗。诊见舌质淡红，边有瘀斑，舌苔薄白，脉象弦细。

证属气滞血瘀，冲任不调．胞脉失和。

拟活血通经，理气止痛为法。

处方：醋柴胡、全当归、赤芍药、生蒲黄各9克，紫丹参15克，乳香、没药各6克，三棱、莪术、苏木各9克，香附米、台乌药各6克，车前子（布包）12克，生牡蛎15克。3剂，水煎服。

二诊（1972年9月12日）

药后腹痛已减，阴道仍有出血，纳少泛恶尚在。原方加水蛭6克，怀牛膝12克，炒稻芽15克，清半夏9克。3剂，水煎服。

三诊（1972年9月28日）

上方出入续服10剂，出血量增多，夹血块若干，取其大者一块经化验为脱膜组织。刻诊胸闷泛恶已除，右侧腹痛续减，阴道出血渐少，再予一诊方去牡蛎、乌药、三棱、莪术、丹参，加党参12克，川茜草6克，炒地榆15克。3剂，水煎服。

四诊（1972年10月4日）

前方服讫，血已止净，诸症悉除，惟感乏力，右少腹稍有隐痛，舌质淡红，苔薄白，脉弦缓，拟健脾和胃，调肝理血为治。

处方：野党参15克，炒白术、云茯苓、香佩兰各9克，广陈皮6克，炒稻芽15克，香附米6克，秦当归、刘寄奴、泽兰叶各9克，粉甘草4.5克。6剂，水煎服。

药后于10月24日又经妇科检查：子宫大小正常，包块消失，右侧附件稍有增厚，无压痛。

按 本例因气滞血瘀，冲任不调，胞脉不利，以致胎孕异常。少腹胀痛，触之有块，阴道少量出血，色暗，乃因瘀血内积；阻滞血脉，血瘀则气滞，气机升降不利，故见头晕泛恶，脘痞纳呆，腹坠欲便。治以活血化瘀为主，药用赤芍、蒲黄、丹参、当归、苏木等活血化瘀，通经止痛；乳香、没药、三棱、莪术、香附、乌药、柴胡等行气破瘀，止痛消癥；又加牡蛎软坚结，车前子利水道，协诸药共奏化瘀通经之效。二诊加牛膝、稻芽、清夏等，既能入脾和胃，又可散结通经，合前述诸药使其加速疗效。四诊脱膜组织排出后血已止，遂以健脾和胃，调理气血之剂，增强后天之本，以滋气血之化源。

例二 张某某，女，32岁，已婚。

初诊（1971年4月8日）

停经2月余，尿检妊娠试验阳性。于1周前突见阴道少量出血，伴右下腹疼痛增剧，肛坠欲便。妇科检查：宫体正常大小，稍软，后位，宫颈举痛，右侧附件压痛明显，扪及包块约4厘米×3厘米×2厘米，诊为"输卵管妊娠破裂"。刻诊右下腹疼痛拒按，经血淋漓，色黯，夹有血块，便秘，纳少，舌质紫暗，苔薄黄而腻，脉弦数。

证属瘀血内积，阻滞胞脉，冲任失调，不通则痛。

治拟化瘀以止血，理气以止痛。

处方：全当归12克，赤芍药、刘寄奴、生蒲黄、五灵脂各9克，制乳香、制没药各6克，益母草15克，川茜草6克，川芎片、香附米各6克，火麻仁9克，番泻叶3克（后下，便后停服）。3剂，水煎服。

二诊（1971年4月12日）

药后腹痛轻减，腑气得行，出血渐减，脉弦略数，舌质略紫。苔腻已退。原方去泻叶、麻仁，加三棱、莪术、车前子（布包）、鸡内金各9克。3剂，水煎服。

三诊（1971年4月26日）

上方出入续服10余剂，出血已止，诸症悉除，再予五味异功散加减，以为善后之计。

处方：太子参15克，炒白术、云茯苓各9克，广陈皮6克，稻、麦芽各12

克，鸡内金6克，香附米6克，佩兰叶、泽兰叶各9克，郁李仁9克，炒枳壳6克，粉甘草4.5克。5剂，水煎服。

于5月5日妇科检查：右侧包块消失，附件增厚，轻度压痛。嘱服八珍益母丸，每日早、晚各服1丸，连服半个月。

【按】 本例输卵管妊娠破裂后，血液外溢，瘀积少腹，气血凝滞不通，故腹痛拒按，触有包块；瘀血阻脉。血不归经，故阴道出血，淋漓不断；血瘀气滞，腑气不行，加之失血后，肠道失润，故见纳少、便秘。上述诸症，关键在血瘀内结，故用当归、赤芍、寄奴、蒲黄、乳香、没药、香附等破瘀活血，行气止痛；益母草、茜草、川芎等行血止血，相反相成，再加泻叶、麻仁润肠通便，以利气机。诸药功专力伟，寓止于行，因而收效较速。二诊出血势缓，原方加三棱、莪术、内金等，以防瘀血留滞，遗有后患。末诊助脾胃以滋化源，行气血调冲任，标本兼顾，以善其后。

小　结

官外孕的发生，从中医角度来看，多由气血失调，冲任不和，胞脉受阻，从而导致胎孕位置异常。胚胎在输卵管内孕育，常阻滞血脉畅行，而一旦输卵管妊娠破裂或流产时，则血脉外溢，离经之血内蓄少腹，遂成少腹血瘀之证。故官外孕的主要病机在于瘀血停积，阻滞经脉。虽然因发病阶段不同，病程之久暂、体质之强弱、寒热之所属各异，而临床治法宜随证变化，但活血化瘀则为本病之主要治疗原则。

输卵管妊娠尚未破裂以前，由于症状不明显，临床易被忽略，但此阶段的治疗意义却又很为重要，如能及时有效地流产，终止妊娠，即可以防止输卵管妊娠破裂出血，苟免变证蜂起。据报道，天花粉能使胎盘绒毛膜滋养叶细胞变性坏死而引起流产，取得了良好的效果，根据这一原理能否用于官外孕流产是值得进一步探索的问题。

输卵管妊娠破裂以后、根据临床表现，大致可分为休克型（阴血暴脱）、不稳定型（气滞血瘀）和包块型（血瘀成癥）三类。由于本病之主要病机是瘀血内结，故在治疗上，休克型病证宜在益气固脱的同时，兼予活血化瘀，以消除出血的原因；包块型病证在破瘀消癥，理气止痛的同时，则应兼顾正气，使破瘀而不伤新；不稳定型病证，则应以活血化瘀为主。本型常兼有腑实证候，故宜兼通腑气。如上述二例均属此型。但例一专用理气活血破瘀之剂，例二伴见腑实现象，故亦兼通腑气。

在活血化瘀的治疗中，每宜参以稻芽、麦芽、山楂、内金等药，其作用在于理脾胃、增饮食，以扶助正气，兼能化瘀散结；此外车前子、冬葵子、天仙藤之类利尿行血药物，每能通经化瘀也可酌情加入。

梦交三例

例一 艾某某，女，29岁，已婚，农民。

初诊（1971年3月15日）

素体虚弱，又兼家务繁劳，夫妻失洽，因之每有心慌气短，夜寐不实等症。半年前，适值经期，因强力负重，导致经血大下，淋漓旬余始止，更加夜有梦交，几无虚夕，从此形神萎顿，愈甚于前。归宁之时，其母讶而追问，始泣言此隐，遂由其母相伴，来津治疗。刻诊形瘦神疲，面萎无华，心悸气短，夜有梦交，纳少便溏，带下淋漓，经期不准，色淡量少，舌淡苔薄腻，脉沉细无力。

证属心脾不足，气血两虚，神失其养，不能守舍。

拟予两益心脾、安神定志。

处方：野党参18克，炒白术、朱茯神各9克，炒枣仁12克，首乌藤15克，节菖蒲6克，秦当归、龙眼肉各9克，广木香、炙甘草各4.5克，生龙骨、生牡蛎（打）各18克，嫩小草6克，生银杏（连皮打）15克。3剂，水煎服。

外用蛇床子9克，川黄柏6克，淡吴萸3克，桑螵蛸9克，布包，泡水，坐浴熏洗，每日2次。

二诊（1971年3月22日）

上方共服6剂，自觉精神体力较前有加，饮食略增，白带大减，虽仍有梦交，但已减少，苔腻已退，舌质仍淡，脉见沉细。投药已获效，原方加莲须6克，女贞子、菟丝子各9克，继进6剂。外用药同前。

三诊（1971年3月29日）

药后梦交已止，体力续加，精神已振，食寐转佳。嘱每日上午服人参归脾丸1付，临睡服朱砂安神丸1付，共服10天，并注意精神调摄，增加营养。

按 本例因劳伤心脾，抑郁伤肝，加之失血伤精，以致心神失养，肝不藏魂，而有梦交频作之症。其形瘦神疲，气短心慌，纳少便溏，带多经稀等，皆心脾不足，血虚精亏之征，治用归脾汤化裁，补心脾、定神志，使心能化赤生血，脾能取汁化血，则血气充足。"血气者，人之神"（《素问·八正神明论》），血气既充，神安其宅，则梦交自止。二诊加菟丝子、女贞子补益肝肾，使肝能藏血，血能舍魂；肾气充盛，志意调和，则无梦交之患。

例二 崔某某，女，35岁，已婚，工人。

初诊（1964年4月18日）

婚后8年，夫妻情意甚笃，不幸中途丧偶，遗孤皆幼，奉亲抚孤之责，咸集一身。外则劳事于形，内则忧念于心，积日既久，形神大伤。每见烦躁易怒，忽又转嗔为喜；时而吸烟不停，独言自笑；时而凄然泪下，诸般表现或能自知，或不自觉。并有心悸怔忡，惕然易恐，脘闷痰多，泛恶口苦，知饥少纳，带下稠浊等症。来就诊时，欲言又止，似有隐情，难于启齿。自谓：1年多来"怨鬼缠身"，每入睡辄梦其夫来会，会必相接，每夜如是，自觉身疲乏力，精神恍惚。诊得双脉弦滑而数，舌边尖红，苔黄薄腻。

此系忧思伤脾，聚湿生痰，肝气郁结，日久化热；痰热互结，上扰神明。治拟豁痰开窍，清热解郁，镇心安神之法。

处方：清半夏15克，云茯苓、化橘红、胆南星、肥知母、香附米各9克，节菖蒲、远志肉各9克，生龙齿15克，粉甘草3克，血琥珀、上辰砂各3克（分2次冲）。3剂水煎服。

又每日空腹时服礞石滚痰丸1/3付。

外用蛇床子9克，黄柏6克，吴萸3克，3剂，布包，泡水，坐浴熏洗。

并嘱其临睡时，以指轻轻按压耳后凹陷处（即翳风穴），10分钟。

二诊（1964年4月25日）

上方共进6剂，梦交已止，神识已清，忽悲忽喜之象未再出现，惟睡眠不实，烦悸不宁，舌尖红，苔薄黄，寸脉滑数，两尺俱沉。此阴血不足，心火上炎，水火失于交泰之证，拟养阴清热，交通心肾之剂。

处方：秦当归9克，细生地15克，川黄连6克，女贞子9克，云茯神、嫩小草、生白芍各9克，生龙齿、灵磁石（打）各15克，上辰砂（冲服）3克。3剂，水煎服。

加服指迷茯苓丸1付。仍继续作指压法。

三诊（1964年4月30日）

服上方4剂，脉现和缓，苔腻已退，诸恙悉除，梦交未作，嘱服丸剂以资巩固，每日上午服二陈丸1付，临睡前服朱砂安神丸1付，连服15天。

按 本例因忧思气郁，致痰热互结，上扰心神，发为梦交，初用豁痰开窍、镇心安神、清热解郁之剂，以治其标，方中茯苓、半夏、橘红、南星豁痰；菖蒲、远志开窍；黄连泻心火；香附舒气结；龙齿、辰砂镇心安神。俟症状缓解，则二诊养阴清热，交通心肾，以顾其本，俾心火降、肾水足，则精神安，志意和，冀无梦交之虞。

例三 杨某某，女，28岁，离婚，演员。

初诊（1973年8月13日）

离婚3年，迄未再醮，孑然一身，形影相吊。1年来，夜难成寐，寐亦不酣，晨起则头晕耳鸣，心悸不安，近半年来更兼月事乖常，经期超前，量少色暗，每月用纸不足半包。形消神颓，五心烦热，面白颧红，午后潮热，体温在37.2℃~37.6℃（腋下）之间，腰膝酸软，寐少梦多，甚者交睫即梦，梦辄与人交。刻见舌红少苔，脉呈细数。因思少艾之年，茕茕孑立，难免积想在心；心火内炽，则上扰神明，下汲肾水；肾水既乏，则经血难以施化，以致阴阳不交，神不能安其所矣。

此证属阴虚火旺。

治拟滋水泻火，静心安神为法。

处方：大生地、大元参各15克，麦门冬9克，五味子、川黄连各6克，云茯神、嫩小草、紫丹参各9克，柏子仁、炒枣仁各12克，首乌藤15克，炙鳖甲15克，地骨皮12克，淡青蒿6克，朱砂粉、琥珀粉各1.5克（冲服）。4剂，水煎服。

每日临睡前，用热水泡脚10分钟，拭干后搓两足心（即涌泉穴）。

二诊（1973年8月17日）

药后眩晕已减，潮热亦退，体温36.8℃。睡眠略安，梦交减而未止，仍有腰酸体倦。舌红渐润，苔薄白，脉仍细数。此水液渐滋，火势渐衰，再宗前法出入。

处方：秦当归、大生地各15克，杭白芍9克，润元参12克，麦门冬、朱茯神、嫩小草、柏子仁、炒枣仁、女贞子、旱莲草、紫丹参各9克，莲子心、五味子各6克，首乌藤15克，朱砂粉、琥珀粉各1.5克（冲服）。4剂，水煎服。

继续泡脚及搓足心。

三诊（1973年8月26日）

上方共服6剂，食眠转佳，梦交亦止，于8月22日月经如期来潮，量较前多，色红，行经4天而止，用纸近1包。嘱每日上午服归芍地黄丸1付，临睡服朱砂安神丸1付，半个月。

按 本例之梦交，伴见头晕耳鸣，烦悸不安，颧红潮热，腰酸膝软等症，乃因心火内炽，相火动摇，肾水亏少，阴不恋阳所致。盖心为火脏，下温肾水；肾为水脏，上濡心火，水火既济，则神安其宅，精能化血。《素问·生气通天论》说"阳强不能密，精气乃竭"，若心火上亢，阳不入于阴，则神摇魂荡，恶梦迷离，而寐不安，若心火下汲肾水，阳强不能固阴，则精不能内守，因之入寐梦交，频作不止。又胞脉络于心，心主血；冲任系于肾，肾主藏精。若心火内炽心血不足，则不能下注胞脉；肾精虚损，精不化血，则不能滋养冲任，因而月经枯少，经期失常。故本例治法先予滋水泻火，静心安神，使君火安定，则相火不摇；神安其宅，则精能内守。二诊则滋阴养血，以调冲任；安神清心，以复心血，遂获梦交止，月经调之效。

小 结

妇人梦交一病，原非罕有，但因患者每多隐情不言，讳莫如深，所以临床乃为罕见。关于本病的 发生《金匮要略》曾有"脉得诸芤动微紧，男子失精，女子梦交，桂枝加龙骨牡蛎汤主之"的记载。按芤动为阴虚，微紧为阳虚，说明遗精或梦交均为阴阳两虚之证。故尤在泾《金匮心典》指出"脉得诸芤动微紧者，阴阳并乖，而伤及其神与精也，故男子失精，女子梦交。"后世医家据此多认为，女子梦交与男子遗精的发病机制相同。如张景岳说："妇人之梦与邪交……亦如男子之梦遗，其机一也。"个人认为，男子遗精，女子梦交的发病机制有相同之处，其发病关键总因肾失闭藏，精关不固所致；女子梦交，则必有梦始交，其发病关键总在五脏功能失调，神失其常所致。如《女科经纶》引产宝百问说："人有五脏，有七神，脏气盛则神强，外邪鬼魅不能干犯，若摄理失节，血气虚衰，鬼邪侵伤，故妇人多与鬼魅交通。"肖慎斋也说："夫人之五脏，各有所藏：心藏神，肝藏魂，肺藏魄，脾藏意，肾藏精与志。心之血虚，则神无所依；肝之血虚，则魂无所附，肺之气虚则魄无所归，脾肾两脏虚，则意与志恍惚而不能自主。神明之官一失，而魂已离其体，夜梦鬼邪乘虚，而慌慌若有所见者，即我之魂魄也。"说明五脏均与神有关，五脏功能失调。皆能影响神之失常，但心主血脉，主神明，为五脏六腑之大主，心摇则五脏六腑皆摇；反之，各脏功能失调影响心血的盈虚，也都能导致心神的功能失常。如肝血不足，心血亦常因之而损；脾不健运，化源匮乏，则致心血亏耗；肾水不足，不能上济心阴，则心火独亢；肺气虚弱，宗气不足，血运无力，则心脉失和，凡此都足以影响神的正常活动，神摇魂荡则发为梦交。因此，对于梦交的治疗，应率先安神定志，而后针对发病的具体原因，或交通心肾，或两补心脾，或脾肾兼治，或肝肾并益。如薛立斋说：本病"多由七情亏损心血，神无所护而然，用安神定志之药，正气复而神自安"。张景岳《妇人规》更明确提出"凡治此者，所因虽有不同，而伤精败血其病则一。故凡病生于心者，当先以静心为主，然后因其病而药之"。

个人体会，梦交一病，虚多实少，热多寒少，发病多以七情动火，劳伤心脾为主要。如例一，因劳伤心脾，抑郁伤肝，又加大失血后，精血已损，神失所养。因而梦交频作。

初予益心脾，安神志，继则兼补肝肾，使心脾肝肾并得充盛，则血足神宁。例二忧思气结，积久化热，积劳损脾，聚湿生痰，痰热互结，动扰心神，乃属本虚标实之症。初用清痰开窍，安神定志以治标，继用益肾养血镇心安神顾其本，而获效果。例三因积想在心，火动精泄，阴阳不交，而神动魂摇，发为梦交潮热，故用滋水泻火，镇心安神之法，以使水火互济，心肾相交，神安其宅。上述三例初治都离不开安神益智之法，调和脏腑则注重在心、肝、脾、肾四脏，总的目的在于养血安神，使神得安，则魂藏魄定，即无梦交之虑。

更年期综合征六例

例一 崔某某，女，46岁，干部。

初诊（1978年11月3日）

2年来月事先期，血压偏高，时感头晕目眩，颈面烘热，胸膺闷痛，烦躁易怒，不能自制，咽干口苦，脘痞纳呆，倦怠乏力，便秘溲黄，西医诊为更年期综合征，经用激素治疗，效果不彰。刻值经期，量多色鲜，舌质淡红略胖，舌苔薄黄少津，脉来沉细而弦。

此属肝肾阴虚，木郁化火，脾胃失和。

治拟滋阴泻火，平肝和胃。

处方：嫩钩藤、白蒺藜各10克，焦栀仁、龙胆草各6克，润元参10克，原寸冬9克，天仙藤、石菖蒲各9克，紫厚朴6克，焦三仙8克，云茯苓12克，首乌藤9克，紫丹参15克，嫩小草6克，磁朱丸3克（吞服）。5剂，水煎服。

二诊（1978年11月9日）

药后，烦躁潮热发作减少，睡眠略有改善，月汛已止，带经6天。刻仍纳少，食后泛恶左侧胸胁疼楚，舌渐润，脉象同前。再依前法，原方丹参减为9克，去元参，加清半夏9克，淡竹茹7克以降逆止呕；加片姜黄8克以活络止痛，予4剂，水煎服。（连服2剂停1天）。

三诊～四诊

继依上方出入。

五诊（1978年11月30日）

躁烦潮热已多日未作，睡眠向和，纳食渐增。日昨经潮，头晕目眩，肢面浮肿，腹部胀痛，舌淡红苔薄白，脉沉细弦。拟先养血调经为治。

处方：秦当归、鸡血藤各12克，川芎片6克，赤芍药10克，川楝子9克，元胡索3克，香附米9克，台乌药6克，清半夏10克，砂仁米1.5克，粉甘草6克，夜交藤12克，女贞子9克，朱灯心1.5克。4剂，水煎服。

六诊（1978年12月3日）

月经已止，头晕已除，烦躁潮热未发，惟肿势未消，大便不畅，拟补益肝肾，健脾渗湿为法。

处方：女贞子、旱莲草、甘枸杞、云茯苓、炒白术、冬葵子、清半夏各9克，广陈皮6克，厚朴花9克，汉防己9克，炒神曲9克，刘寄奴9克。7剂，隔日1剂。水煎服。

上方出入共服20余剂，浮肿尽消，诸症悉减，予二至丸2瓶，嘱每日睡前服20粒。

按 本例头晕目眩、烦躁易怒、时发潮热，便秘溲黄，乃因肝肾阴虚，肝火上炎，肝阳亢盛，故以元参、寸冬、胆草、栀子、钩藤、蒺藜、磁朱丸等滋阴泻火，平肝潜降为主。肝肾既虚，肝火涵养则疏泄无权，横逆犯胃，故见脘痞纳呆、食后泛恶，因予清夏、竹茹、紫朴、焦三仙等理气宽中，和胃降逆；阴血不能上奉，则心脉失养，行血无力，络道不畅，故见胸前区闷痛，寐少梦多，因予夜交藤、合欢花安神益智，云茯苓交通心肾，天仙藤、节菖蒲、片姜黄舒脉通络定痛，凡此皆属"急则治标"的对症疗法。六诊则益肝肾、健脾胃，且拟二至丸缓调继后，以为缓治其本，巩固疗效的长远之计。

例二 赵某某，女，45岁，教师。

初诊（1978年8月27日）

头晕目眩，频发潮热，入夜尤甚，溱溱汗出，时而烦躁易怒，时而悲伤欲哭，心悸少寐．腰酸背楚，月经后期，量少有块，血压偏高，下肢偶见浮肿。上述诸症，期将逾年，西医曾作阴道细胞检查，为激素水平轻度低落，诊为更年期综合征。按脉沉缓，舌红苔薄，根部苔腻。

证属肝肾亏损，虚阳外越，心血不足。

治拟滋补肝肾，凉营固表法。

处方：杭白芍10克，女贞子、旱莲草、炒杜仲、桑寄生各9克，东白薇10克，浮小麦24克，生牡蛎30克、五味子3克，云伏苓9克，粉甘草、嫩小草各6克。4剂，水煎服。

二诊（1978年9月1日）

上方服后头晕轻减，潮热偶发，浮肿已退，纳谷渐增，惟仍寐差自汗，脉沉缓，根道腻苔已退，再步原法出入。

处方：东白薇15克，杭白芍10克，炒杜仲、桑寄生各9克，五味子4.5克，浮小麦、生牡蛎各30克，首乌藤12克，炒枣仁9克，嫩钩藤10克，炒白术、云茯苓各9克，粉甘草6克，紫丹参15克。6剂，水煎服。

三诊（1978年9月24日）

前方又服6剂，诸症悉除，食眠俱佳，脉缓略弦，舌润苔薄。于9月18日经事来潮，周期近常，色量均可，未见血块。予二至丸2瓶，嘱每日下午服20粒，香砂养胃丸15付，每日上午服1付，均用白水送下。

按 本例肝肾阴虚，相火失于潜藏，故见腰背酸楚，头晕目眩，潮热频发，自汗盗汗；又以肾水不能上济心脉，君火不宁，故有心悸少寐，烦躁不安，悲伤欲哭等症；肝肾阴虚，冲任血少，经行滞涩，故见月经后期，量少有块。方用女贞子、旱莲草、炒杜仲、桑寄生、五味子等滋补肝肾，壮水之主；东白薇、粉丹皮、杭白芍等凉营泻热，以安心君；浮小麦、炙甘草、生牡蛎、云茯苓等敛阴止汗、益气固表，且牡蛎咸寒质重，生用更能平肝潜降、镇纳浮阳，安神镇静。

本案与例一比较，虽俱属肝肾阴虚，但彼为肝胆热盛，见有胁痛口苦，便秘溲黄，此则君相火动，而有潮热盗汗，悲伤欲哭，虚实之间判然有别，治亦标本主次迥然不同，故例一以滋阴泻火为主，此则滋阴潜藏为主，临证辨析不可不详。

例三 葛某，女，48岁，干部。

初诊（1978年4月13日）

绝经5月余，头晕心悸，入夜潮热，卧则辗转不眠，寐则惕然易惊，交睫汗出、醒则汗收，腰酸神疲，食不甘味，大便溏薄，日2～3行，口干不欲饮，舌质淡红，舌苔薄白，脉沉细弱。西医诊为绝经期综合征。

此系心脾两虚，肝肾不足。

治拟两补心脾，兼益肝肾。

处方：太子参12克，炒白术、云茯苓各9克，淮山药12克，炒枣仁、远志肉、桂圆肉、女贞子、元寸冬、糯稻根各9克，生白果10枚（连皮打），香佩兰6克，五味子、合欢花各4.5克。5剂，水煎服。

二诊（1978年4月19日）

药后饮食睡眠较前好转，潮热心悸发作亦轻，液汗大减，大便日1次，初鞭后溏，惟仍腰酸神疲，间或肢麻。再拟原法酌加滋养肝肾之味。

处方：太子参、云茯苓、淮山药、桑寄生各12克，炒白术、女贞子、旱莲草、炒枣仁、首乌藤各9克，远志肉、香佩兰各6克，黑桑椹、糯稻根各9克，广陈皮5克。6剂，水煎服。

服上方15剂，夜寐得酣，食思已振，潮热盗汗已止，略感腰酸乏力，予人参归脾丸20付，嘱每日上午1付，二至丸2瓶，每日下午20粒，均用白水送下，以为善后之计。

按 本例年在七七，天癸已竭，症见头晕腰酸，潮热盗汗，间或肢麻。诸系肝肾阴虚，阳无所附，营阴外泄，筋脉失养之故；心悸少寐，惕然易惊，食少便溏，则系心脾两虚，神不守舍，纳运失司之征。治用参、术、苓、山药等健脾益气以滋化源；枣仁、远志、桂圆肉、交藤、欢花等强心益智以安神宅；女贞子、旱莲草、桑寄生、寸冬等滋补肝肾，以涵虚焰。此例治意，重在两补心脾、兼益肝肾，大凡属于心脾两虚者，较为适宜。

例四 张某某，女，47岁，干部。

初诊（1978年5月31日）

3年来经期紊乱。或三月一潮，或五月一至，经来如注，色红有块。血压偏高但不稳定，胸前时感闷痛憋气，心电图大致正常。头晕少寐，睡中梦多，腰酸乏力，下肢微肿，食思不振，脘痞不舒，大便或溏或软，小溲偶有不畅，脉沉弦，时有间歇，舌尖红，舌苔薄腻。

证属心脾不足，肝肾两虚。

治拟补脾胃、养心神，兼益肝肾为法。

处方：云茯苓12克，炒白术9克，香佩兰、广陈皮各6克，鸡血藤、首乌藤各9克，合欢花6克，紫丹参18克，分心木、片姜黄各4.5克，青橘叶、冬葵子各9克，竹叶3克。6剂，水煎服。

二诊（1978年6月11日）

头晕已减，血压140/80毫米汞柱，寐和纳增，胸痛亦轻，小便畅下，肢肿已消，舌质略红，脉沉弦，未见间歇。已获效机，再步前法。

处方：紫丹参21克，片姜黄9克，赤芍药、女贞子、旱莲草各9克，云茯苓、夜交藤各12克，合欢花、广陈皮、川芎片各6克，炒神曲9克。6剂，水煎服。

三诊（1978年6月20日）

头晕未作，血压稳定，余症亦继有减轻，诊脉弦缓，舌苔薄白。再予和胃调中，通脉养心，滋补肝肾法。

处方：夜交藤9克，合欢花6克，节菖蒲9克，紫丹参21克，片姜黄6克，川芎片9克，元胡索3克，炒枳壳、炒神曲各9克，干佛手4.5克，女贞子、旱莲草各9克。6剂，水煎服。

四诊（1978年6月27日）

夜寐得酣，胸痛若失，知饥能纳，二便如常，腰酸偶有，血压稳定在140~150/80~90毫米汞柱间。

处方：每日上午服妇科金丹1付（或妇科十珍片4片），每晚服二至丸15粒，以资巩固。

按 本例经期紊乱，量多有块，乃心脾两虚，冲任失调所致。心血不足，则神不内敛，故见心悸、少寐、多梦；脾运不健，水湿下注，故见纳少、腹胀、便溏溲短，下肢浮肿；肝肾阴虚，上下失滋，遂见头晕目眩，腰背酸软。治用茯苓、白术、佩兰、陈皮等芳香快气，健脾和中；鸡血藤、首乌藤、合欢花等养心安神兼能舒郁通络；丹参、赤芍、姜黄、菖蒲、橘叶等活血化瘀，通脉止痛。少佐冬葵子利尿，使"浊阴出下窍"，又加女贞子、旱莲草补肝肾，而调补冲任。本案与例三之病机同中有异，彼之虚为主，治以补为先；此则虚夹实。治以通为补。故为治本病心脾两虚型之又一法也。

例五 曾某，女，49岁，干部。

初诊（1973年5月19日）

绝经年余，头痛目晕，血压170/106毫米汞柱。胸次闷感，偶有胁痛，心电图示S-T段偏低。心悸失眠，纳谷不馨，腹胀便溏，颜面虚浮，咳喘咽干，痰多不爽。素有慢性支气管炎、慢性肠炎。脉象沉弦，舌质红、根部苔腻。

此为脾肺两虚，心失所养。

拟润肺止咳，渗湿崇土，养心安神为治。

处方：南沙参15克，南百合、款冬花各9克，佛耳草6克，化橘红4.5克，云茯苓12克，冬瓜皮9克，福泽泻6克，炒枣仁12克，远志肉、首乌藤各9克。6剂，水煎服。

二诊（1973年6月7日）

咳喘大减，痰量渐少，腻苔得化，面肿已消，睡眠向安，惟腰酸如故，腹泻依然，日2~3行，胸次不宽。此脾虚及肾，土不制水，转予健脾益肾、清肃肺金。

处方：炒白术、苍术炭、云茯苓各9克，炮姜炭2.1克，淮山药9克，女贞子、旱莲草、南沙参各9克，佛耳草、广陈皮各6克，紫厚朴3克。6剂，水煎服。

三诊（1973年12月6日）

上方服至十数剂，诸症悉解，血压稳定于正常范围，遂自行停药。近来因与人言语龃龉、情怀怫逆，遂感胸脘胀闷，食后泛恶，腹胀便稀。切脉沉弦，阅苔薄白，根部淡黄略腻，血压140/92毫米汞柱。此木郁侮土，升降失司，拟疏肝理气，调和脾胃为治。

处方：醋柴胡、广木香各3克，台乌药、姜厚朴、川萆薢各6克，炒白术、云茯苓、清半夏各9克、姜竹茹、炮姜炭各6克，粉甘草3克。每煎2次，合匀，分3次服下。4剂，水煎服。

四诊（1973年12月15日）

药后胸胁痛解，腹泻得止，拟予丸剂缓调，以善其后。二至丸2瓶，每日下午服20粒，加味逍遥丸10付，每日上午服1付，均白水送下。

按　本例久泻久咳，而致脾肺两虚。脾虚纳运失司，则食欲不振，腹胀便溏。肺虚宣化无权，气不化津，则咳喘咽干，痰黏不爽，胸闷面浮。脾肺既虚，则营血化源匮乏，心失血养，故心悸不眠；肝血不充，故头晕胁痛。初诊以沙参、款冬花、佛耳草、橘红等润肺化痰，止咳平喘；云苓、泽泻、冬瓜皮等利水渗湿，以复脾运；枣仁、远志、首乌藤等安神养心，以舒心脉。方中百合甘苦微寒，伍沙参则润肺止咳，伍枣仁则清心安神，且能健脾益肾，一专多能，用于本病；斡旋上下，甚至洽情。二诊补脾肾，三诊和肝脾，继之以丸剂善后，法随证变，步步深入，皆随病机以赴，遂能愈病。

例六　刘某某，女，47岁，教员。

初诊（1978年11月10日）

2年来月事超前，量多色淡，身面浮肿，腰膝酸痛，经期前后尤为明显。头晕头疼，血压偏高，心悸不宁，胸闷气短，动辄尤甚，素有风心病史。食少腹胀，下利清谷，溲清而短，四末不温。此次月经于11月8日，提前9天而至，刻仍下血量多，淋漓不已，舌质胖淡，苔白而腻，脉象弦滑，时有结象。

证属脾肾两虚，心气亏损。

治以补脾肾，固冲任，兼以胜湿为法。

处方：太子参、云茯苓各12克，炒白术、远志肉、柏子仁、炒杜仲、桑寄生各9克，川续断、鹿角霜各10克，海螵蛸、威灵仙、冬葵子各9克，炙甘草7克。6剂，水煎服。

二诊（1978年11月27日）

月经已止，带经10天。心悸轻前，浮肿略消，纳谷略畅，胸闷太息方舒，大便尚不成形。脉结之象略稳，舌质已渐津润。虽得小效，仍须继守原法。

处方：太子参、云茯苓各15克，炒白术、柏子仁各9克，桑寄生、鹿角霜各10克，威灵仙、冬葵子各9克，紫厚朴、炙甘草各6克，福泽泻、瞿麦穗各9克。6剂，水煎服。

三诊（1978年12月5日）

昨日经潮，提前4天，量也较前为少，色淡红无块。心悸气短、浮肿均较既往为轻，纳谷渐畅，胸闷亦减，脉间歇之象偶见。再予两顾脾肾法。

处方：太子参、云茯苓各15克，淡猪苓、炒白术、炒杜仲、桑寄生、金毛狗脊（去毛）、女贞子各9克，鹿角霜12克，五味子、香附米、炙甘草、紫丹参各6克。3~6剂，水煎服。嘱先服3剂，如有效可续服3剂。

四诊（1978年12月15日）

经期已过，此次经行7天，经量较上月减少1/3。气短心慌均已平顺，肢肿已消，面尚虚浮，脉来平和，结象未见。虽获效机，久虚难复，宜固守原法，锲而不舍。

处方：太子参15克，云茯苓、炒白术各12克，女贞子、旱莲草、炒杜仲、汉防己、冬葵子各9克，节菖蒲8克，紫丹参12克，干佛手6克，炒神曲10克，炙甘草7克。6剂，隔日1剂，水煎服。

五诊（1978年3月12日）

前方共服21剂，诸症悉解，经期趋常，唯风心病过劳及躁急时有发作。此次于3月4日经潮，因操劳过力，迄今下血量多，淋漓不已，腰酸乏力，腹中疼痛，所谓"劳则气耗"，脉又现弦细不匀，舌苔尚润。亟宜养血固冲，庶免崩漏之虞。

处方：杭白芍12克，炒杜仲、桑寄生、川续断、山萸肉、海螵蛸各9克，金毛狗脊（去毛）12克，淮山药20克，炒地榆15克，川茜草、远志肉各9克，五味子、五倍子、粉甘草各7克。3剂，水煎服。

六诊（1978年3月17日）

下血虽止，心慌、气短、浮肿诸症又作，脉弦细不匀尚未现结象，舌苔尚润，但病势均较既往为轻。治以健脾利湿，强心益肾法。

处方：太子参18克，云茯苓15克，淮山药18克，炒白术10克，车前子9克（布包），葶苈子2克（布包），女贞子、旱莲草、广寄生、冬葵子各9克，汉防己8克，远志肉9克，炙甘草、干水葱各6克。6剂，水煎服。

七诊（1978年3月29日）

心慌气短已平，肢面浮肿亦消，惟腹胀便稀，腰腿酸软，稍事劳作仍感憋气。原法出入再予，冀得余蕴悉平，疗效巩固。

处方：太子参20克，云茯苓12克，炒白术、福泽泻各9克，葶苈子2克，车前子9克（布包），汉防己8克，苍术炭9克，台乌药6克，炒杜仲10克，桑寄生、川续断各9克，远志肉、炙甘草各7克。6剂，水煎服。连服2剂停1天。

嘱药后继服丸剂缓调，予柏子养心丹15付，归脾丸15付，二至丸两瓶（每瓶15粒），每日早、午、晚分服。

按 本例脾肾两虚，统藏失职，冲任不固，因而月事超前，量多不止。食少腹胀，下利清谷，乃脾虚不运，清阳不升，即《内经》"清气在下则生飧泻，浊气在上则生膜胀"之谓；头晕腰酸，周身浮肿、肢冷溲短，乃肾阳虚乏，髓海不充，气不化水，关闸不利，即《内经》"肾为胃之关，关门不利，故聚水以从其类"之谓。治用参、苓、术、草健脾益气；川断、寄生、杜仲、鹿角霜温肾填精，俾统藏复职，冲任得固，则血自止，肿自消也。再加冬葵子利尿，使溺长而湿去；威灵仙蠲痹，俾络通而痛止。本案素有风心病，心气久损，复因脾肾两虚，精不上奉，故有心跳气短，动辄为甚，药用柏仁、远志，配伍参、草等益心气、安神志，俾得心脉下顾，以调冲任。此后即守此大法，锲而不舍，遂使经期超常，诸症逐一而解。其间虽因经期过劳，小有反复，但也很快得以缓解。

本案与例五比较，一为脾肺虚，一为脾肾虚，故彼用润肺化痰，利湿崇土法，偏于祛邪，此例素有风心病则以温补脾肾、益气行水，偏于扶正，表明更年期综合征的治疗，应随病机以处，圆机活法，不可泥守一方一法而应此多变之症。

小 结

更年期综合征，系指妇女在自然绝经期，或因其他原因致卵巢功能衰退而出现的一系列症状体征。其临床表现错综复杂，除月经异常外，尚有不同程度的全身症状，如头晕头痛，耳鸣心悸，心烦易怒，情志异常，潮热面红，自汗盗汗，心前区闷痛，腰酸乏力，食少呕恶，腹胀便溏，肢面浮肿，舌象、脉象亦变化多端，甚至脉象出现结代等等，这些症状往往参差出现，并可延续2~3年之久。至于本病的发病机制，西医学多认为系由卵巢功能减退，引起内分泌系统功能失调，新陈代谢障碍，心血管系统、植物神经系统功能紊乱所致。中医则多据《素问·上古天真论》所说："女子……七七任脉虚，太冲脉衰少，天癸竭，地道不通"之意，认为由于肾气衰退，精血不足，阴阳失调，脏腑功能失常所引起。

个人认为，妇女到更年期由于肾气渐衰，天癸竭绝，从而在生理上引起月经紊乱或断绝，生殖机能减退或丧失的变化，乃是一种自然的生理变化，不能视作病态，也不是产生更年期综合征的必然结果。事实上在绝经期中也只有部分人发生本病，绝大多数人都并没有明显的全身症状。因此，女子到绝经年龄，由于肾气衰，天癸竭，全身机能相对减弱，只是本病发生的一个内在条件，而发病与否也还与某些人的特异体质、精神状态、生活环境等因素有关。因此，本病的发生，主要由于患者禀赋不充，或久病失养。兼之七情所伤，饮食失节，劳倦失度，或外邪侵扰等因素，从而导致脏腑功能失和，进一步损伤冲任二脉的结果。

冲任属于奇经八脉。《难经·二十八难》说："其奇经八脉者，比于圣人图设沟渠，沟渠满溢，流入深湖，故圣人不拘通也。"说明，只有十二经之气血充盛，才能使"任脉通，太冲脉盛"从而维持其正常的生理功能。反之，冲任二脉又有调解正经气血的作用，冲任功能正常与否，直接关系着正经气血的机能活动。冲脉为"五脏六腑之海"，任脉为"阴脉之海"，冲任"隶于肝肾"，"隶于阳明"。张景岳《妇人规》说："冲任之血又总阳明水谷之所化，故月经之本所重在冲任，所重在胃气，所重在心脾生化之源。"这说明，冲任二脉的生理功能，不仅受着脏腑机能盛衰的规定和调解，同时也反过来影响着脏腑机能活动的盛衰。总之，冲任二脉的生理活动，病理变化，绝非孤立进行的，而是与脏腑气血的盛衰息息相关的。因此，对于更年期综合征的治疗要以调冲任为本，而调冲任又当调脏腑、和气血，其中尤须注重肝、脾、肾三脏。因肝主藏血，为女子之先天；肾主藏精，为精血之根本；脾主运化，为气血生化之源泉。三脏功能调和，则气血自滋，冲任自调，诸病不起。反之，肝血不足，血海失盈，或肝失疏泄，气滞血瘀，则可致冲任不足或失调；肾精亏损，阳失潜藏、或肾阳虚衰，经脉失于温养，则对冲任二脉的影响尤为突出；脾失健运，化源不足，血海空虚，无血可下，也可致冲任虚衰；功能减退，从而产生月经紊乱，脏腑功能失常的一系列症状。

冲任损伤有虚有实，其导致脏腑功能失常的病理变化，也有寒热虚实之别。因此，在具体治疗上，又当根据虚实的不同情况和不同脏腑，或先泻后补，或亦补亦疏，或补肝肾为主，或补脾肾为先，或两和肝脾，或心脾兼顾，而后期总以补肝肾，理脾胃为善后之计。其间，变化不离准绳，灵活而有规矩，不能囿于分型定法，而应无穷之变。

女子在生理上有经、带、胎、产之特点，精血易耗，加之更年期天癸已竭，冲任已衰，因此，本病的病理究属虚多实少。临床体会，用药不宜过于辛燥，甚至诛伐无过。如清热不宜过于苦寒，祛寒不宜过于辛热，活血不宜过于峻逐，理气不宜过于攻破。临床常用方药，如肝肾虚以二至丸为基础，偏于阴虚阳亢，症见头晕目眩，肢麻振颤，潮热面红，腰背酸楚等，加桑寄生、枸杞、桑椹、寸冬、白芍、磁朱丸、生牡蛎、钩藤、蒺藜、菊花等滋阴潜阳，镇肝熄风；兼心火不足，心火妄动，见有寐少梦多，悲伤欲哭，夜卧汗出等症者，加浮小麦、糯稻根、五味子、粉丹皮、东白薇、炒枣仁、远志、夜交藤、合欢花等养心安神，凉营泄热；兼肝火旺盛见有口苦咽干、耳鸣耳聋、烦躁易怒、胸胁胀痛、便干溲赤者，加栀子、胆草、柴胡、白芍、生地、元参、嫩小草、竹叶、莲子心等滋阴柔肝、泻心肝之火。偏于阳虚内寒，症见肢冷便溏，腰膝冷痛，性欲衰退等加炒杜仲、菟丝子、川续断、仙灵脾、白仙茅、鹿角霜等温养督脉，益火之源。偏于脾肾虚者选用归脾汤加减，药如党参、白术、茯苓、远志、川断、寄生、炒杜仲、女贞子等。偏于脾肾阳虚，气不行水，症见腰部酸痛，肢冷便溏，小便清长，周身浮肿等则加淮山药、金毛狗脊、鹿角霜、威灵仙、冬葵子、冬瓜皮、仙灵脾等温阳利水；若统藏失职，月经量多，淋漓不止者，加棕榈炭、炒地榆、海螵蛸、川茜草、艾叶炭、炮姜炭等温经止血。偏于脾胃气虚，升降失常，见有大便溏薄、脘痞纳呆、泛恶欲呕等症者，加佩兰、清夏、竹茹、陈皮、紫厚朴等健脾和中，快气醒脾。若兼心脾不足，行血无力，见有心悸气短、心胸闷痛等症，则加橘叶、香附、姜黄、菖蒲、丹参、鸡血藤、分心木等通络活血、理气止痛。其他如养血调经、蠲痹通络、利湿通淋等方法，也常依据病情间或穿插应用。

余对此病治例颇多，并留有临床资料，惜在文革期间皆已荡然无存，上述六例皆系近期病例，不足以概括更年期综合征的全面疗法，仅为示例而已。

下 篇

医 论

第五章

中医整体观念对妇科临床的指导意义

　　整体观念是中医的基本观念，它的核心思想就是要整体地、全面地认识人体，以及人体与自然界的相互关系。它揭示了人体统一性，以及人与自然界辩证统一关系的基本规律。中医理论正是在整体观念的基础上形成和发展起来的，它贯穿在中医学的各个方面，又普遍地指导着中医各科的临床实践。兹就整体观念对妇科临床的指导意义，做一概括讨论。

　　作为整体观念的一个方面，中医学认为，人体是个有机的整体、体内各脏器之间，以及体内脏器与体表各组织器官之间，既互相制约，又互相依存，彼此休戚相关，不可分割，通过经络的联系，使人体在生理功能、病理变化上，保持着内外相关的整体性。某一脏器的生理活动或病理变化，都不仅在人体体表相应的部位有所反应，同时也必然要直接或间接地影响其他脏器，并接受其他脏器对它本身的影响。如《内经》说："五脏常内阅于上七窍也……五脏不和，则七窍不通"，"五脏相通，移皆有次"，"五脏六腑，寒热相移"都说明了人体是个有机的整体。

　　中医学关于人体统一性的认识，体现在妇科方面，首先是要以相互联系的观点，全面地、整体地认识妇女的生理特点和病理变化。例如，妇女在解剖上有胞宫，是排月经和孕育的器官，因而在生理上有月经、胎孕、产育和哺乳等不同于男子的特点。胞宫除与脏腑十二经脉互相联系外，与冲、任、督、带各脉，特别是与冲任二脉的关系更为密切。如《灵枢·五音五味》篇说："冲脉，任脉，皆起于胞中，上循背里，为经络之海"，《素问·上古天真论》："女子二七天癸至，任脉通，太冲脉盛，月事以时下"，王冰说："冲为血海，任主胞胎，二者相资，故能有子。"都说明了胞宫的排经、胎孕功能，与冲任二脉的作用密切相关。而冲任二脉"隶于阳明"，系于肝肾，其生理活动、病理变化，又与诸脏腑功能的盛衰，气血的盈亏，息息相关。例如《素问·评热病论》说："胞脉属心而络于胞中。"《奇病论》说："胞脉者系于肾。"说明胞宫与心、肾有密切关系。心主血，肾藏精，精血充足，通入胞宫，则月经、胎孕即可正常。又由于经、孕、产、乳的物质基础是血；而血的生成、统摄和运行，又有赖于气的生化与调节。而气为肺所主，肺朝百脉输布精微，下荫于肾。因此，举凡经、孕、产、乳各方面的疾病，都不只是胞宫局部器官的病变，而是机体在致病动因作用下的整体反应。因此，对于妇科病机的探讨，必须从整体出发，既要了解邪中何经，病在何脏，又要重视脏腑、气血、冲任二脉之间的相互影响，以找出病机转变的所在。切忌只着眼于某一因素，而忽略了由此引起的其他因素。例如，肝气郁结既可以导致气血失调，影响冲任二脉的功能活动，产生经、带、胎、产方面的疾病，又能影响脾胃的消化吸收功能，致使气血化生乏源，加重疾病的程度。所以在治疗上就不仅要疏肝解郁以调经血，也需兼理脾胃以滋化源，甚至还要以调理脾胃为主。薛立斋说："血者，水谷之精也，和调五脏，洒陈六腑，在男子则化为精，在妇人则上为乳汁，下为月水。故虽心主血，肝藏血，亦皆统摄于脾，补脾和胃血自生矣。"充分说明调和脾胃是治疗妇科病重要的一环。据临床体会，情志不舒，影响及脾胃的受纳、腐熟、运化、输布，以致不能"受气取汁变化而赤"，于是心无所主，肝无所藏，冲任无血以养，就会导致经、带、胎、产的疾病。因此，很多妇科疾病往往都能通过调理脾胃取得疗效。例如，某些慢性胃肠疾患，如消化不良、慢性腹泻、慢性痢疾等，常能导致月经不调，在治疗上常以调补脾胃为主，虽不治血，而经自调。

正因为妇女的生理活动和病理变化，是整体功能正常与异常的反应，因此，临床有许多属于内科范畴的病证，每能导致经、带、胎、产的异常。例如某些慢性肺部疾患（肺痨，久咳、久喘等），由于肺气虚弱，功能减退，不能输精滋肾，常导致肾气亏损，从而引起闭经或月经失调等病症。某些神经系统的疾患，也常能引起月经和胎孕方面的异常变化。如曾治一患者，妊娠三月后，常怀恐惧，虑胎不稳，以致心悸失寐，怔忡不宁，惕然易恐，腰酸腹坠，西医诊为先兆流产，予温胆汤、酸枣仁汤合方化裁，治疗旬余，诸症缓解，并得足月顺产。又据临床体会，梅核气病常伴有月经先期量多，或先后不定期的表现；泌尿系感染多伴有带下淋漓；风湿性心脏病患者常常引起月经过多，延期不止或经闭不行。反之，经、带、胎、产的异常，也往往能引起其他方面的疾患。如血瘀闭经可引起长期低烧；月经过多可导致贫血或心律失常；更年期妇女冲任失调、月经乖常，也常引起心血管系统，消化系统、神经系统等多个系统的病变，表现出复杂的临床症状。肖慎斋说："妇人有先因病而后经不调者，有因经不调而后生诸病者。如先因病而后经不调，当先治病，病去则经自调，若因经不调而生病，当先调经，经调则病自除。"充分说明了妇科病的治疗，必须从整体出发，不应单单着眼于局部症状，而忽视由此引起的其他因素，这样才能正确地认识疾病，取得治疗的主动。

由于经、带、胎、产的异常，不仅是脏腑经脉功能失常的反应，也是某些疾病的早期表现或伴有的症状。因此诊治妇女患者，无论何病都必须询问上述诸方面的情况。如寇宗奭说："凡看妇人病，入门先问经期。"张戴人也说："凡治病妇，当先问娠"，都强调了这一点。此外根据体表组织器官与内脏的相应关系，还常常通过五官、形体、色脉等处的变化，以了解经、带、胎、产方面的异常。如《灵枢·五色》篇说："面王以下者，膀胱子处也。"面王即鼻准，面王以下指人中，古人认为此处可作为望诊膀胱、子宫病变的参考。曾有人报道，观察人中的形态变化，可了解子宫及生殖系统的发育情况，在妇科疾病的诊断上有一定参考意义。又据《望诊遵经》记载，观察面部不同部位的色泽变化，以了解经、孕、胎、产的情况。如："妇人面色青者，肝强脾弱，或多怒少食，或经脉不调也"，"颧上起红点如火者，男痔疮，女产厄也"，"妇人面色如熏黄者，经脉不调也"，"妇人唇红厚者，冲脉盛，易产也"，"妊娠唇白者，血不足，产或难也"。临床体会，女子眼睑青暗多为带下，上下眼睑有黑晕多为血瘀，可见于痛经、闭经，鼻部及其四周出现青色，兼见腹痛畏寒者，多因寒凝血瘀，可见于痛经、闭经等病。由此可见古人对妇科整体观察细微，在临床上确有一定的参考价值。

整体观念的另一个方面，是人体与自然环境的对立统一。人类生存在自然界之中，自然界的一切变化，都可以直接或间接地影响人体，人体也必然会相应地反映出各种不同的生理活动和病理变化。《内经》中有大量篇幅论述了自然界四时气候的更替，地理环境的差异，以及一日之中昼夜晨昏，风雨晦明的变化，对人体生理活动和病理变化的影响。如《阴阳应象大论》说："天有四时五行，以生寒、暑、燥、湿、风、人有五脏化五气，以生喜、怒、悲、忧、恐。"《八正神明论》说："天温日明，则人血淖液而卫气浮，故血易泻，气易行，天寒日阴，则人血凝泣而卫气沉。"《灵枢·五癃津液别》篇说："天暑衣厚则腠理开，故汗出……天寒则腠理闭，气湿不行，水下留于膀胱，则为溺与气。"此外，如脉象春弦、夏钩、秋毛、冬石的变化等，都是机体受四季气候的影响后，在脏腑的生理活动及气血的运行方面引起适应性调节的反映。

在病理变化方面，中医学在强调疾病的发生是由于正虚邪侵即所谓"邪之所凑，其气必虚"的前提下，认为自然界四时气候的变化对疾病的发生、变化、预后和转归都有一定的影响。如《灵枢·四时气》篇说："四时之气，各不同形，百病之起，皆有所生。"《素问·金匮真言论》说："春善病鼽衄，仲夏善病胸胁，长夏善病洞泄寒中，秋善病风疟，冬善病痹厥。"说明疾病的发生与四时气候的变化有关，不同季节有其季节性的多发病和时令流行病。《素问·脏气法时论》还指出："至其所生而愈，至其所不胜而甚，至于所生而持，自得其位而起。""病在肝，愈于夏"，"甚于秋，持于冬"，"起于春"等。说明某些疾病受四时气候的影响，而呈现。

季节气候的变化对人体生理、病理的影响，体现在妇科方面也是很明显的，《内经》指出："天地温和，则经水安静；天寒地冻，则经水凝泣；天暑地热，则经水沸溢；卒风暴起，则经水波涌而隆起。"说明妇女月经的运行，与天地寒暑之气，具有相应的关系，在调治月经疾患时，应充分考虑到这一因素。例如，妇女月经周期在暑热季节多有前提，寒冬季节则常有错后，而崩漏患者，夏季发作者较冬季发作者为多。带下病属于虚寒者，冬季发病较甚；属于温热者，夏季发病较甚等等。因此，在诊治妇科疾病时，要掌握季节和气候变化的因素，因时制宜。有时还要利用季节气候的转变条件，进行调治，据临床体会，阴虚阳亢的月经过多，冬季的疗效较夏季为佳，而寒凝血瘀的月经量少，痛经、闭经等，夏季的疗效则较冬季为高。此外，古人认为人体气血的盛衰及发病，与月的盈亏变化也有一定关系。如《素问·八正神明论》说："月始生，则血气始精，卫气始行；月郭满，则血气实，肌肉坚，月郭空，则肌肉减，经络虚，卫气去，形独居。"《灵枢·岁露》篇："月满则海水西盛，人血气积……当是之时，虽遇贼风，其入浅不深。至其月郭空，则海水东盛，人气血虚，其卫气去……当是之时，遇贼风则其入深，其病人也卒暴。"这种关系体现在妇科方面，如妇女的月经周期与月的盈亏变化有关。《妇人良方大全》说："经血渐盈，应时而下，常以三旬一见，以象月盈则亏也。"据成都中医学院吴今义等人调查资料表明：女性月经周期平均为29.5日，一个朔望月（即新月—满月—新月）正好是29.53日。而人的出生率在满月前后最高，新月出现时最低。以相同的朔望月统计，从末次月经开始日算起，孕期为9.50±0.01月，从受孕之日算起，为9.00±0.01月也就是说，在朔望月的满月产后受孕的最多。可见月经周期与月的盈亏有关系，虽然尚待进一步研究，但至少可以认为是有一定联系的。依据这种关系，对于月经病的治疗，应考虑到月经期的不同特点。如经前月满气血实，治不可蛮补，以免实实，经后月空气血虚，治不可妄泄，以免虚虚。《素问·八正神明论》指出："月生而泻，是谓藏虚，月满而补，血气扬溢，络有留血，命曰重实。"对妇女病的治疗当有一定的指导意义。

　　不仅四季和月的盈亏变化，对人体生理、病理活动有一定影响，即在一日之内的昼夜晨昏的变化，在幅度上虽不象四季那样明显，但对人体也有一定影响。人体的阳气在一天的晨、午、昏、夜有着生长收藏的规律，疾病也有着"旦慧，昼安，夕加，夜甚"的不同变化。体现在妇科病方面，如崩漏患者在日晡时出血量较多，痛经病人多在夜间腹痛较甚，孕妇临产的阵痛发作深夜较重（当然还要因人因证而异），意在正确掌握昼夜的阴阳变化，联系整体，分析病机，知时论证，对于临床更好地防治妇科疾病，无疑是有其重要意义。

　　在人与自然界的关系中，中医学也十分重视地域气候的差异，以及地理环境，居住条件，生活习惯等的不同，对人体的影响。如《素问·异法方宜论》就具体讨论了东、南、西、北、中五方的地理气候的特点，及生活习惯与人体生理活动及好发疾病的关系。临床有不少妇科疾病的发生，都与地域环境、居处条件、生活习惯等因素有关，如痛经、闭经的发病以寒带地区的女性为多；月经量多、月经先期、倒经等则与素嗜辛辣之物，以及经常在高温条件下作业等有关，所有这些在妇科临床中都应予以重视。

　　综上所述，整体观念是中医的基本观念，它体现了中医学朴素的唯物辩证的思想方法，从这一观念出发，要求医者正确地掌握和处理局部与整体的辩证关系，防止单纯地着眼于病变的局部，而忽视整个机体反应状态的形而上学观点。整体观念对各科临床都具有指导意义。其在妇科临床的具体运用，就是对于妇科疾病的预防、诊断、治疗等，要处处从整体出发。在预防疾病上要强调"不治已病治未病"。在经期、孕期、哺乳期，要注意防护和卫生，以防患未然。如《校注妇人良方》说："若遇经行，最宜谨慎，否则与产后证相类。若被惊恐劳役，则血气错乱，经脉不行，多致癞瘕等疾；若逆于头面肢体之间，则重痛不宁；若怒气伤肝，则头晕胁痛呕血，而痹疬疮疡；若经血内渗，则窍穴淋漓不已。"指出了忽视经期卫生所产生的后果。其他关于孕期卫生，临产特护，产后调养等方面，在历代妇科医籍中也都不乏深刻而详尽的论述，强调了预防的重要性。而在既病以后，则要做到早期发现，早期治疗，防止其由轻变重，由局部到全身，使疾病在渐而未深，微而未甚的阶段，就能得到及时的制止。如月经量少常是经闭之渐；月经先期量多。则是崩漏的端倪：抑郁失志，肝气不舒，常能影响心脾，导致化源匮乏，引起闭经，所谓"二阳之病发心脾，有不得隐曲，女子不月，"进一步则可"传为风消，传为息贲"而成为重证不起。凡此均应见微知著，杜渐防微。在对疾病的诊断治疗上，要强调"辨证论治"，正确处理局部与整体的关系，以及经、带、胎、产等病与脏腑经络气血的相互关系，强调因时制宜，因地制宜，因人制宜，把天、地、人密切结合起来，把防与治，治与养密切结合起来。总之，整体观念在妇科临床的体现是多方面的，是具体的。本文只是做一概括讨论，有许多内容还有待进一步发掘整理，以期更好地指导妇科临床实践，为保障广大妇女的身心健康作出贡献。

第六章

气分药在妇科疾病中的应用

古人谓"妇人以血为本。"然而，血之与气关系密切，二者浑然一体，不可分割。气与血在人体生理、病理上有着重要意义，在妇女，尤有其特殊的活动规律。妇科病的治疗，大要无外乎调理气血。就中气分药的应用，对调畅气机，运行气血，开闭导滞，活泼生息，实具有重要作用。拟就气血活动的一般规律，及妇女气血活动的特点，谈谈气分药在妇科疾病中的应用及体会。

气血活动的一般规律

人体一系列生命现象的产生，归根结底是由于各脏腑的功能活动不断进行的结果。脏腑的功能活动，主要体现在气血的化生和运行方面，而气血又是脏腑功能活动的物质基础，这便是脏腑与气血之间的辩证关系。气血的活动，在人体生理、病理上具有重要意义，如《寿世保元》说："人生之初，具此阴阳，亦具此气血，所以保全性命者，气与血也。气血者，乃人生之根本。"十分强调了气血在生理上的重要性。

在病理方面，脏腑功能失常，必然导致气血失调，而气血失调也必然影响及脏腑功能活动的正常进行。因此，气血失调实为一切疾病中最具有普遍意义的一种发病机制。故《素问·调经论》说："血气不和，百病乃变化而生。"朱丹溪还进一步指出："气血冲和，万病不生，一有怫郁，诸病生焉。"因此，无论何种因素，凡影响及气与血，而致气血失调者，即能引起疾病的发生。故而就一般意义来说，治疗疾病就是要"疏其血气，令其条达，而致和平。"（《素问·至真要大论》）

气与血的生成，都源于水谷精微，又同是人体生命活动的物质基础，但二者性质有别，作用亦异。气属阳，为无形之用，强于流动；血属阴，为有形之体，静而少动，赖气以行。"气主煦之"，有生血、摄血、推动血液运行的作用，所谓"气为血之帅"，"血主濡之"，有营养滋润各脏腑组织，并载血运行的作用，所谓"血为气母"；二者作用虽异，但相互为用，共同维持着人体生命活动的不断进行。而在二者之中，又以气实居主导地位，故《难经·八难》说："气者，人之根本也。"人的生存，就是气的有机结合，气之不存，则生命也就停止，所以古人强调："人之一生，全赖此气，气集则生，气散则死。"充分说明气在人体中的重要作用。

气在人体内循着一定的途径，按照一定的经络血脉的循行路线运行不止，并且是循环往复，终而复始的。古人将气的这种循环流动称之为"道"。如戴震说："道，犹行也，气之流行生生不息，故谓之道。"《内经》也指出："气之不得无行也，如水之流，如日月之行不休，如环之无端，莫知共纪，终而复始。"若气有一息不行，则病不旋踵，所谓"一息不运则机抒停，一毫不续则霄壤判"。因此，气机调畅，运行无碍，始能气血协调，脏腑安和，体健无病；若气机壅塞，运行不畅，气血失调，则疾患丛生。故朱丹溪说："血为气之配，气热则热，气寒则寒，气升则升，气降则降，气凝则凝，气滞则滞，气清则清，气浊则浊。"因此，气机失调，即可导致或以气为主，或以血为主的病理变化。所谓调和气血，在很大程度上，要以调畅气机为主导，使之升降出入，畅行无碍，庶几气血协调，脏腑安和，病患得瘳。

妇女气血活动的特点

人体脏腑经络气血的活动，男女基本相同。但因妇女在解剖上有胞宫、胞脉，在生理上有月经、胎孕、产育和哺乳等不同于男子的特点，因而妇女的脏腑气血活动也就有其特殊规律。一般说来，妇女以血为本，血是月经的主要成分，具有滋养胎儿之功，且可以转化为乳汁以哺乳幼儿。故薛立斋说："血者，水谷之精气也，和调于五脏，洒陈于六腑，妇人上则为乳汁，下则为月经。"妇女在经、孕、产、乳期间，由于数脱其血，以致机体常处于血分不足，气分有余的状态。如《灵枢·五音五味》篇说："妇人之生，有余于气，不足于血，以数脱其血也。"故妇女疾病也以血分病居多。如汪石山说："妇女以血为本，但人肖天地，阴常不足。妇人加哺乳，月经之耗，是以妇人血病者多。"但血与气相互资生，相互依存，血为气之配，血分受伤必影响及气分，气分受伤也必然波及于血分，所谓"气病则血不能独行，血病则气不能独化"。气与血在生理、病理上是互相关联的。气血不仅是妇女经、孕、产、乳的基本物质和营养来源，且气血失调影响冲、任、督、带的正常功能，也实为经、带、胎、产等妇科疾患产生的重要机制，其中又以气机不畅为气血失调的关键所在。所以朱丹溪认为，经不调多由于气，"经来能块者，气之凝也，经将行作痛者，气之滞也，行后作痛者，气之虚也。"《济生方》更进一步指出："气之为病，男子妇人皆有之，惟妇人血气为患尤甚。盖人身血随气行，气一壅滞，则血与气并，或月事不调，心腹作痛，或月事将行，预先作痛，或月事不已，淋漓不尽，心腹作痛……是皆气之为病也，故调经养血，莫不以顺气为主。"充分说明，调气在妇科疾病中的治疗意义。

气分药的概念及常用药的分析

所谓气分药，广义来说，乃泛指一切治疗气分病的药物，如益气、行气、降气、升气等等。本文则专指以理气解郁为目的的理气类药物。理气药多用于脏腑怫郁，气不周流，郁积不通，气血失调的病理。脏腑气机的升降出入能否协调，气血运行能否通畅，每与肝之疏泄功能正常与否有很大关系。因肝为血脏，体阴用阳，具有贮藏血液，调节全身血流，以及疏调气机，流畅气血，疏浚经络的功能。所以肝气条达则脏腑安和，气血津液生生不息，对于维护机体健康，防御病邪侵犯，有重要意义。故《灵枢·师传》篇说："肝者，主为将，使之候外。"肝与冲任二脉通过经络互相联属，肝的生理功能正常，藏血守职，肝血充足，则冲任通盛，月事得以时下，胎、孕、产、乳诸皆正常。若肝失疏泄，脏气怫郁，气血不调，则不仅贻害脏腑，而为诸病之发端，且使妇女经、带、胎、产失于恒常，而诸病起，故有"万病不离乎郁，诸郁皆属于肝"，以及"肝为女子之先天"的说法。由此可见，肝实为诸脏之枢纽，肝气郁则诸脏之气也郁，而妇科诸病之发生，也多以肝失疏瀹为肇始。因此，气分药的应用，重点在疏肝调肝，理气解郁，从而斡旋脏腑气机，调畅气血运行，以达到愈病的目的。气分药在补益气血、破瘀化滞等治法中，亦每多应用，以起到补而不滞，行而不涩的作用。

对于理气类药物，前人曾各有举要。如王旭高以肝气自郁本经者，举香附、郁金、苏梗、青皮、橘叶之属；黄宫绣《本草求真》则举木香、香附、柴胡、川芎之类，张山雷篡集的《脏腑药式补正》，列举天仙藤、青木香、广木香、乌药、元胡、郁金、蔻仁、砂仁、竹茹、丝瓜络、陈皮、橘叶、香橼、枸橘等味以疏肝行滞；江笔花《笔花医镜》以泄肝理气药之作用强弱，分举郁金、桃仁、青皮、沉香、莪术等为猛将，香附、木香、柴胡、川芎、元胡、川楝、佛手、瓜蒌壳、白蒺藜等为次将。其他如朱丹溪调气恒用木香，张山雷推崇川芎、乌药、香附等，不胜枚举。上述诸家所举之药，虽有未尽惬意者，然都可供临床应用时之参考。

个人体会，气分药之应用，当区别病之在气、在血，孰为轻重，以及病情演变之不同，兼夹因素之各异等情况，分别选用适当药物，庶能恰合分际，以尽其用。兹将个人在妇科临床中较多应用之药物，概举如下。

在临床对于凡属脏腑气郁，升降失司，而病情较轻者，较常选用苏梗、橘叶、天仙藤、蔻仁、砂仁、香橼、陈皮、佛手、代代花、厚朴花、合欢花、玫瑰花等类舒理气机；体壮邪实，胁肋支撑，胸腹胀满、病情较重者，则多选用甘松、青皮、木香、沉香、香附、柴胡、乌药之类，重予理气，以杀病势；气滞初入血分，或气滞兼夹血瘀者，可选用川芎、柴胡、郁金、川楝、元胡之类，以理气为主，通络为辅；血瘀兼挟气滞者，可选用泽兰、乳香、没药、三棱、莪术、郁金之类，重予通络化瘀，兼能行气。其他如兼寒可选小茴香、丁香、荜茇等；兼热可选川楝、竹茹等；夹痰选覆花、苏子等；兼湿选川朴、藿香、佩兰、石菖蒲等。诸药在临床运用时，要掌握各药性能，斟酌药量的轻重，药味的多寡，悉随病机以赴，方能丝丝入扣，守而无失。兹对上述诸药功能作简要分析如下。

香橼 辛苦酸，性温。具理气止痛，和胃化痰之功。本品性较中和，常用于妊娠期脘痞不舒，食欲不振，以及乳胀胁痛等症。其舒肝和胃功近玫瑰花，但彼能活络，此兼化痰，故治肝胃不和之妊娠恶阻可用；行气止痛略同青皮而力弱，故妊娠腹痛常用为佐药。《本草从新》谓："单用，多用，亦能损正气，须与参、术并行，乃有相成之益尔。"故用时须注意。

苏梗 辛温，功能理气宽胸，解郁安胎。常用于妊娠呕吐，腹胀，胎动不安之因于脾胃气滞者。临床可伍用橘皮、砂仁等，以广其效。

橘叶 苦平，入肝经。本品疏肝解郁，消肿散结，多用于妇女痛经，乳房胀疼，及乳痈等证。

关仙藤　苦温，入肝脾两经。功专行气利水，活血通络。常用于妊娠水肿，产后腹痛等症。陈景初天仙藤散，以此药为君，用治子气见有妊娠足肿，渐至两膝，喘闷不安，甚则两趾流黄水等症，盖用其行气利水也。余常于痛经，产后腹痛等属于气滞血瘀者酌量用之，以理气行滞，通络止痛。

砂仁　辛温，专入脾胃，兼入肾及大、小肠。具有理气宽中，健脾化湿之功。用治妊娠恶阻，胎动不安之因于气滞夹寒者为宜。故《本草求真》谓："若因实热而云胎气不和，岂能是乎。"砂仁与白蔻仁功效近似，但砂仁香窜气浊，功专中下二焦，暖胃燥湿兼能安胎；蔻仁芳香气清，功专中上二焦，和胃止呕兼能宣肺。

陈皮　辛温，专入脾肺，兼入大肠。其气芳香，其性升浮。用治妊娠恶阻之因于胃热气逆者，可伍竹茹、黄芩；痰湿中阻者，可伍清夏、白术等。黄宫绣认为，本品"同补剂则补，同泻剂则泻，同升剂则升，同降剂则降，各随所配而得其宜"，说明其随配伍不同而作用广泛。余临床对妇科诸病而兼见消化系统症状者，每多伍用。

佛手　辛苦酸温。疏肝解郁，理气和中，多用于肝郁所致之胸胁胀痛，食欲不振，呕吐等症。配竹茹、黄芩用治妊娠恶阻。余对妇女经前乳房胀痛，产后乳汁不下，乳胀胁痛，以及更年期妇女之胸膺闷痛、刺痛等，兼见食纳不馨者，每常伍用佛手花，以其偏于行气止痛，兼能开胃醒脾。

玫瑰花　甘苦性温，气味芳香，归经肝脾，具有疏肝理气，和血调经之功。对于妇女月经不调，脘胁胀痛，咯血、吐血之属于肝气郁滞者，用之适当，效用甚佳。

青皮　苦辛性温，能引诸药入肝经，以疏肝破气，散结止痛，用治肝气郁滞之胁痛腹胀甚有效果。妇女气滞痛经，经行不畅者，每多伍用行气止痛，甚有捷效。用其治妇女乳痈未溃、乳痛甚剧者，可与橘叶、瓜蒌、甘草之类伍用，以疏肝行滞，散结止痛。然本品只可暂用，不宜久服。李时珍谓其"有滞气则破滞气，无滞则损真气"。故气虚自汗者，咸非其宜。

木香　辛苦性温，长于理胃肠滞气。入肝脾两经，功能疏肝醒脾。用治妊娠胎动不安，胸胁满痛，嗳气泛酸，食少腹痛等，因于脾胃气滞，肝郁不舒者，适量应用可收到启运中焦，而通上下的效果。

沉香　辛苦性温，归经脾胃。本品温而不燥，行而不泄，用治胸腹气滞，胸闷作痛，肠鸣腹泄之属于寒证者为宜。其他如胃寒气逆之呕吐，肾虚不纳之喘逆，可用以降逆止呕、温肾纳气。妊娠恶阻之因于脾胃虚寒，见有呕吐脘痞等症者，与紫苏相伍，具有温中降逆，理气宽中之功。黄宫绣谓："同藿香、香附则治诸虚寒热，并妇人强忍入房，或过忍尿，以致胞转不通。"个人对妊娠浮肿，小便不利，腰膝冷痛诸症，于温阳健脾渗湿药中，用为佐使颇佳。《本草备要》谓其"能降亦能升"，然究属降多升少，苟有气虚下陷者，非其所宜。妊娠期间，用量宜轻。

香附 味辛微苦。气平。为理气解郁要药，《本草纲目》谓其"行十二经八脉气分""利三焦，解六郁"，李杲谓"能治一切气"。本品理气兼能和血，为"血中之气药"，对于妇女月经不调、经行不畅、闭经、痛经等属于肝郁气滞者，用之颇佳。因此，《本草纲目》称它为"女科之主帅"。如香附与当归配伍，活血调经止痛颇佳，常用于月经不调、痛经之属于气滞血瘀者。

【按】《中藏经》"铁罩散"，以一味香附为末，紫苏煎汤，调服3克，谓能安胎。其他方书中亦都见有香附"疗崩漏""固胎元"的记载，认为它有"益气止血""生血"之功。张山雷《女科辑要笺正》强调其"确有举陷之力"。按香附行血中之气，虽能引补血药至气分，以活泼生机，但它属理气香窜之类，用治妇女胎前产后诸病，总以七情过极，肝气郁滞者才为恰当，若气虚无滞，或阴虚血热之崩漏、胎动不安者，应知所忌。

故《本草纲目》强调"须辅以益血凉血之药，气虚者兼入补气药，乃可凑功也"。

柴胡 苦平微寒，归经肝胆。以其升中有散，和解退热，故近代多列入解表药中，殊不知其实为舒肝解郁之佳品。故黄宫绣《舒肝法》中举有柴胡，并谓"人第知柴胡能发表，而不知柴胡最能和里"。

【按】柴胡"主寒热"首见于《神农本草经》，后世本草亦多沿袭，但未明白指出其主何类寒热。日人古益东洞《药征》谓："质之仲氏之书，其用柴胡也，无不有胸胁苦满之征。今乃施诸胸胁苦满，而寒热往来者，其应犹响之于声，无胸胁苦满证者，用之皆无效焉。"胁乃肝经部位，是知柴胡所主之寒热，当指少阳枢机不利，肝胆不和之往来寒热，非指外感之寒热。故《本草正义》认为，柴胡能使"外邪之在于半表半里者，引而出之，使达于表，而外邪自散"。正因为柴胡功在舒肝和解，故在妇科疾病中，凡属肝郁不舒者，皆可应用。《医学启源》称其为"妇人产前产后必用之药"当非妄语。

柴胡性能外散，医界有其劫夺肝阴之说，于治肝郁药中多不敢入方。个人认为，柴胡气味俱薄，苦平微寒，未必就有劫阴夺液的严重危害，但对肝气上逆，肝火上炎的证候，大量使用柴胡，足以助其鸱张，引起出血，亦须慎之。

柴胡在临床应用时，每与肝经血分药配合，如逍遥散、柴胡疏肝散等方中，均有归、芍之类。另外还须注意其适应症，如肝阴不足，舌光无苔，舌质干绛者，非其所宜。古有酒制升清止泻，醋制止血止痛，鳖血拌抄退热之说，今人因柴胡产地不同，有南软、北硬之分，在临床应用亦有所依，皆足资参考。

乌药　辛温，入肝脾肾经。《本草备要》谓："一切病之属气者，皆可治。"张山雷也推崇乌药，认为"乌药气味皆薄，质亦不重，是为行导气机轻灵之品，不刚不燥，是肝脾气分之最驯良者。"乌药长于温行气滞寒郁之候，尤堪下焦之寒性气痛，对于妇女肝气郁滞或肾间冷气波及肝经的痛经病，常用为主药。武之望《济阴纲目》载"乌药汤"及"加味乌药汤"，用治妇人"血海疼痛"，及"妇人经水欲来，脐腹疼痛"等症，均以乌药为君。

按　乌药与香附、木香，均为理气要药，但三者各有所长；香附辛苦，开郁散结，多用于妇女肝气郁滞之乳胀胁痛，月经不调；木香苦温，入脾爽滞，常用于妊娠恶阻，胎动不安之属于脾胃气滞者；乌药辛温，温肾散寒，每用于气滞寒郁，经行腹痛者。其他如产妇肾气虚寒，膀胱失约，小便频数或淋漓失禁，色白无痛者，常在温肾化气药中配伍应用，以止小便频数。个人体会，乌药亦血中气药，与香附配合用治痛经，效果尤佳。

川芎　辛温香窜，专入肝经。其香气雄厚，最善疏通，故张锡纯说它"上升下降，外达内透，无所不至"。张山雷亦认为："川芎芳香升举，肝气遏郁而不能条达者宜之。"

按　川芎为血中气药，凡妇女肝郁不舒，血中气滞，血行不畅之月经不调、痛经、闭经、难产、胞衣不下，以及产后恶露不净之腹痛拒按等症，皆可随证应用。《本草纲目》载有验胎法，于妇女过经三月者，用川芎为末，空心热汤调服一匙,腹中微动者是胎,不动者是闭经,也是取其行气活血之力。但本品温窜升动,阴血不足,肝火亢盛者宜忌。

郁金 辛苦气寒,入心肝胃三经。功能行气解郁,活血凉血。本品为气中血药,理气之中兼能破瘀,宜于肝郁化热,气血郁结之痛经、闭经等症。对于肝郁化热,经脉逆行的倒经、逆经等,可配合凉血止血之药,使血止而无留瘀之弊。一般用"广郁金",另有"川郁金"行血之力尤强,行气之功较逊。

川楝 苦微酸性寒。前人或谓入心或小肠经,或谓入肺脾胃诸经,实则本品入肝经,为疏肝理气之良品。故《中国医学大辞典》谓其"泄肝邪,治肝气痛、肝气胀、肝经腹痛及疝痛要药。"临床对于妇女肝气横恣,肝经郁热之经前乳胀胁痛,气急易怒,或经行脘腹灼痛、胀痛等症,每与元胡合用以增强止痛效果。但因性寒,用于寒证常须配伍吴萸、小茴等温里药。因于肝血不足,月经涩少,色深,少腹隐痛乃至经闭者,可仿魏玉璜一贯煎法,置于大队养血柔肝药中,以使肝木驯服,脉络通活。

元胡 辛苦温,入肝经兼入心经。能行血中气滞,气中血滞,为止痛要药。其止痛作用部位广泛而持久,凡气血郁滞,一身上下、内外诸痛,非此莫属。故张山雷盛赞其功,认为"元胡虽曰入血,而善行气滞,其质虽坚,然不重坠,疏气之效颇著,以治气机不利,闭塞膜胀,胸胁脘腹诸痛,最有捷应……且亦无攻破下泄,诸损真气之虞,能解肝脾两家郁结,尤其专长,和平而有速效,绝无刚燥猛烈之害"确非浮夸之词。《本草纲目》谓本品"止妇人经水过多,赤带不绝,胎前产后,血气诸痛"。临床常用于妇女月经痛,产后胞衣不下,及儿枕作痛等证,每有效果。虚人当与补药同用,孕妇用之宜慎。

三棱 辛苦平,入肝经,能破肝经血分之气。《大明本草》谓其"治妇人血脉不通,心腹痛。落胎,消恶阻。补劳,通月经,消气胀,产后腹痛,血晕,并宿血不下"。

按 三棱为血中气药,《本草纲目》谓"其功可近于香附,而力峻"。但香附以行气为主,本品则以破血为优,故宜用于血瘀气滞之月经不调、痛经、闭经、产后瘀血作痛,及癥瘕等证。本品同气药用则偏于行气,同血药用则重在破血,要在临床之配伍适当。

莪术　辛苦性温，入肝经，行气中之血。其理气之功优于三棱，破血之力则不逊于三棱。若二者配伍，用于血瘀气滞之闭经。痛经，产后瘀血作痛，及癥瘕等证，更可加强行气破血，磨积消坚之功。张锡纯谓："三棱、莪术，性近平和，而以治女子瘀血。虽坚如铁石亦能徐徐消除，而猛烈开破之品，转不能建此奇功，此三棱、莪术独具之良能也。而耳食者流，恒以此消坚开瘀，转疑为猛烈之品，而不敢轻用，几何不埋没良药哉。"诚为经验之谈。然二者毕竟是开破之药，虚人需得参、芪之类佐之。庶几乎方能适其用而无流弊。《中医方药学》参考资料谓：据临床报道，对子宫颈癌用莪术提取液或挥发油局部注射，能使肿瘤组织坏死，续则脱落。故用治此病有相当疗效。

乳香　辛苦微温，香窜理气，活血通经，为止痛药。常用于血因气滞，凝而不通而致之心腹诸痛、跌扑肿痛、痈肿疼痛等证，具有推陈致新之妙，方书皆谓其能生血。对妇女气滞血瘀之痛经，及产后瘀血不下之腹痛等，均有良好止痛效果。在《本草纲目》及《本草拾遗》中均有治妇人难产折伤及妇人血气瘀滞作痛的记载。本品香窜入心，古人尝用治心风癫狂。余师其意，对妇女热入血室，血蓄下焦之心烦躁扰，神志乖常，以及经行手足抽搐等症，每多伍用，以祛风伸筋。

没药　苦平微辛，入肝经。功能与乳香同，但破血散瘀之力胜于乳香。《本草纲目》谓"乳香活血，没药散血，皆能止痛消肿、生肌，故二药每相兼而用。"张锡纯谓乳、没"善治女子行经腹痛，产后瘀血作痛，月事不以时下"。临床对经闭，癥瘕，痛经，产后腹痛，按之益剧的病症，二药并投，每能增强止痛效果。

小茴香　辛温，功能理气开胃，散寒止痛。以其能入下焦，温经散寒，故多用于小肠疝气，少腹坠痛牵及睾丸者。妇女寒滞肝脉之经行腹痛，月经后期，量少色暗有块者，可配伍理气止痛，活血通络之品应用。妇人阴痒，尿频、尿痛等证，用之煎汤熏洗，常获效果。

荜茇　辛温，功能温中散寒，行气止痛。常用治心腹冷痛，呕吐腹泄，头痛，齿痛，冷痢，阴疝诸疾。妇女月经不调，经行腹痛等属于寒凝经脉，以及宫冷不孕者，也可伍用。《本草拾遗》谓治"妇女阴冷无子"。《普济方》载"二神丸"以荜茇、蒲黄等份为末，蜜合为丸。用治妇女血气不和，疼痛不止，以及下血无时，月水不调诸疾。

吴茱萸 辛苦燥热，专入肝经气分，并入脾胃，具有舒肝利气，温散肝经寒邪，降逆止呕之效。临床对于妇女宫寒不孕，少腹冷痛，经期错后，血少色黑，以及痛经等证，常与理气止痛，和血通络之品配合应用。

此外如大腹皮之下气宽中、利气消肿，用于子肿；大刀豆、丁香之和胃降逆、止呃止呕，用于妊娠恶阻；白檀香香窜理气止痛，对于痛经兼有胃寒脘痛等，也可应用。

气分药的应用

如前所述，经、带、胎、产是妇女生理特点的体现，它们与脏腑气血，以及冲任二脉的关系至为密切。气血不调，脏腑失和，冲任不能通盛，则必然引起生理特点的反常，从而导致经、带、胎、产方面的病变，其中气血失调乃是导致发病的主要机制。从生理病理角度来说，"气"主要指脏腑的机能活动。气机失调，升降紊乱，则是对内脏病理现象的概括。因此，气血失调的病理本身，就概括了脏腑失调的因素在内，而冲任二脉的能否通盛，在很大程度上又要取决于气血是否调畅。所以气血失调，特别是气机紊乱，当是妇女经、带、胎、产诸病发生的关键所在。

经、带、胎、产各自包括着不同的特点和内容，各类疾病在临床的具体表现也变化多端，不一而足。概言之，除生理异常外，则不外气病和血病。如气病可有气虚、气郁、气逆、气陷之不同。气虚、气陷者，可见有月经先期、月经过多、崩漏、胎漏、难产、胞衣不下、恶露不止、子宫脱垂、带下不止等病证；气郁、气逆者，可见有月经后期、月经先后无定期，痛经、闭经、癥瘕、不孕、妊娠恶阻、子烦、子悬、恶露不下、乳汁不下等病证；血病可见有血虚、血瘀、血热、血寒等区别。血虚者可见有月经后期、月经过少、闭经、痛经、不孕、子痫、产后血晕、产后发热、乳汁缺少等病；血瘀者可见有月经过少、痛经、崩漏、闭经、产后腹痛、恶露不绝等病证；血热者可见有月经先期、月经过多、崩漏、经行吐衄、胎漏、子烦、妊娠恶阻、产后发热等病证；血寒者可见有月经后期、闭经、痛经、不孕、产后腹痛等病证。由此可见，经、带、胎、产既是四类独立的疾病同时又有其内在联系。其中某些病又往往就是另一种病的延续和发展。如血虚经少或月经后期，可发展为闭经或不孕，血热月经先期或量多，可发展为崩漏不止或闭经等。至于其证候的表现，则不外虚、实、寒、热，治之赐以温、清、补、消诸法。兹就经、带、胎、产四类疾病的证候与治法，谈谈气分药的具体应用。

月经病　月经疾患多表现为月经的周期、色、量、质的改变，以及有无头、胸、腰、腹等方面的自觉症状。其致病因素虽有外感、内伤之别，大抵不外气血的虚、实、寒、热等证型。

①血寒证　血寒证有虚实之别。寒证多因寒凝经脉或寒客胞中，以致血行不畅，经脉瘀阻而发病；虚证则系阳虚阴盛，不能温煦经脉和胞宫，以致运行无力，化生乏源而发病。临床可见于月经后期、月经过少、痛经、闭经或不孕等疾病。其症状表现，如经前或经期腹痛，得热则缓，或喜按揉，月经量少或过多，周期延长，经色暗红或紫、或浅淡、或有血块，形寒肢冷，面白、舌淡、苔白滑、脉沉紧，或沉迟无力等。治从"寒则热之""阳病治阴"之法。寒实者温散寒邪、和血调经为主，可适情选择橘叶、吴萸、川芎、乌药、小茴等兼予行滞，始能寒凝得散，经脉得通，气血得行。腹痛甚者，再加没药、元胡、白檀香等行气活血止痛。若为虚寒证，则在温经补血的基础上，可适情选用香附、乌药、川楝等，引气药入血，以活泼生机。

②血热证　热邪蕴蓄营血，迫血妄行，或气郁化火，煎熬阴血而引起的月经疾患，可见于月经过多、月经先期、崩中漏下，或月经过少、倒经等。临床主要表现为月经周期缩短，经色深红或紫，月经量多或下血如崩，质黏稠，或月经先期量少，经色紫黑，经期或经前吐血、衄血，心烦口渴，喜冷恶热，烦躁易怒，舌红苔黄，脉滑数或细数等。治从"热者寒之"，"壮水制火"之法。气郁化火者，在清热凉血基础上，常选用醋柴胡、醋香附、川楝子、醋青皮等药，以疏肝解郁，辛散热邪。若经量过多，则予凉血止血药中伍香附、川芎等止血而不留瘀；经脉逆行，吐血衄血者，可选用沉香、木香、降香等降气散热，引血下行；血热阴虚者，则在滋阴清热的基础上，少佐醋柴胡、川楝子等行滞和血，以防滋腻。

③虚证　举凡气虚、血虚、阴虚、阳虚，以及气血两虚所致之月经疾患，均为虚证范畴。可见于月经先期、后期、量多、量少、先后无定期、痛经、闭经、崩漏，及绝经期前后诸症。临床主要表现为月经过多，淋漓不断，色淡质稀，肢倦便溏，或月经后期，量少或点滴不下，少腹隐痛，面色萎黄，畏寒喜暖，腰膝酸软，或手足心热，头晕耳鸣，失眠盗汗，舌淡苔薄白，或无苔，脉沉弱无力或虚细等症状。治从"虚者补之"，"因其衰而彰

之"立法。气虚者，以补脾益气为主，可适情选用小量砂仁、陈皮、柴胡之类，使补而不滞，气机调达；气不摄血，崩漏不已，淋漓不尽者，当从"散者收之"，"下者举之"立法，固摄升提中可适情选用小量制香附、川芎、醋柴胡之类，使涩而不滞，留而无瘀。临床扶阳必兼益气，补气也每佐通阳。阳虚气机运行迟涩，往往虚中兼滞，治当扶阳益气为主，少佐行气理滞之药，可视情选用陈皮、柴胡、吴萸、乌药之类。血虚者，在滋阴补血的同时常须益气，以使"阳生阴长"，可少佐砂仁、香附、玫瑰花之属，一为畅运血行，使滋补而不腻膈；一为引气药入血，而生血气。

④实证　气滞或血瘀所致的月经疾患多属实，即所谓"邪气盛则实"。如肝郁气滞，气滞血瘀所致之月经后期、先后无定期、痛经、经行吐衄及经期前后诸症等。临床表现为月经周期延长，或先后无定期，量少，经行不畅，小腹胀痛或坠胀，或经期乳房胀痛，烦躁易怒，舌质暗红或有瘀点，脉弦等症。治从"木郁达之"，"结者散之"立法。肝气郁滞者，以舒肝和营之逍遥散为主，常加香附、川芎、玫瑰花、木香之类，所谓"肝欲散，急食辛以散之"；若肝郁化火，经行吐衄，去柴胡加丹皮、栀子，并视情少佐沉香、木香、橘皮、竹茹等辛开苦降；气滞初及血分，经行不畅量少者，加青皮、郁金、川芎、泽兰等行滞通络；瘀血为主者，见有经行涩少或经闭，腹中有块，疼痛拒按，经色紫黑有块，舌质紫暗或有瘀点等症，治从"血实者宜决之"立法，以破血逐瘀为主，配伍理气行滞之品，如三棱、莪术、乳香、没药、橘核、青皮、香附、木香等，以使气行血行。

带下病　带下病的形成，虽有恚怒不解，房室太过，或感受湿毒等不同因素，但就发病机制而言，则与肝郁、脾虚、肾虚、湿热下注等有关。故傅青主说："夫带下俱是虚证……肝郁而气弱，则脾土受伤，湿土之气下陷，是以脾精不守，不能化荣血以为经水，反变成白滑之物，由阴门直下，欲自禁而不得也。"因此，带下病的发生机制，总以气郁或气虚为本，而以湿邪为标。郁则气机失调，水湿不运；虚则不能化气行水，均可导致湿邪下陷，任、带失约而致带下病。至其治疗则须依据标本主次之不同，兼寒兼热之各异，分别采取治本为主，或治标为主，以及兼清兼温的不同方法。

①气郁　肝气郁滞，横克脾土，以致湿邪不运，积久化热；或肝郁化热，湿热互蕴而下注，临床见有白带时多时少，或量多质稠，或色黄腥秽，或青如绿豆汁，并见头晕目眩，乳房及胸胁胀痛，或嗳气泛恶，或急躁易

怒，脉弦或滑数等。治从"木郁达之""土郁夺之"立法。肝郁为主者，则以疏肝健脾为主，逍遥散为常用方，并加青皮、香附、橘叶、川芎、玫瑰花等辛散之品；肝郁化火，湿热互结者，以清热利湿为主，加红藤、虎杖等清热解毒，并可酌选陈皮、蒺藜、木香、佩兰等品佐入，此即傅青主所谓："湿热留于肝经，因肝气之郁也，郁则必逆……郁逆之气既解，则湿热难留"之意。倘因肝经郁火内炽，则不仅横克脾土，致湿热蕴于带脉，且肝血失藏，血随湿热俱陷于下，则为似血非血之赤带，治以凉血平肝为主，并可选加香附、白蒺藜、醋柴胡等，俾肝火平，肝气舒，脾不受克，热祛湿除，庶几可愈。

②气虚　脾气虚损，运化失健，水谷精微不能上布以化荣血，反聚湿为带病；或外湿浸渍，内合于脾，致中州不运，湿聚于下，带脉失于约束，而为带下淋漓。故缪仲淳认为"带下多是脾虚"。若脾气久虚，中阳不振，或脾虚及肾，阳虚内寒，任脉失司，则见带下清稀，如崩如泻。其属脾气虚者，见带下色白，如涕如唾，绵绵不绝，或两足浮肿，食欲不振，大便溏薄，舌苔薄腻，脉濡等症，治以健脾渗湿为主，常用方如参苓白术散，并宜加柴胡、陈皮、木香、佛手等疏肝理气之品，寓补于散，寄消于升，俾补虚而不滞邪。若脾阳不振，寒湿内盛，则带下清稀，历久不止，面色㿠白，四肢不温，少腹冷痛，苔薄而腻，舌质淡白，脉沉弱，治当温补散寒而止带，可予完带汤为主，并佐以香附、乌药、吴萸、元胡等辛温疏散，以加强温运散寒、理气止痛之功。且肝为风木之脏，"风能胜湿"，若风木不闭塞，则地气自升腾，若使清阳上升，脾运得健，自然无留湿之患。

若脾虚及肾，阳虚寒盛，则带下清冷，其势如崩，大便溏薄，小便频数清长，腰膝冷痛，小腹冷感，舌质胖淡，脉来沉迟。赵养葵说"八脉俱属肾经，……下焦肾气虚损，带脉漏下"，傅青主说"带脉通于肾，而肾气通于肝"。因此，对本类证候的治疗，在温补下元以固任、带的基础上，常伍小茴香、吴萸、香附、艾叶、白蒺藜之类，疏肝祛风，暖宫散寒。但用量宜轻，以免辛散耗气之弊。

妊娠病　妇女妊娠期间，由于精血下聚胞胎，形成阴血不足，阳气有余的特点，因而较之平时更易罹患疾病，加以胎儿阻碍气机，升降失调，运化迟滞，痰浊中阻；或素禀脾胃气虚，以致化生乏源，胎元不固等等，都可以引起妊娠疾病的发生。所以沈尧封《女科辑要》说："妊娠病源有三大纲：一曰阴亏，人身精血有限，聚以养胎，阴分必亏；二曰气滞，腹中增一障碍，则升降之气必滞；三曰痰饮，人身脏腑接壤，腹中遽增一物，脏腑之机括为之不灵，津液聚为痰饮。知其三者，庶不为邪说所惑。"因此，妊娠病的治疗，宜结合妇女生理、病理上的特点，调和气血，通畅气机，即《内经》所说："谨察阴阳所在而调之，以平为期。"并要随时注意安胎。举凡峻下、滑利、耗气、破血，以走窜有毒之品，皆宜慎重使用。

妊娠疾患的病机，也不外气血的虚实寒热，仅就气分药的应用，作简要介绍。

①气虚　主要包括脾（胃）、肾之气虚，或阳虚。"气为血帅"，气虚则血行不畅，或血失调摄；"气主煦之"，气虚温煦无力，输化无权，则水道失调或不利；气主升载，气虚则清阳不升，浊气上泛，带脉失约，胎元不固，胞系乖戾。故气虚的证候可见于妊娠恶阻、妊娠腹痛、胞漏、胎动不安、坠胎小产、子肿、转胞、子淋，以及胎死不下等病症。临床表现除有心悸、气短、倦怠无力、食少腹胀、面浮足肿、腰膝酸痛，或形寒畏冷，四末不温等气虚、阳虚共有的症状外，不同的疾病，尚有其具体的症状表现。治从"虚者补之""气虚宜掣引之"立法，以益气升阳，固摄升提为主。针对具体病证选用方剂，并伍用相应的理气行滞药物。如胃虚气逆之妊娠恶阻，可选香砂六君子汤，并伍以紫苏、佛手、合欢花、杷叶之类。妊娠浮肿因于气虚者，可选用《妇人良方》全生白术散，阳虚加肉桂，并伍以香附、乌药、腹皮、天仙藤之类以理气行水，俾"气得通调，而肿可自愈"。阳虚气弱之胎动不安、漏胎等，可选用举元煎补益肾气，并伍用制香附、炒艾叶、醋柴胡等，以引血归经；气虚转胞、小便不利，可伍用乌药、沉香、小茴香之类；阳虚气弱，血凝不行之妊娠腹痛，可用吴萸、川芎、元胡、香附等温经止痛。上述气分药的应用，在选择药物，斟酌剂量时，皆宜审证适情，恰合机宜，方能适其利而避其弊。

②气郁　气郁则血瘀，血脉凝涩，不通则痛；气滞水阻，潴留体内，聚则为痰饮，泛溢则为浮肿；气郁化火，木火上炎，损及心神，则烦闷不安，挟胃气上逆，则为呕恶。上述病机可见于妊娠恶阻、妊娠腹痛、妊娠肿胀、妊娠心烦等病症。治疗原则总以疏肝理气为主，或兼清热，或兼通络，或兼降逆，或兼和营，并分别情况佐用气药。如肝热犯胃，气逆呕恶之妊娠恶阻，则舒肝解郁、理气和中，并佐以紫苏、陈皮、杷叶、大刀豆、竹茹之类

药；气滞血瘀之妊娠腹痛，当理气活血，并佐以紫苏、香附、元胡、川楝等行滞止痛之品；肝热上扰心神，烦闷不安之子烦，则舒肝解郁，清热除烦，并适情选择，伍用紫苏、橘叶、柴胡、沉香等，所谓"肝欲散，急食辛以散之"；气机不畅，升降不利，气滞而肿之子肿，当理气行滞，并适情选择，伍用柴胡、腹皮、乌药、桔梗等疏调气机，俾升降得宜。

③阴血虚　素体血虚，妊娠后又因聚血养胎，阴血更形不足。血少则气行不利，胞脉为阻，可致腹痛，如《金匮要略》说："胞阻者，胞脉阻滞，血少气不行也"；血少不足以养胎，则为胎动不安；血不奉心，神明不安，则致心胸烦闷；阴虚阳亢，水不涵木，则肝热夹胎气上逆；精不养神，血不荣筋，则昏瞀抽搐。其他如阴虚相火上炎，灼伤津液，则肺失滋润而为嗽、为喑；津不化水，膀胱郁热，则小便淋、痛，以上诸种病机，皆缘血少阴虚而致，临床可见于妊娠腹痛、胎动不安、子烦、子痫、胎气上逆、子嗽、子喑、子淋等病症。治疗则或以养血滋阴为主，或以益气养血为主。其间，逆者平之，热者清之，燥者濡之，并适情配伍理气行滞之品，俾气顺血和，阴血自复。故傅青主说："保胎必滋肾水，而肝血断不可不顾，使肝气不郁，则肝之气不闭，而肝之血必旺，自然灌溉胞胎，合肾水而并协养胎之力。"如胎动不安之佐陈皮、砂仁、紫苏，使脾运健则化源足，而胎自固；妊娠腹痛之佐煨木香、川芎、元胡、乌药之类，使气行则血行，而痛自止；妊娠心烦之佐醋柴胡，使遂条达之性，则郁自开，逆自平；子悬之用紫苏、沉香、陈皮等疏展气机，令其腹壁开展，而胎自安；子淋之用乌药、柴胡，一升一降，则气自顺，热自降，水道自通。凡此种种，均须恰合机宜，使用适当，方能相辅相成，提高疗效。

产后疾病　产后由于失血，脉络空虚，最易招致病邪侵袭，因此产后疾病有虚有实。如张景岳《妇人规》说："产后气血俱去，诚多虚证，然有虚者，有不虚者，有全实者，凡此三者，但当随证随人，辨其虚实，以常法治疗，不得有成心，概行大补。"产后病的治疗，既要"勿拘于产后"而专持温补，又要"勿忘于产后"而过于耗散、攻逐，要随时注意调和气血，做到扶正而不助邪，祛邪而不伤正，始为周全。兹就产后病的虚、实证候，选用气分药的情况，简述如下。

①虚证　产后多虚，固是主要方面，然而虚中兼滞，临床也非鲜见，产后虚证有以气虚为主，或以血虚为主之不同。气虚者多因产妇素禀体弱，元

气不足，或产程过长，用力过度，或失血过多，气随血耗，或操劳过早，劳则气耗等原因所致。气虚则传送无力，收摄无权，化生乏源。临床表现为：产后胞衣不下，或恶露日久不止，色淡质稀，少腹空坠，或乳汁自出，量少质稀，乳房不胀，或小腹胀满，小便不能自解，或小便频数，淋漓不尽，精神倦怠，气短头晕，面色淡黄，舌胖淡少苔，脉细弱或沉缓等。治从"虚则补之"立法，以补中益气汤为代表方剂。其胞衣不下者，合生化汤，并伍行气理滞之品，如枳壳、沉香之类；恶露不尽者，加鹿角霜并伍炒艾叶、制香附等，使涩而不滞；小便频数失禁者加山萸肉、益智仁等，并伍乌药以温行膀胱气化，止小便频数；小便不通者，则补气润肺行水，用补气通脬饮（《女科撮要》），加党参、茯苓，并伍以乌药、沉香化气行水；乳汁自出者，用人参养荣汤去肉桂、木香，易柴胡以引药入经；乳汁不行者，用傅青主的通乳汤，加菟丝子、山药，并伍用橘叶、陈皮、佛手等舒肝和胃而滋化源。

　　血虚者，多因产妇素日血气不足，复因产后失血过多所致。由于失血过多，营阴耗损，津液虚竭，则筋脉失养，可致抽搐；肠道失润而令便难；营阴下夺，阳无所附，虚阳外浮而有发热，孤阳上越致令昏冒；血虚气馁，运行无力，则血滞为痛。临床可见于产后腹痛、产后昏晕、发痉、发热、便难等病症。其一般症状表现为：产后小腹疼痛，喜按揉，恶露少而淡，或突然昏晕，面色苍白，渐至瞀然不知，或突发抽搐、角弓反张，牙关紧闭，面白无华，或低热不退、两颧潮红、不恶寒、心悸、便秘、舌淡，脉虚弱或细弱无力等。血虚证的治疗当以补血为主，其间或清，或消，或通，或镇。又须视不同病机，配合应用。如产后腹痛者，用肠宁汤（《傅青主女科》）为主。并伍用元胡、郁金，寓通于补；产后血晕者，予参附汤合当归补血汤，佐以佛手、郁金，消气血之壅滞，使补而无滞；产后发痉者，予三甲复脉汤，少佐醋柴胡以舒肝木之急；产后发热者，予八珍汤去川芎，加地骨皮、青蒿，并佐以软柴胡、广郁金，以辛散血中之郁热；便秘者，予四物汤去川芎，加肉苁蓉、火麻仁、郁李仁，并伍用沉香、枳壳以行腑气。

　　②实证　产后阴血暴虚，下元亏损，抗病能力减弱，易为寒侵，或产间感寒，败血不下，或产褥期调摄失宜，感受风寒等，均可导致寒与血搏，结而成瘀。如《诸病源候论》说："或因新产而取凉，皆令风冷搏于血，致使血不宣消，蓄积在内。"因此，产后不惟多虚，也且多瘀。瘀血内阻，不通

则痛；血瘀气逆，并走于上，追乱心神，则致血晕；瘀血不去，气机不利，营卫失调，则致发热。临床可见于产后腹痛，胞衣不下，产后血晕，产后发热等病症。

产后血瘀证候的治疗，不可拘于常规，而攻破无忌，应揆度虚实兼夹的情况，或寓攻于补，或寓补于攻，或先补后攻。

寓补于攻，多用于产后近期之恶露不下或量少，色紫有块，神昏口噤，喘满气粗，少腹剧痛有块，拒按，或发热，舌质紫黯，脉沉涩或细涩等症，可选用生化汤加丹参、益母草之类。腹痛剧者，伍以木香、吴萸、没药、乌药、元胡之类药理气止痛，温经散寒；恶露不下者，伍用香附、天仙藤、乌药、泽兰、郁金之类药，行滞活血；血晕者，伍以元胡、川楝、没药、血竭之类以逐瘀止痛；产后发热者，伍鳖血炒柴胡、郁金等理气化瘀、兼能散热。

寓攻于补，多用于产后稍远，恶露多，淋漓不断。量多色淡，夹有血块，头晕少气，精神倦怠，面色萎黄，舌质淡紫，脉细弱或缓弱者。治宜补气养血，兼予化瘀，可选用生化汤加党参，并伍制香附、川芎等行气止血。倘产后较远，恶露不下，少腹胀痛拒按，脉虚弱，重按欲绝者，则须先予补气养血，如八珍汤伍元胡、郁金，继则理气活血化瘀，如生化汤加三棱、莪术等。

以上理气药在妇科经、带、胎、产疾病中的运用，只是个人在临床中的粗浅体会，勉述梗概，尚需进一步实践探讨。对于疾病的治疗，总的精神在于补不足，泻有余，以补偏救弊，调和阴阳，而药效的发挥，总要借助气机的流畅，才能达到补虚而无留滞之弊，荡邪而无窠臼之余。因此，理气药的应用范围是很广泛的。但理气药物总属香窜耗散之品，临床应用务要随机以处，用当其时，选药恰当，并宜斟酌用量的轻重，用药的多寡，始能恰如其分。

第七章

月经病的治疗

　　月经病是妇科常见病，多发病，临床表现不一，症状复杂，治法也多，似难掌握，个人认为欲调治月经病应先了解月经的生理病理，以及发病因素，才能掌握其一般治疗规律。《素问·上右天真论》说："女子二七，而天癸至，任脉通，太冲脉盛，月事以时下……七七任脉虚，太冲脉衰少，天癸竭，地道不通……"说明月经的产生或竭绝，主要与"天癸至"或"天癸竭"从而导致冲、任二脉的通盛或虚衰有关。但天癸由肾产生，肾主藏精而为元气之根，必待肾气旺盛，肾精充沛，才能使天癸发挥作用，以使任通冲盛，月经按时来潮。而肾之精气又需要不断得到后天之精（即脏腑气血）的培养补充，才能保持其充沛旺盛，阴阳调和，所以《上古天真论》说"肾者主水，受五脏六腑之精而藏之，故五脏盛乃能泻。"由此可见，月经产生的根本在肾，而它的正常与否，又实与脏腑气血的盛衰有密切关系。其中脾主运化，为气血化生之源，而冲脉又隶于阳明，脾（胃）功能正常，则气血生化有源，血海盈满，经候如常。肝主藏血，又为女子之先天，诸经之血除营养周身外，皆藏于肝，若肝血充盈，下注血海，则血海满溢而为经，故二脏之作用尤为重要。综上所述可以看出，肝、肾、脾（胃）三脏功能旺盛，彼此交互资生，则精血充足，冲任通盛，血下达胞宫，满而后溢，经以时下。反之，三脏之中任何一脏功能失常，都会影响气血、冲任的失调，从而导致月经异常而为病。

　　产生月经病的具体原因是多方面的，归纳起来不外乎内因、外因、不内外因三个方面。内因如情志不遂、忧思郁怒；外因如风、寒、湿、热等；不内外因如饮食劳倦、房劳、多产等。故肖慎斋说："经之所以不调者，或本于合非其时，或属于阴阳相胜，或感风冷外邪，或伤于忧思郁怒，皆足以致经候不调之故。"但这种种因素都只不过是引起月经病的外因，本质上还是由于肝、肾、脾三脏功能紊乱，气血、冲任二脉失调的结果。因此，治疗月经病，无论是采取祛邪还是扶正的方法，原则上都是为着调治肝、肾、脾三脏的气机，以使气血、冲任二脉的功能调和。所以在治疗月经病时，似宜多从调治脏腑机能，调和气血入手，关于月经病的治疗，个人体会，大致需要注意以下几个方面。

调经养血莫先于调气

月经的主要成分是血，但血与气息息相关。气为血之帅，气行则血行，气滞则血瘀；血为气之府，血到气亦到，血脱气亦脱。故月经失常虽表现在血病，实则与气机紊乱有密切关系。如气寒则血寒，气热则血热，气郁则血滞，气虚则血脱，气升则血上逆，气陷则崩漏下血等，所以汪石山说："血乃气之配，其升降寒热虚实，一从乎气……此调经莫先于养血，养血莫先于调气也。"说明治疗月经病应以调气为主。即使病在血分，有血热、血寒、血虚、血滞、出血等不同类型，治有清、温、补、通、固涩等不同方法，但因血与气有关，故临床仍须配和调气之法。如血寒之温经理气，血热之凉血清气，血虚之补血益气，血瘀之破瘀行气以及血脱之补气固脱等等，都说明了"调经养血莫先于调气"的重要意义。自然，强调调气并非忽略调血，如气郁血滞者，宜行气开郁，佐以活血；气虚血脱者，宜益气升阳佐以补血；气逆血乱者，宜降气顺气佐以和血等，都有气血兼顾的意义，所以调经养血，必不可忽视调气。

调经肝为先，疏肝经自调

肝藏血，主疏泄，性喜条达冲和，与女子月经及胎孕关系尤为密切，故有"肝为女子先天"的说法。肝气平和，气机条畅，则血脉流通，血海宁静，周身之血亦随之而安。如因忧思郁怒，损伤肝气，则常可致郁；木郁不达，化而为火，则肝阳上亢，肝阴益伤，凡此均能影响气机的正常运行，导致月经的失调，故有"百病不离乎郁，诸郁皆属于肝"的说法。妇女由于生理上的特点，肝经病变较多，尤以中年妇女为著。临床凡月经失调诸病，兼见精神抑郁，胸胁满闷，乳房及少腹胀痛者，多由肝气郁结所致，治则以疏达肝气为主，以用逍遥散为例而言，在经病治疗中，随症加减。如兼寒的见有小腹冷痛，喜温喜按，经色黯黑有块等症，可加吴茱萸、小茴香、桂枝、橘核等；肝郁化热，见有心烦急躁，肌肤潮热，口干少津等症的，则用丹栀逍遥散。但肝为刚脏，体阴用阳，疏肝解郁不可一味仗持香燥劫阴之品，否则易促成肝郁化燥，气逆化火的转化条件。故王孟英强调："理气不可徒以香燥也，盖郁怒为情志之火，频服香燥，则营阴愈耗矣。"因此在应用香燥辛散药物时，应适当佐以肝经血分之品，如当归、芍药、首乌、枸杞等。特别是由于肝血不足，或肝肾阴虚，水不涵木所致之月经涩少、闭经等疾患，也常常兼有少腹微胀，胁肋隐痛等肝郁症状，治疗则应以滋水涵木，养血柔肝为主，不可妄用香燥，徒耗真阴。此等证候可仿魏玉璜一贯煎的立意，于大队滋肝养血益肾药中，少佐香附、柴胡、川楝等疏肝之品，以遂其条达之性，助其升发之机。正如张山雷所说："滋养肝肾，培植真阴，亦当少加气分药，并辔而驰，始有捷效，否则滋腻适以增壅，利未见而害已随之。"

调经养血必先扶脾保胃

脾胃为后天之本，气血生化之源，而冲脉又隶于阳明，妇女谷气盛则血海盈满，经候如常。如脾胃失调，化源不足，即可导致月经异常而为病，治疗则滋其化源，俾血自生，病自愈。故陈良甫说："妇人以血为主，脾胃虚弱，不能饮食，荣卫不足，月经不行，寒热腹痛，或崩带证，皆脾胃不足所生病。故妇人月水不通，或因劳役过度，或因失血，伤损肝脾，但滋化源，其经自通。"何松庵也指出："女子月事不调，因脾胃伤损，不能生血所致。须以补养脾胃为先，脾旺则能统血，而经自行。切不可遽用攻克之剂，伤其中气则愈不调矣。"尤以更年期妇女，肾气已衰，气血虚弱，全赖水谷滋养，健补脾胃更有其重要意义。至于健补脾胃的方法，仍须依据证情的寒热虚实，而采用补、泻、温、清的治疗原则。一般说来，脾病多虚多寒，胃病多实多热，故有"实则阳明，虚则太阴"的说法。但脾虚必兼湿盛，胃热常有阴伤，从而形成本虚标实的证候。故脾病用药多以温阳、益气、升清、燥湿、化湿为主，温阳如炮姜、艾叶等；益气如参、术、芪等；升清如升麻、柴胡、葛根等；燥湿、化湿如苍术、厚朴、半夏、陈皮、苡米、藿香、佩兰等；胃病用药多以和胃降逆，清热养阴为主，前者如清夏、竹茹、佛手、苏梗等，后者如沙参、麦冬、花粉、石斛等。

调治脾胃尚须注意脾与肝、脾与肾的关系，从而采取从肝治脾，从肾治脾的原则。例如脾（胃）化生营血可以滋肝，脾虚则肝血不充，可导致肝郁；反之，肝主疏泄，有助于脾胃之升降，而肝郁可致脾壅，肝旺则横克脾土，肝、脾之病往往互为影响。所以，肝病时即使病邪未伤脾胃，用药亦须予以照顾，不宜过用滋腻、克伐之药品，以免肝木乘脾之虚而肆虐。如月经不调，痛经，闭经等病，见有面色淡黄，心悸气短，精神疲倦，食少便溏，腹胀，甚则肢面浮肿，舌淡苔白等脾虚症状者，即可用四君子汤健脾益气，酌选柴胡，川芎，当归，香附等药以佐之，从肝治脾，培土疏木，以使土木相安。脾与肾在生理病理上关系也甚为密切，特别是脾胃的升降纳运功能，必得肾阳命火的温煦作用才得以不断进行，倘命火不足，火不生土，则致脾胃升降失司；反之，脾阳久虚也必影响及肾阳不足。因此，补肾时宜兼顾扶脾，温脾也当兼予益肾。如脾不统血之崩漏证，可用举元煎加减治疗，方用参、术、芪补气培元固中，阿胶、熟地、枸杞、女贞养血柔肝疏郁，再加杜仲、川断、菟丝、鹿角霜等温阳益肾，从肾治脾，则更能收到良好效果。

调经养血莫如滋水养火

肖慎斋说："调经莫如养血，而养血莫如滋水养火。"肾为水火之脏，是产生月经的本源，"滋水养火"也即滋补肾阴肾阳，使阴阳调和，以达到养血调经的目的。

一般说来，补肾阴应兼养肝血。因肝为肾之子，子虚能盗母气，子充能令母实。临床可用二至丸加杜仲、枸杞、桑椹、当归等滋肾养肝，且需少加养火之味如石楠叶、鹿角胶等，以从阳治阴，火中补水。又因肾为"封藏之本"，肾阴亏损则封藏失职，精易走泄，故又宜加用补肾固精之品，如川断、寄生、菟丝、萸肉、五味等以固封藏。肾阴虚损，阳失所制则可以导致阴虚阳亢，血海不宁的病理变化，如月经先期，月经过多，崩漏下血等，治宜滋补肾水，兼予介类潜藏，如二至丸加丹皮、生地、元参、五味、鳖甲、龟板、骨皮之类，切忌苦寒降火，重竭真阴。

肾虚，临床以有虚寒现象者为肾阳虚，无寒象者为肾气虚。肾气虚可见腰酸膝软，倦怠无力，发育不良，性欲淡薄等症，据"精能化气"之旨，可选用鹿角胶、巴戟天、紫河车、金毛狗脊、菟丝子、广寄生、川续断等药。若兼见肢冷畏寒，小腹冷痛等肾气虚寒之症，则加仙茅、淫羊藿、补骨脂、艾叶等温补肾阳之品，而于肉桂、附子、干姜等辛热劫阴之类，则宜少用或不用，如确有下元虚冷，寒湿不化，症见面白肢厥，重衣不暖，肢面浮肿，脉象沉迟等症，而必须应用时，也不可重用、久用。

温补肾阳尚需兼补脾肺。因肾阳虚，命门火衰，火不生土，则脾阳失健，脾虚则不能助肺益气，故肾阳虚者又常见脾肺气虚之症，如气短无力、纳少便溏、自汗等，因此在温肾填精的同时，常需辅以参、芪、白术、山药之类益气健脾之药，以增强肾的机能。

调经应因时、因地而宜

在月经周期内的不同阶段，其生理病理特点不同，因此在调治月经病时，尚须依据经前、经后、经时、平时的不同阶段，不同特点，而选用不同的方法。一般说来要掌握经前勿补、经后勿泻，经时治标、平时治本的原则。如经前多采用理气和血调经之法，目的在于因势利导，使血来通畅，而无滞涩之弊。若夹寒者兼予温经散寒，以助血运；血热者又兼凉血润燥，使热随血去，倘滥用滋补则有碍血运，致使经行不利，徒增腹胀腹痛等症之苦。但经前勿补，亦并非绝对，如月经先期，经来如崩之属于气虚不摄者，也应调补气血，或兼予固涩，以控制出血量，并调整周期。行经期间由于血运较之平时活跃，症状也常较明显，临床宜在辨别寒热虚实的前提下，针对具体症状治疗，以缓解病人的痛苦。如经量过多者兼予止血，过少者兼予养血通经，腹部胀痛者兼予理气止痛等。经后由于血去脉虚，易为邪侵，故宜调理脾胃，滋补肝肾，以增强其修复机能，恢复气血。月经净后至下次经潮前这一阶段为平时，此段时间应本着"缓则治本"的精神，着重调节脏腑气机，特别是肝、肾、脾（胃）的功能，以使脏腑安和，气血协调，冲任调和，其中邪盛者以祛邪治病为主，正虚者以扶正调血为主。肖慎斋说："如先因病而后经不调，当先治病，病去则经自调，若因经不调而后生病者，当先调经，经调则病自除。"无论调经或治病，主要还是依靠平时的阶段进行。自然平时治疗未必尽用汤剂，多数病人都可用丸剂缓调，以免增加胃肠负担。同时还需注意季节气候，地域环境，生活习惯，居处条件等不同，其对妇女生理、病理的影响也不同，故在治疗用药中均宜加意斟酌，全面考虑。

此外，临床经、带并病的情况也属常见，如湿热熏蒸，壅滞胞宫，既能导致水精不化，湿浊下注，带下绵绵，又能损伤冲任二脉，以致经行失常。治疗时经前，经后宜治带为主，治带即所以调经，经时则以调经为主，兼予治带，调经即所以治带。

第八章

胎 教

　　儿童的身心健康，是一个民族兴旺发达的标志。但要子女健康，首先须使母体健康。因此，儿童的保健工作不仅要施诸于后天，更需要在先天时，对母体在精神、生活、饮食起居等方面采取一系列有效措施，以保证婴儿出生后的发育正常，身心健康，避免先天性疾病、畸形、缺损，乃至智力障碍等不良情况的发生。中医的所谓"胎教"，就是在这个意义上提出来的。

　　据《史记》载："太伍有娠，目不视恶色，耳不听淫声、口不出傲言。"这是关于胎教的最早记载，指出妊娠期间应注意精神生活的教养和调摄。此后历代医家有关胎教的论述，日趋详备。如北齐徐之才在《胎产书》的基础上，进一步阐述了"逐月养胎法"。其中内容虽不免瑕瑜互见，但大部分在今天看来还是有实际意义的。此外，如《千金方》、《巢氏病源》等著作中，也不乏有价值的论述。宋·陈自明的《妇人良方大全》还专立胎教一门，对妊娠期间诸项教养调摄事宜广为搜罗，议论详备。如书中引马益卿语云："胎教产图之书，不可谓之迂而不加信，然亦不可狎犯之。方今俚俗之家，与不正之属，将息避忌，略不如仪，或毒药不消，或产于风凉，无产厄而子母均安者，亦俸有之。"强调了胎教的重要意义。

　　中医的胎教，与近些年来逐渐兴起的围产期医学的精神实质是颇为一致的。所谓围产期是指从妊娠二十八周到产后第七天的一段时期，这一阶段正是生命存活的关键时期，因此加强围产期的保健。对于防止早产、先天畸形、先天传染病和死胎的发生，以及减少围产儿的死亡等，有重要意义。而围产期医学主要是从孕期保健开始，因为胎儿畸形主要是胚胎疾病所引起的，特别容易发生在妊娠前期，即胚胎各器官形成时期。而中医的胎教说，对这个问题很早就有了比较深刻的认识。如《妇人良方大全》"气质生成章第七"指出：孕妇的气血阴阳保持平衡协调，即"阴阳平均，气质完备"，则胎儿发育就能正常，所谓"咸具自尔"。若母体气血失调，出现"血荣气卫，消息盈亏"的变化，或气质上出现"有衍有耗，刚柔异用，或强或

"赢"的差异，则可导致胎儿禀赋异常，出现"附赘垂疣，骈拇枝指，侏儒跛鳖……疮疡痈肿，聋盲喑哑，瘦瘠疲癃"等先天"气形之病"。因此，它强调要在"胚胎造化之始，精遗气变之后，保卫辅翼固有道矣。"这说明古人不仅认识到孕母身体虚弱，或患有急慢性疾病（有衍有耗），足以影响胎儿的健康，引起先天营养缺乏、先天传染病（瘦瘠疲癃）和先天畸形等，同时，还认为这种情况是可以通过对孕妇的调养得以防止和纠正的，即所谓"保卫辅翼，固有道矣。"

至于"保卫辅翼"之道，中医也有很多说法，如《便产须知》说："勿乱服药，勿过饮酒，勿妄针灸，弗向非地便，勿举重、登高、涉险，心有大惊，犯之难产，子必癫痫。勿多睡卧，时时行步，勿劳力过伤，使肾气不足，生子解颅、脑破不合。衣毋太温，食毋太饱，若脾胃不合，荣卫虚怯，子必赢瘦多病。"《女科集略》也说："受妊之后，宜令镇静，则血气安和。须内远七情，外薄五味，大冷大热之物，皆在所禁。使雾露风邪不得投间而入，亦不得交合阴阳，触动欲火，务谨节饮食。……"以及徐之才"逐月养胎法"所说的"无食辛燥，居必静处，男子勿劳"，"毋悲哀思虑惊动"，"当静形体，和心志，节饮食"，"毋大饥，毋甚饱，毋食干燥，毋自炙热，毋大劳倦"，"沐浴浣衣，深居其处，厚其衣服，钏吸天光，以避寒殃"，"身欲微劳，无得静处"，"劳身摇肢，无使定止，动作屈伸，以运血气，居处必燥，饮食避寒"等等。凡此种种，包括了妊娠期间服用药物，饮食劳作，精神情绪，房帏生活，体育锻炼等各方面的注意事项，都足以辅翼孕母，直接关系着胎儿的生长发育，是千百年来行之有效的。

值得提出的是，古人在"胎教"方面，特别强调精神和心理状态的调摄。如《巢氏病源》说："妊娠三月名胎始，当此之时，血不流行，形象始化，未有定仪，因感而变。欲子端正庄严，常口谈正言，身行正事……欲子美好，宜佩白玉，欲子贤能，宜看诗书，是谓外象而内感者也。"《颅囟经》指出："巢氏论妊娠，至三月始胎之时，欲谈正言，行正事……佩白玉、读诗书之类，岂非胎数之理乎。"这种通过谈正言，行正事，佩白玉、读诗书等等方法，加强孕母的品德修养，培养其高尚情操，保持良好的精神状态，可使胎儿未来的智力发达、性格端庄的说法，是有一定的科学道理的。著名的教育家巴甫洛夫说过，婴儿出生三天后再进行教育，就已经迟了三天，这也说明了胎教的重要性。近年来关于细胞染色体的研究说明，遗传对智力的形成有很大影响，但环境的作用对于人的智力和行为的差异，则是决定因素，因此，早期教育对婴儿的智力发展有很大好处，即使在婴儿尚未降生以前，孕妇的营养及精神状况，对胎儿以后的智力发育，也有很大的影响。而古人所说的"外象内感"的胎教方法，就是对胎儿的一种早期教育手段。

不久前，在法国巴黎举行的一次国际家庭教育优生学会议上，有的科学家曾提出所谓"产前联络的方法"，对母腹中的胎儿进行"胎教"，以期使出生的孩子变得更聪明，更健壮。医学家们还指出，胎儿在母腹孕育期间，是可以接受外界的智力训练的。试验证实，这种产前胎教的方法，对未来孩子的成长，确有不少的良好效果。……总之，产前胎教的方法，在国外正在作为一门研究幼儿智力早期培养训练的新兴学科，日益受到人们的重视。

从中医学角度来看，人类不同的心理活动，精神状态，乃是人体对外界客观事物的反映，而精神情志的异常变化，往往因影响内脏的气机而导致气血功能紊乱，气机升降失常，即《素问·疏五过论》所说："离绝菀结，忧恐喜怒，五脏空虚，血气离守。"而在妊娠期间，由于胎儿在胞宫内仰赖母体精气（气血）的滋养而生长发育，与母体的气血精神息息相关。因此，孕母的精神和心理状态的异常或失度，势必影响到精气的变化。胎儿受此异常精气的影响，神经系统的发育就必然受到阻碍。如《素问·奇病论》说："人生而有病癫疾者……此得之在母腹中时，其母有所大惊，气上而不下，精气并居，故令子发为癫疾也。"说明儿童先天性癫疾的发生，与孕母遭受大惊骤恐，精神紊乱，精气运行失常有密切关系。病理上的影响如此，而在生理上，孕母的精神，心理状态，也必然对胎儿有所影响。特别是在妊娠前期，胎儿各器官及神经系统正值形成过程中，所谓"形象始化，未有定仪"，因此，应特别注意孕母的精神调摄。如《叶氏竹林女科》说："宁静即是胎教……盖气调则胎安，气逆则胎病，恼怒则气塞不顺，肝气上冲则呕吐衄血，脾肺受伤；肝气下注，则血崩带下，滑胎小产。欲生好子者，必须先养其气，气得其养，则生子性情和顺，无乖戾之习，所谓和气致祥，……无不由胎教得之。"可以设想，妊娠期间如能多接触美好的事物，诸如听轻松的音乐，欣赏优美的风景，观看花卉和美术作品，读有益身心的文艺著作等，从而陶冶性情，开阔胸襟、旷怡心神，以使气血和顺，"阴阳平均"，则对胎儿未来智力，性格的发育，当然会有好的影响。《滕王阁序》有"人杰地灵"之句，意在说明山川秀丽，景物宜人，赏心悦目，孕妇身处其境，有益于胎教，从而也就能培养出杰出的人才，这恐怕不能尽属无稽之谈吧。当然，这与资产阶级的"血统论"和"生而神灵"的唯心观点是有本质不同的。古人所谓"外象内感"，"见物而化"之说，显然是具有唯物主义观点的。

实践证明，人类在幼儿时期，即大脑发育最佳时期受到的教育是有着无比的生命力的，是在人的一生中起作用的，因此要强调早期教育。而胎教则是在胎儿神经系统的发育形成过程中，所采取的教育手段，是婴儿早期教育的发端。为了培养儿童的智力发展，以期多出人材，早出人材，挖掘中医学中有关内容的正确部分，则"胎教"问题是有必要在实践中加以探索和验证的。

第九章

热入血室

　　热入血室一证，首见于张仲景之《伤寒论》及《金匮要略》二书，所述内容相同，对热入血室的病因、症状、治法、及预后，均作了概括论述。仲景以后，历代医家对热入血室的一些具体问题，都曾进行了探讨和研究，各家虽然见仁见智各持一端，但都不同程度地发挥了仲景之学说，特别到清代温病学说形成以后，仲景热入血室学说更得到了充实和发展，形成了一个较为完整的学说，并有效地指导着临床实践。兹就个人体会所及，对热入血室的若干问题浅谈如下。

血室的概念

　　对于血室的认识，前人见解不一，大致有三种说法：一认为血室指冲脉。如成无已《伤寒明理论》，"血室者，荣血停止之所，经脉流会之处，即冲脉是也。"《伤寒折衷》谓；"冲为血之海，即血室也。"它如何秀山、方有执等也均持此说，一认为血室即指肝脏。如柯韵伯《伤寒来苏集》："血室，肝也。肝为藏血之脏，故称血室。"一认为血室即子宫。如张介宾《类经附翼》："子宫者，医家以冲任之脉盛于此，则月经以时下，故名血室。"《程氏医彀》："子宫即血室也。"其他如《卫生宝鉴》、《巢氏病源》、《产宝》等也同此说。此外，也有将血室合称冲任者，如吴又可《瘟疫论》："血室者，一名血海，即冲任脉也。"

　　以上各家说法各有所据，都有一定道理，但也都不免失诸片面。因为，热入血室的形成，与月经的适来适断有密切关系，仲景论述热入血室的条文有四，其中三条均明确指出月经适来适断的因素。子宫是经血流行的直接脏器，热入血室的来源固然与月经周期的子宫有关，但症状的产生就不局限于子宫，而是影响整个机体，特别是冲任二脉与肝脏。其中，冲为血海，任主胞胎，二脉皆起始于胞中，"任脉通，太冲脉盛，月事以时下。"肝为藏血之脏，肝脉绕阴器，又为女子之先天，《素问·腹中论》说："气竭肝伤，月事衰少不来"，说明其与月经的生理功能关系密切。沈金鳌说："血室之说，成氏主冲，柯氏主肝，二说虽异，其实则同。主冲者就其源头处言，主肝者就其藏聚处言，"而主子宫者，则是就其流行处而言。可见子宫、肝脏、冲任二脉，三者俱与月经的生理功能有关，彼此也都有连带关系。因此，对于血室的概念，应全面理解，不能印定眼目，强分为某一具体部位。

个人体会，所谓"血室"可以顾名思义，不外指血液潴留之处，其与子宫关系固然密切，而与肝脏、冲任二脉也有连带关系，热入血室的临床表现也往往涉及到以上三个方面。而子宫、肝脏、冲任二脉三者之间又紧密相连，互有影响，统属于厥阴范围，所以用小柴胡汤和刺期门法而能获效。

热入血室的发病因素

热入血室的发病因素，仲景谓系妇女因伤寒或中风，恰值经水适来适断，邪热乘虚陷入所致。历代医家对此也有所发挥，如《瘟疫论》说："新产亡血过多，冲任空虚，与夫素善崩漏，经气久虚，皆能受邪，与经水适断同法，"黄树曾说："热入血室，不仅伤寒中风有之，即杂病也有此候。如妇女经后忽病如狂，腹时痛胀，昼则明了，夜则梦呓，即是热入血室。"张介宾认为："妇女伤寒或劳役，或怒气发热，适于经行，以致热入血室。"上述诸家对热入血室的发病因素，都在一定程度上发展了仲景的学说。

个人体会，妇女在热病期中，经水适来适断者颇不少见，但不一定都成为热入血室的证候，日人丹波元简说："气所虚处，邪必凑之。"所以，热入血室之能否形成，主要与患者素日经气的盈虚有关，如《寒温条辨》说："妇人经气所虚，邪得乘虚而入，故病热入血室为多。"一般说来，素体不足，经气虚弱，加之劳役过度、情志过极，而导致冲任不调，或肝失疏泄，或胞宫功能紊乱，即构成了热入血室的先决条件，在此基础上，如因经行之时，或新产之后，感受风寒、风热之邪，或外感期间月经适来适断，即可导致外邪余热乘虚陷入，与正气相争，搏结于血室，形成热入血室的证候。

素患崩漏，冲任空虚的妇女，感受外邪之后，由于邪热内传，里热熏蒸，虽不值经期，热邪亦可内陷，出现迫血妄行，下血谵语，但头汗出等症状。也即《金匮要略》所说："阳明病，下血谵语者，此为热入血室，但头汗出者，刺期门，随其实而泻之，濈然汗出则愈。"后世医家曾据此条载于《伤寒论·阳明篇》，而认为热入血室"为男女皆有之证"。如张隐庵说："此言阳明下血谵语，无分男女，而为热入血室也。"其他如方有执、柯韵伯、周杨俊等均持此说。个人认为，此条载于阳明篇，其未明言月经适来适断的因素，意在说明热入血室证，虽不值期也可由阳明病转变而成。如尤在泾说："阳明之热，从气从血，袭入胞宫，即下血而谵语。盖冲任之脉并阳明之经，不必乘经水之来而后热得入，故彼为血去而热入，此为热入而血下也。"说明此条仍是指妇女病而言，征之临床，热入血室证候也多见于女子，未尝见有男子患此者。

热入血室的症状

根据仲景所述内容，结合临床体会，热入血室的症状表现可归纳为以下几个方面。

月经情况　外感期间月经适来，或经行未止，外邪乘陷；或产后恶露未净，骤感风邪，以致热邪乘虚陷入，临床可表现为月经猝止，热与血搏，瘀阻胞宫的情况，即所谓"其血必结"，也可表现为热入血分，迫血妄行，而致经水过多，淋漓不止的症状。如《寒温条辨》说："妇人伤寒，汗出表除，热入血室，扰其荣血，经水过多，不受补益。"

发热情况　热入血室总属外感范畴，故发热为临床所必见，至其发热类型，则因热邪陷入部位之深浅不同而不同。浅者留于少阳，则表现为往来寒热如疟，深者结于厥阴，则现热深厥深。也可因热蕴血分，而表现为日晡或夜间潮热者。故《瘟疫论》说："至夜但发热而不谵语者，亦为热入血室。"

神志情况　心主血，肝藏血，心舍神，肝藏魂。热入血室上扰心神，或邪入肝经，均可见有谵语如狂，或昼明夜作，或烦躁不安，夜寐呓语，或神识忽清忽昧等神志异常的表现。如仲景论热入血室有四条，其中三条均有谵语症状。《女科医案选粹》引罗谦甫曰："邪气传入经络，与正气相搏，上下流行，遇经水适来适断，邪乘虚入于血室，血为邪所迫，上入肝经，肝受邪则谵语而见鬼。"《温病条辨》也指出："热病经水适至，十余日不解，舌痿饮冷，心烦热，神忽清忽乱，脉右长左沉，瘀热在里……"《温热经纬》更强调："热陷血室之证，多有谵语如狂之象。"总之，神志异常的症状，也为热入血室所必见，惟有轻重之别，轻者仅为心烦神昧，重者则神昏谵语。

胁腹症状　肝脉布两胁，热入血室，邪滞肝经者，可见有胸胁胀满如结胸之症；热与血结，瘀阻胞宫，则有小腹胀痛拒按之症。如仲景说："……胸胁下满，如结胸状，此为热入血室"，《温病条辨》叶子雨眉批说："热入血室，……如经水适来，为热邪陷入，搏结而不行，胸胁少腹，必有牵引作痛拒按者。"何廉臣引丰瑞山云："热入血室，少腹痛硬，大便闭，或通而色黑……"均指出热入血室常可出现胁腹症状。

综上所述，热入血室证虽然临床表现纷纭复杂，但主要症状不外以上四个方面，四者中又以二、三两个方面为必见症。

热入血室的治疗

热入血室的治疗，仲景依据邪入深浅及病势轻重之不同，分立两法。邪入较浅，病势较轻，症见寒热如疟者，用小柴胡汤从少阳胆治。如"妇人中风，七八日，续得寒热，发作有时，经水适断者，此为热入血室……小柴胡汤主之"。因寒热往来是少阳病主症，故用小柴胡和解少阳；热入较深，病势较重，症见胸胁下满如结胸状，谵语者，则刺期门以泻其邪，从厥阴肝治。如"妇人中风，发热恶寒，经水适来，得之七八日，热除而脉迟身凉，胸胁下满，如结胸状，谵语者，此为热入血室，当刺期门，随其实而取之"，"阳明病，下血谵语者，此为热入血室。但头汗出者，刺期门……"章虚谷说："肝胆为表里，故深则从肝，浅者从胆，以导泻血室之邪也。"可谓深得仲景之旨。

至于仲景所说："妇人伤寒，发热，经水适来，昼日明了，暮则谵语如见鬼状者，此为热入血室，无犯胃气及上二焦，必自愈"一条，多数注家都认为是指热随血去，可以不治自愈。但病到谵语如见鬼状的程度，较之寒热如疟者已自深入，不治自愈，殊难凭信。沈尧封说："论言勿犯胃气及上二焦者，谓不可攻下，并不可吐汗也。"说明热入血室与胃肠无涉，不可用下；病不在表也不可汗；胸膈无邪，尤不可吐，倘不妄用汗、吐、下法以败胃伤阳则自能痊愈，并非不治自愈。庞安常指出："先宜小柴胡汤，不差，可刺期门。"可见本证的治法仍不外乎两者的范围。

后世医家对热入血室的治疗，在仲景的基础上有所发展，辨论日详，治法日备，而不拘于小柴胡汤一方。如张景岳提出五种不同证候的治法，即"热因外邪由表而入者，宜一柴胡饮或三柴胡饮，或四柴胡饮，或良方黄龙汤加生地酌而用之；若或怒，或劳，火由内生，其人多汗而无表证者，宜保阴煎、清化饮、六黄汤之类加减主之；若病虽渐愈，但元气素弱，而热有未退血未止者，宜补阴益气煎，或补中益气汤；若脾气素弱宜归脾汤，血气俱弱者宜十全大补汤，庶无误矣，若血热多滞者、宜小柴胡汤加丹皮、红花、当归。"温病学家则强调温热之邪与伤寒来路不同，故对热入血室证的治法也各异。如《温热论》说："经水适来适断，邪将陷于血室，少阳伤寒言之详细，不必多赘。但数动与正伤寒不同。仲景立小柴胡汤，提出所陷热邪，……此惟虚者为合法。若热邪陷入，与血相结者，当宗陶氏小柴胡汤去参、枣，加生地、桃仁、楂肉、丹皮或犀角等。若本经血结自甚，必少腹满痛，轻者刺期门，重者小柴胡汤去甘草，加延胡、归尾、桃仁，挟寒加桂心；气滞加香附、陈皮、枳壳等。"周学海引申其义，认为："寒邪虽渐化热内陷，胃气尚未浊乱，空虚无邪，故可补也，若温热邪早与胃合，此时更与血相结，是胃家气分，血分皆邪所弥漫，决无复扶胃气助热入血之理。只有去参、枣加攻血之品，使血分松动流通，不与热结，而邪可散矣。此皆从里分透邪外出之道也。而其法有补气攻血之不同。何者？一伤于寒，则正阳不足，故其脉弦细，而治宜补气，一伤于热，则邪阳有余，故其脉动数，而治宜攻血也。"说明伤寒之热入血室证，乃因寒邪化热之后，余热陷入血室，证候较浅，未及于胃，用小柴胡汤治疗，以防少阳经之邪乘虚入胃；而温热之邪化热最速，热与血结，易于伤阴，情况较为复杂，因而不能拘于小柴胡汤一方，须根据情况辨证施治。如王孟英说："经水适来，因热邪陷入而搏结不行者，此宜攻其血结；若经水适断，而邪乃乘血舍之空虚以袭之者，宜养营以清热；其热邪传营逼血妄行，致经当期而至者，宜清热以安营。"即是针对温热之邪陷入血室的不同情况，提出了治疗原则。

个人体会，对于热入血室证的治疗，无须强分伤寒、温病，总须依据热势之轻重，邪陷之浅深，病机之虚实以辨证施治。其治疗精神，总以透邪彻热，使不与血结为原则。

热入血室的临床表现复杂不一，而以邪陷肝胆两经的症状为多，应用小柴胡汤加减，确有一定效果。一般说来，正气较虚，经水适断，热陷较深，寒热如疟者，可用小柴胡汤解半表半里之邪，稍加行血之品，如刘寄奴、紫丹参等，若热多寒少，蒸热口渴者，则小柴胡去参、枣，加生石膏、麦冬、生地、元参等以清热养阴；若便秘腹胀，则为少阳阳明合病者，可用小柴胡与调胃承气汤化裁，或以大柴胡汤加减；若热重陷深，热与血结，胁下苦满，小腹胀痛不欲按，谵语如狂者，可用小柴胡与桃仁承气汤，或合用《金鉴》清热行血汤化裁；若热邪伤阴，热迫血行，午后潮热，心烦神昧，则以小柴胡加青蒿、骨皮、杭芍、元参等，月经过多或淋漓不止，则加丹皮、生地等清热凉血、并酌加炭类药。产后气血大伤，恶露未尽之热入血室证，则宜考虑产后多瘀多虚的特点，可用小柴胡合芩连四物汤类。以上仅是一般治疗情况，临床尚需结合具体表现斟酌加减。兹举一例如下：

患者张某某，女，24岁，未婚，工人。

初诊（1972年9月13日）

素体尚健，于十数天前，因劳动之后汗出冲风，入夜即觉周身酸痛，凛然畏寒，时值月经正行而骤止，自服姜糖水一碗，覆被取汗。得汗后，身疼虽减，而热势反炽，体温腋下39.8℃，经某卫生院诊为感冒，予肌注安痛定，口服解热镇痛类药物。之后，体温虽降，但仍午后阵发寒热，体温腋下37.4℃，且心烦易怒，幻觉幻听，耳边常闻戏谑谩骂之语，因之或暴怒骂詈，或嬉笑不禁，昼轻夜剧，睡卧不宁，某医院诊为神经官能症，予冬眠灵等镇静药不效。询之，胁腹胀痛不欲按，口苦泛恶不思食、舌红、苔薄黄、脉弦细而数。诊为热入血室，治拟清热透邪，和解肝胆，凉血化瘀，镇静安神法。

处方：软柴胡6克，嫩青蒿、条黄芩、清半夏各9克，淡竹茹、粉丹皮、细生地各9克，赤芍药9克，生龙齿24克，合欢皮12克，淮木通4.5克，地骨皮12克。2剂，水煎服。

二诊（1972年9月17日）

服上方2剂，寒热发作已减，神识转清，幻听消失，夜寐转佳，继又自服2剂，阴道见有少量出血，黑紫色，胁腹疼痛顿除，体温正常，诸恙悉定。惟觉乏力咽干，食思不振，脉弦细，苔薄白少津。再以前方加减。

处方：软柴胡6克，条黄芩9克，淡竹茹9克，太子参12克，肥玉竹、润元参各9克，炒稻芽15克，干佛手9克，粉甘草3克。3剂，水煎服。

上方服后，其病霍然痊愈，嘱食物调养数日可恢复工作。

【按】本例汗出被风，经行骤止，寒热往来，发于午后，口苦心烦，泛恶纳少，乃邪热内陷，少阳枢机不利之故。肝与胆相表里，肝脉绕阴器、抵少腹、布两胁，胆热不泄，侵及于肝，搏结于血，故见胁腹胀痛不欲按；肝热及心，神明被扰，故幻觉幻听，喜怒无状，又因病在血而不在气，故昼轻夜剧。本病病机系由外邪化热，内陷血室，胆热及肝，热搏于血，扰动神明所致，故治以和解肝胆，清热凉血，安神镇静为法。方用小柴胡汤加青蒿、丹皮、生地、赤芍等和解少阳，凉血化瘀，使邪从厥阳透达；合欢皮、木通、龙齿等清心热，镇静安神。不用参、枣者，以其邪势未艾，恐有闭门留寇之虞。4剂后诸症已解，邪去正衰，见有乏力、纳少、咽干等症，始予和解少阳以利枢机，益气养阴鼓荡余邪，斯为善后之计。

第十章

子痫及其治疗

　　子痫系指妇女在妊娠末期，或分娩时，或产后一周内，所发生的全身肌肉痉挛性抽搐与昏迷状态。临床又以其发病时期不同，而分为产前子痫、产中子痫、产后子痫三种。

　　中医学有关子痫病的记载，首推《金匮要略》，其中《妇人产后病脉证并治篇》所说新产"痉病"一证，当指产后子痫而言。迄《巢氏病源》始明确提出"子痫"的病名。如《诸病源候论·妇人妊娠病诸候》说："妊娠而发者，闷冒不识人，须臾醒，醒复发，亦是风伤太阳之经，作痉也，亦名子痫，亦名子冒也。"此后历代医家均不乏精辟论述，并积累了丰富的治疗经验。如《女科辑要》引郑守恒说："子痫一证，人不易识，或眩晕、或冷麻，重至仆地，不省人事，验其平日眼目昏沉，或认自为黑，或认黑为白，是其渐也。"《外台秘要》引《小品方》也说："妊娠忽闷，眼不识人，须臾醒，醒复发，亦仍不醒者，名为痉病，亦号子痫病，亦号子冒。"又《医学心悟》说："此证必速愈为善，若发无休，非惟胎妊骤下，将见气血涣散，母病亦难保全。"对照子痫病的临床表现看，发病前多有先兆症状，即在妊娠高血压、浮肿、尿蛋白的基础上，见有头晕、头痛、胸闷泛恶、视力障碍，严重者可出现暂时的双目失明。如治不及时可发生昏仆不识，四肢抽搐、目睛直视，呕吐涎沫，身体强直，角弓反张，移时即醒，醒后复发等一系列症状。若发病严重，抽搐时间较长，频繁发作者，可能导致孕妇和胎儿的死亡。可见古人对子痫的预兆、发病表现及其预后，观察何等精细入微，认识何等深刻，在科学还未昌明的当时，是极其难能可贵的。

　　关于本病的发病原因，古人的认识也是多方面的。如巢元方说："妊娠体虚受风，而伤太阳之经，停滞经络，复迁寒湿相搏，则口噤背强，甚则腰反张，又名曰风痉。"《产科新法》也说："孕妇血虚，风邪入肝"是子痫的发病因素。其他如《大全良方》、《医学心悟》、《济阴纲目》等，也均持这一观点，俱认为本病系因体虚风邪外袭所致。沈尧封《女科辑要》

说："妊娠卒倒不语，或口眼歪斜，或手足瘛疭，皆名中风。或腰背反张、时昏时醒，名为痉，又名子痫，古来皆当风治。不知卒倒不语，病名为厥，阴虚失纳、孤阳上越之谓。口眼歪斜，手足瘛疭，或因痰滞经络，或因阴亏不吸，肝阳内风暴动。至若腰背反张一证，临床必见戴眼，其故何欤？盖足太阳主津液，虚则经脉时缩，脉缩故腰背反张。"则认为子痫非风所致，乃因经血亏虚，经脉失养而挛急收缩所引起。又《胎产心法》说："孕妇忽然僵仆，痰涎壅盛，不省人事，乃血虚而阴火上炎、鼓动其痰。"《医学大辞典》指出："此证因妇人孕后，冲任血养胎元，致肝脏血少而木火内动，多见目吊口噤、角弓反张、流涎昏迷、时作时止，其状颇类似于风。"则认为血虚肝热、化火生风，以及阴火挟痰上冲，均可成为本病的致病因素。

个人体会，本病发作时，肢体振颤摇动、抽搐项强，具有"风者善行数变"的特点，所以古人多以"风"名之，其与卒中、痉厥之类虽症状表现不尽相同，但病机相似，总属肝风内动之候，并非外风所致。《素问·六元正纪大论》说："风胜则动"，《至真要大论》说："诸暴强直皆属于风"，"诸风掉眩皆属于肝"，虽是泛指眩晕抽搐而言，但子痫也不例外。因此，本病的发生，总因妇女素质肝肾阴亏，肝阳偏亢，于妊娠末期或分娩时，由于阴血聚于下，精血愈亏，孤阳失潜，一经情绪激动，或强光巨响的刺激，则肝阳暴越、气血逆乱，筋脉失养，神不内守，而发作抽搐项强，神惛昏迷诸症。产后子痫，中医多作"产后身痉"论治，其发病机制也不外乎阴夺于下，阳浮于上所致。故张山雷《沈氏女科辑要笺正》于产后"腰背反张"门说，此症"多是阴虚阳越，气火上升之脑神经病"，"是气血上夺于脑神经"。

总之，子痫一病属于阴虚阳越、气火上升的本虚标实证候，临床多见热象。若素日痰涎壅盛者，亦可兼见气火挟痰、蒙蔽清窍的表现；若风邪外袭者，尚可兼见寒热身疼的表证。因此，子痫的治疗大法首应着重养血熄风、滋阴潜阳，同时依据其兼夹因素的不同，参以辛散风邪、豁痰开窍、清热解毒、渗湿利尿的治法，并宜酌加活血化瘀通络之品，以调畅血行，舒缓筋脉。临床常选用《大全良方》钩藤汤加减为基础方，药如钩藤、菊花、白蒺藜、当归、寄生、生地、寸冬、沙参、竹茹、生牡蛎、丹参、琥珀等。全方养血育阴、潜阳镇逆，用于妊娠末期常感头晕头痛、胸闷呕恶、心悸气短、肢面浮肿、猝然颠仆、抽搐项强、口吐白沫，舌红、脉弦数等症。若兼肝火上炎，见有面红目赤、烦躁呕吐、抽搐有力、目睛上视等症，选加羚羊角、生石决、大蜈蚣、杭白芍、龙胆草、炒山栀、生龟板等清泻肝热、滋阴潜阳；若气火夹痰、蒙蔽清窍，并见痰涎壅盛，神识不清，昏迷不醒，喉中痰鸣等症，宜加服安宫牛黄丸、竹沥水、天竺黄、菖蒲、郁金、远志等豁痰开窍；倘见心火亢盛，口苦溺赤、烦躁谵妄者，再酌加犀角、黄连、竹叶、茯苓等，清心利尿；若兼见风邪外袭，肢体疼痛，身热微寒等症，酌加防风、羌活、白僵蚕等辛散风邪；产后子痫恶露不畅、小腹胀痛者，可选加牛膝、刘寄奴、元胡索、泽兰叶等；若脾虚不运，水湿潴留，兼见肢面浮肿、食欲不振、气促尿短等症，酌加太子参、云茯苓、冬葵子、冬瓜皮、苡仁米等健脾益气、渗湿利尿。

　　关于子痫病应用活血化瘀药的问题，中医典籍中似尚乏记载。《医林改错》有"抽风不是风"乃属"气虚血瘀"之说，并举"足卫和荣汤"以"治痘后抽风，两眼天吊，项背反张，口噤不开，口流涎沫，昏沉不省人事"等症，药用黄芪、党参益气，桃仁、红花等活血化瘀，其意可资借鉴。因痘后抽风当由津亏血少、气血虚衰、筋脉失养、肝阳暴越所致，其发病表现与病理变化，均与子痫相类似。又张山雷《沈氏女科辑要笺正》"产后腰背反张"条中，认为"此之痉直，仍是气血上奔止以脑神经"，"即《素问·调经论》之所谓'血之与气并走于上，则为大厥'，《生气通天论》之所谓'血菀于上使人薄厥'之证，"此论也足资启发。

　　子痫病的发病机制，主要为阴血不足，肝阳上亢，化火生风。《生气通天论》说："阳气者，精则养神，柔则养筋。"今肝阳化风，奔逆于上，则阳气不能柔养筋脉，而致筋脉拘挛绌急，气血运行也必因而涩滞不畅；又因阴血既亏，则血液运行无力，也会导致血脉涩滞，络中血瘀，故在子痫病的发病过程中，瘀血的因素是存在的。同时由于肝气上旋，挟气血上奔于头，以致气血逆乱，冲任失调，胞宫供血不足，胎儿也将不得充分滋养。此时若单纯熄风潜阳，而不予疏利血脉、导血下流，则逆上之气血即不能速反，《内经》说："气反则生，不反则死。"因此，"非惟胎妊骤下，将见气血涣散，母命亦难保全"。故对于子痫病的治疗，在辨证施治的基础上，针对病情，选用适当的活血化瘀药物，有利于舒缓筋脉，调畅血行，导血下流，调养冲任，不仅能达到"治风先治血，血行风自灭"，从而缓解症状之目的，且能佐助镇肝熄风之品，而有补阴益血，滋养胎儿之功。所以朱丹溪在力倡"胎前当清热养血为主，白术、黄芩为安胎之圣药"的同时，并指出"益母草活血行气，有补阴之功，胎前无滞，产后无虚，以行气中有补也。"余早年也曾恪守古人"用行血消血之剂，胎必坠而祸不旋踵"之诫，对子痫病未敢骤用活血化瘀之药，后应病人家属"但保大人，勿虑胎儿"的请求而试用之，竟得母子俱安，由此益感《内经》"有故无殒，亦无殒也"之论，确是信而有征。

子痫病人应用活血化瘀药物，目的只在于通经活络，畅运血行，不可峻利攻破，以损胎元。而且从中医辨证论治的原则看，通常尚需掌握以下指征：如体质较健、素性多郁，发病后见有唇青舌紫，或舌有瘀斑、瘀点，浮肿见有赤缕红丝，以及腹痛，肢体疼痛，心悸烦热、口渴不欲饮，如产后子痫则伴有恶露不畅或不下等等。常用药物如丹参、琥珀、赤芍、寄奴、乳香、没药、川茜草、苏木等，一般多选一、二味配伍应用（产后子痫则牛膝、菖蒲、灵脂之类亦可酌加），并配以麻仁、郁李仁、黑芝麻、桑椹等滋阴润便之类药物，则效果尤佳。如上述血瘀指征不甚明显，则可酌用当归、泽兰之类养血和血，一般不会出现不良反应。现举二例以资印证。

忆1952年仲秋，鱼厂下坡王某轩之妻，24岁，妊娠逋近7个月，肢面浮肿，头痛目眩，泛恶欲呕，因家道不丰，仍日夜操劳不辍。一日突发肢搐神迷、目吊口噤、全身痉挛、乍作乍止，举家惶惶，不知所措，急遣人邀余往诊，至时正值发作，入视其状，见四肢抽搐有力，面青唇紫，少倾抽定，诊脉弦滑，舌质暗红、边有瘀斑，询之烦热心悸，头痛睛疼。余退而语其夫："此子痫也，乃因素体血虚，怀孕期间血聚养胎，致阴血更亏。阴虚则火旺，火旺则化风，肝风炽张、气不养筋，遂有是证。前者头痛目眩、泛恶欲呕，已是内风欲动之兆，乃不知静养，以致于此。倘反复发作，对于母体、胎儿，恐有危害。"其夫坚请"但求保全大人，胎儿虽殒勿须顾忌。"余然其说，遂书方如下：

先予熊胆0.6克，研末，冲入竹沥水15克，即服，以清热解痉兼涤痰涎（倘无熊胆，可以蛇胆或鸡胆代之）。后服下方：秦当归12克，杭白芍24克，刘寄奴12克，桃仁泥、南红花各9克，麦门冬9克，黑芝麻12克，嫩钩藤12克，紫贝齿15克，白僵蚕、苏地龙各9克，条黄芩、磁雅连各9克。嘱服1剂，以观动静。

翌日晨其夫来告，谓头煎服后抽搐渐平，随服二煎头痛亦减。余曰：病虽稍定，恐有复萌，原方再服1剂，冀得无虞。药后再被邀诊，病妇脉缓神清，搐痛未作，惟口干纳差，肿势依然。再予育阴清热、养血活血，兼予舒筋化湿之剂：秦当归12克，赤、白芍各9克，天仙藤12克，南红花12克，茯苓皮15克，宣木瓜9克，香附米6克，麦门冬、肥玉竹各9克，女贞子、桑寄生各12克，黄芩、连各6克，白僵蚕9克，六神曲12克，嘱进2剂。

数年后，王某携一小儿与余邂逅途中，谈及往事，谓其妻服二诊方后，诸症悉退，搐未再发，并足月顺产一子，即此儿也。

又有友人李君之长女，1957年春已重身7月余，肢面浮肿，血压偏高，时有头晕头痛。一日晚间，因事有怫意，致头晕目眩加剧，兼有腹痛腰酸，遂至某医院急诊。经妇产科检查：浮肿（++），血压184/110毫米汞柱，尿蛋白（+），并见头晕头痛、口干欲饮，诊为先兆子痫，拟留住院，因少数民族饮食不便而返家。讵料凌晨突感头痛欲裂，牙关发紧，寻即昏仆，四肢抽搐，目睛上吊、全身痉挛，唇色紫绀，少时自醒，移时又发，未及半日已发作5次，每次约持续1~2分钟。测血压170~190/110~120毫米汞柱，家属即予镇静降压药物而入睡。李君仓慌驱车恳余往视，至时方瘥，神智尚清，头痛心烦，泛漾欲呕，口干咽干，便结溲赤，舌红苔黄，脉弦滑而数。断为肝肾阴虚、肝火内炽，风阳暴越，胃失和降。病势虽急，幸赖家属知医救护及时，当不致殒命。书方：

熊胆0.6克（研末），琥珀粉1.5克，冲入竹沥水15克，即服。后服下方：钩藤勾15克，条黄芩、川黄连各9克，杭白芍24克，秦当归、刘寄奴、桃仁泥各9克，草红花6克，天竺黄、白僵蚕、苏地龙各9克，桑寄生12克，麦门冬9克，清半夏9克。嘱服1剂，以观其效。

次日李君笑容可掬，戏曰：仰君神技，小女一剂搐止，恳再往一诊，以毕全功。余再视病人，见其形神倦疲，询之纳少便干、睡眠不实、身有微热，舌红苔白少津，脉弦略细而数，此气液两亏，虚热外浮。遂于上方去芩、连之苦寒，清夏之辛燥，地龙之通窜，加太子参12克，东白薇15克，益气生津、透热除烦；黑芝麻12克，郁李仁9克，滋阴养血、润肠通便，嘱服2剂。

药后搐未再发，观察数日，出险入夷。服中药期间，除少量镇静药物外，未伴服其他西药。数月后，李君携女抱孙见访，母子均颇健康。

上述两例均为产前子痫，治中都应用了活血化瘀之品，并未出现堕胎情况。由此推想，前人所辑之妊娠禁忌歌诀，虽沿习已久，流传甚广，但歌中所列药品，未必都是古人格物致知的结晶，恐怕也有偶用失利，遂未加详究便定为禁用或忌服的情况，今人在实践中应用妊娠禁忌药物的报道为数不少，也都未见不良反应。充分说明，古人之书当读，若拘泥古人之言则不可。总要通过临床实践，反复验证，才能决定取舍，而不为古人之言缚住手脚。

第十一章

产后三病

　　仲景在《金匮·妇人产后病脉证治》篇中，列产后病痉、郁冒、大便难为诸病之冠，其原因在于妇人新产后最易罹患此类疾病且其发病机制又能代表产后病之病理特点，从而示人以规矩准绳。如原文说："新产血虚，多汗出，喜中风，故令病痉，亡血复汗，寒多，故令郁冒；亡津液、胃燥，故大便难。"尤在泾指出："三者不同，其为亡血伤津则一，故皆为产后所有之病。"说明亡阴血虚，阳气独盛，阴阳失和，邪易乘袭、留滞，是为产后病之主要病理特点，从而为后世医家对产后病的论治，奠定了基础。

产后病痉

　　"痉"是强的意思，《说文解字》曰："痉，强急也。"主要表现为牙关紧闭、项背强急、手足抽搐，甚至角弓反张，是多种疾病过程中的一个症状。《内经》有关痉病的记载，如"诸痉项强，皆属于湿"，"风痉身反折，先取足太阳"，"诸暴强直，皆属于风"等，概括地指出了痉病的症状、病因和治疗。仲景在《内经》的基础上，进一步发展，较全面地论述了痉病的证、因、脉、治等问题，并提出了外感致痉和产后病痉的不同类型。

　　一般而言，外感致痉以外邪为主，包括刚痉、柔痉，系由外感六淫，发汗太过，或下后复汗，化燥生风所致，常伴见发热恶寒或不恶寒，无汗或有汗等症，治同伤寒例。产后病痉则以虚为主，乃由失血过多，营阴耗损，津液虚竭，不能濡养筋脉，而致肝风内动，呈现筋脉拘急、抽搐的症候。但产后血虚，营卫失和，为风所袭，也可导致发痉。如《金匮》说："产后血虚，多汗出，喜中风，故令病痉。"郭稽中说："产后血虚，腠理不密，故多汗，因遇风邪搏之，则变痉。"《诸病源候论》也说："产后中风痉者，因产伤动血脉，脏腑虚竭，饮食未复，未满日月，营卫虚伤，风气入五脏，伤太阳之经，复感寒湿，寒搏于筋，则发痉。"于此可见，产后发痉可有

211

内，外两方面的因素，特以内因伤血亡津为主。故景岳《妇人规》强调"产后发痉，及阴血大亏也"。吴鞠通《温病条辨》更将"产后亡血"所致痉病称为"虚痉"。说明产后痉病应首先着眼于虚。即令夹有外邪，兼见寒热等表症，也应以虚为主，不可与外感致痉同日而语。

产后痉病包括西医学之产后子痫及产后破伤风等病，治疗应据"亡阴血虚，阳气独盛"的特点，以养血滋阴，佐以镇肝熄风为主，可选用钩藤汤合三甲复脉汤加减。若血虚受风致痉者，虽夹外邪也须养血为主，稍参疏风之品，不可过用辛散之剂。薛立斋说："产后发痉，因血去过多，元气亏损，外邪相搏，致牙关紧急，四肢痉强，或腰背反张，肢体抽搐，若有汗不恶寒曰柔痉，无汗恶寒曰刚痉。然产后患之痉，由亡血过多，筋无所养而致，大补气血，多保无虞，若攻风邪，死无疑矣。"临床可选用防风当归散加味，药如防风、当归、川芎、白芍、生地、川断、炒芥穗、白僵蚕、天麻、钩藤、丹参等，此方养血疏风，定痉止搐，取"治风先治血，血行风自灭"之意。若气血暴亡，真气已脱，见有头摇喘促，汗出不止，面白肢厥，手撒口开，或两手撮空等症，则病属危笃，预后多为不良。应急投独参汤或参附龙牡汤合生脉散等，益气固脱，而复阴阳，以救其危。

产后郁冒

郁冒作为一个症状，首见于《素问·至真要大论》，如说："少阴之复……心痛郁冒不知人。"乃泛指一种郁闷不通，昏冒不知的临床表现，可见于伤血亡津，或肝气郁结，外邪阻遏，或重病后期等等，临床宜随证选方，一般不作主病治疗。《普济本事方·诸虫飞尸鬼疰》又称郁冒为"血厥"，并指出其症状表现为："人平居无疾苦，忽如死人，身不动摇，默默不知人，目不能开，口噤不能言，或微知人，恶闻人声，但如眩晕，移时方寤。此由己汗过多，血少气并于血，阳独上而不下，气壅塞而不行，故身如死，气过血还，阴阳复通，故移时方寤，名曰郁冒，亦名血厥。"则是指平素血少气弱之人，由于气机壅塞不行，气血并逆于上，而突然发生的一种昏冒不知，移时自苏的病证而言。其与仲景所论之"产后郁冒"病因不同，症状也异。

仲景所说之产后郁冒乃指产妇亡血多汗，血虚津伤，阳气独盛于上，复因感受寒邪，气机壅塞，上焦不通，胃气失和，津液不下，因而见有"脉微弱，呕不能食，大便反坚，但头汗出"以及"舌有苔，身无汗"等症者。此时治法当发汗散邪、调和阴阳，以使"汗出则邪去，阳弱而后与阴相和，所谓损阳而就阴是也。"故仲景强调"冒家欲解，必大汗出"。但因血虚津伤，汗之虑有亡阳之变，故主以小柴胡汤和解之，如尤在泾说："邪气不可不散，而正气不可不顾，惟此法能解散客邪而利阴阳。"《伤寒论》曰："阳明病，胁下鞕满，不大便而呕，舌上白苔者，可与小柴胡汤，上焦得通，津液得下，胃气因和，身濈然汗出而解。"此说明，小柴胡汤虽非汗剂，但能和解枢机，宣通上焦气分，使上焦气通，则津液输布下达全身，胃家因而调和；胃气和则一身之气皆和，故能濈然汗出而病解。余曾治患者李某，32岁，产后未满月，微寒无汗，头目晕眩，时感烦闷，呕不能食，口苦便干，切脉沉弱。前医予养血益气之剂，症无稍减，胸闷反增。因思此证与仲景所论若合符节，遂书方如下：柴胡6克，酒炒黄芩6克，清夏9克，竹茹4.5克，党参、当归、炒白芍各9克，枳壳4.5克，甘草3克。水煎服1剂微汗出，病愈强半。再诊去枳壳、竹茹，加麦冬9克，五味子3克，远志、枣仁各9克，2剂之后病愈。于此可见，产后郁冒之用小柴胡汤，当是血虚亡津复有客邪，见有微发寒热、眩晕闷乱，呕不能食，大便反坚者，方可投此，使邪随微汗而解，若认症不确，误投此方，则恐偾事。故古人有"产后禁用小柴胡，以黄芩能阻恶露"之说，此说虽不能视为定律，亦须审慎用之。

《临证指南医案》载叶天士治产后郁冒，用牡蛎、生地、阿胶等育阴潜阳，则是指营阴下亏，阳越不潜，所谓"但损在阴分"的证候，见有头疼汗出口渴等症，其与仲景所论别是一证，切不可以小柴胡汤漫试，此类证型在临床最为多见，育阴潜阳为不二法门，故叶天士强调"凡开泄则伤阳，辛热则伤阴，俱非新产郁冒之治道"。

后世又有以产后血晕称为郁冒的，是血晕与郁冒已成一病，实则二者并不完全相同，临床以小柴胡治血晕者也绝少，故不可不详加辨别。

产后血晕系指分娩后，忽发头晕目眩，眼前发黑，不能起坐，面色苍白，甚至神昏口噤，不省人事等一系列症状。其发病机制，或因阴血骤亡，孤阳上冒，气随血脱，心神无依，或因恶露不下，血瘀气逆，败血冲心，迫乱心神。《诸病源候论》说："运闷之状，心烦气绝是也。亦有去血过多，亦有下血极少，皆令运闷。若去血过多，血虚气极，如此而运闷者，但烦闷而已；若下血过少而气逆者，则血随气上掩于心，亦令运闷，则烦闷而心满急，二者为异。"说明血晕有虚实二型。虚者属气脱，恶露必多，面色苍白，心悸愦闷不适，渐致昏厥不知，眼闭口开，手撒肢冷，六脉微细，急须益气固脱，方用独参汤频频灌服，若冷汗淋漓，四肢厥逆者，则予参附龙牡汤回阳救逆。叶天士说："产后骤脱，参附急救，是挽阳回气之法"殆即指此。俟阳复厥回，再予当归补血汤以继后。实者属血逆，恶露必少或不下，并见心腹胀痛拒按，面紫赤气粗，两手握拳，牙关紧闭，神昏不知等症，治宜逐瘀行血，方如失笑散、佛手散、夺命散之类。此二者之证治有霄壤之别，服药一差，生死立判，宜为详审。其间或有虚实互见，或偏寒偏热，夹痰兼郁者，则应斟酌情况，随证加减。

产后血晕在昏迷不醒的情况下，往往服药不及，因而不论虚实，首应采取急救措施，促其苏醒。古人方法甚多，如铁器烧红置床前，以醋沃熏蒸产妇；或傅青主醋韭煎熏蒸法，或用干漆烧熏法等，皆可用于实证血晕，若虚证则可用针刺眉心出血法。醋沃熏蒸法也可用于虚证。

血晕一证虽有虚实之别，但据个人临床体验，以虚者为多见，即有恶露量少，腹痛之症，也只可稍参活血之药，不可妄投破瘀之品。

产后便难

产后便难系临床常见病，主要因伤血亡津，肠道失润所致。即所谓"亡津液胃燥"故也。其症状特点为，大便数日不解，或艰涩难下，而饮食如故，腹无胀痛之苦，治疗常法为养血生津，增水行舟。故张山雷说："新产津液必伤，便燥是其常态，宜以养液为先。"一般选用四物汤加苁蓉、麻仁、郁李仁之类。如果兼见神疲乏力，气短自汗，头晕目眩等气虚症状，又宜补气养血，佐以利气通幽之法，如八珍汤酌加杏仁、佩兰、黑芝麻、郁李仁之类。也有血虚火燥，兼见腹胀、口干、小便黄赤的，则宜养血生津，佐以泻热，方如麻仁丸，或量其虚实，参用各种外导法，慎不可轻用苦寒泻下，以免重伤津液，戕伐胃气。故薛立斋说："产后大便不通，因去血过多，大肠干涸，或血虚火燥，不可计日期，饮食数多，用药通润之，必待胀满，觉胀自欲去。不能去，乃结在直肠，宜胆导之。若服苦寒药通之，反伤中焦元气，或逾难通，或通而泻不止，必成败证。"对此等证候，余常以养血生津药中配用番泻叶3克，泡水、空腹另服而得效。番泻叶虽属苦寒，少用则健胃缓下，不似川军之走而不守，有伤胃气。

以上乃是治疗产后便秘之常法，如确系燥热结滞肠道，而便结难下其证属实者，也不可拘泥于产后多虚而畏用攻下，致令燥结不去，阴津愈耗。《女科经纶》引叶以潜曰："产后虽为不足，亦有有余之证，不当泥于产后无热，胎前无虚之说……如产后伤寒热病，烦渴秘结，不用苦寒，何以解利。"故仲景治产后胃实大便难，也用大承气汤而毫不手软。余曾治一回族患者常某，产后旬余，夹有外感，先有形寒，继而壮热，午后尤甚，烦躁不安，头晕口苦，且喜渴饮，胸闷腹胀，泛漾欲吐，恶露减少，色呈紫黑，大便7日未下，小便短赤，舌苔黄厚，脉数实。辨证为寒邪化热，内结胃腑。又因少阳枢机不利，津液不能载血下行，故恶露减少，胸闷腹胀。虽在新产之后，但标病势急，邪留不去，第恐津液枯涸，变证蜂起，逐书方如下：柴胡6克，枳壳6克，白芍9克，竹茹6克，连翘9克，川大黄6克（后下），元明粉6克（冲），麦冬、丹参各9克，桃仁泥6克，火麻仁、郁李仁各9克。服药1剂，下燥屎数枚，热退二三，再剂则热退神静，腑气畅行，恶露增多，腹痛亦减。惟少寐神疲，多汗，因予滋阴养血、益气生津之剂善后。处方：太子参12克，麦冬、玉竹、石斛各9克，五味子3克，当归9克，柏子仁、枣仁、远志肉、夜交藤各9克，南红花6克，炙甘草4.5克，2剂而安。从此例体会，产后病证虽有伤血亡津的特点，治不可猛攻峻逐，但病势急迫，岂能畏缩手脚，倘因循逡巡，反误病机。惟产后攻邪应中病即止，且邪去即转予扶正，所谓"勿泥于产后，勿忘于产后"也。

第十二章

产后发热

产后发热为临床所常见，其发病原因非止一端。如景岳《妇人规》说："产后发热，有风寒外感而热者，有郁火内盛而热者，有水亏阴虚而热者，有因产劳倦虚烦而热者，有去血过多头晕闷乱烦热者。诸症不同，治当辨察。"但前人也有因产后出血过多，百脉空虚，因而专持"大补气血"之说，甚至认为"产后宜温"者。如朱丹溪说："产后有病，先固气血。故产后以大补气血为主，虽有杂证，以末治之。"娄全善说："产后发热，多属虚寒。惟干姜加入补阴药中神效，此丹溪之法也。"周学霆《三指禅·产后不平脉论》说："温补二字，在产后极为稳当……其症之虚寒者，固不外肉桂、干姜，即症之大热者，亦不离肉桂、干姜。"这种产后宜温，宜补的概念，对后世治疗颇有影响。个人体会，产后多虚固是，但卫外之阳不固，最易感邪内传，由虚转实，若专持产后概属诸虚不足，而不分寒热皆投温补滋腻之剂，则无异于闭门留寇，使邪无出路，以致变生他证。程钟龄说："凡产后用药，不宜轻投凉剂，又不宜过用辛热。产后气血空虚，用凉剂恐生脏寒，然桂、附、干姜气味辛热，若脏腑无寒，何处消受？理用和平调治，方为合法。若或偏寒偏热之证，又须活方治之，不可谬执也。"这种意见我认为是比较妥当的。兹举治验一则：

患者张某，女，26岁，教员。

时值季秋，于产后第4天，因不慎寒暖，将息失宜，初觉形寒不适，体温不高，翌日即恶寒高热，无汗身楚，恶露减少，小腹切痛。自服姜糖水一大碗，并西药解热镇痛片，汗出热不解，晚间体温达40.6℃（腋下），家属急邀往视，情词恳切。诊其体肤，炕煤蒸热，而不恶寒，颜面潮红，身半以上汗出如洗，口干频饮，便秘溲黄，舌质红，苔干黄，脉浮数有力。

此风寒化热，内传气分，已成阳明经证。

亟宜辛凉泻热，沃焚救涸。

处方：银花21克，生石膏30克（先煎），竹叶6克，芥穗6克，花粉15克，白薇12克，党参9克，鲜石斛12克，当归9克，南红花4.5克，粉甘草6克，粳米一撮煎汤代水。

服1剂后，遍体透汗，形困神疲，沉沉入睡。次晨体温降至38.2℃，又1剂则腑行2次，恶露增多，体温续降，大渴已减，腹痛顿除。惟头晕神疲，纳少口干，自汗低热，脉见细数。此余热不解，阴液为伤，再进清热滋阴，养血益胃法。

处方：菊花（后下）、白薇、沙参、麦冬、玉竹、秦当归各9克，银花15克，竹叶3克，红花6克，炒神曲15克，佛手片4.5克，太子参、生牡蛎（先煎）各15克，予服2剂而愈，嘱进糜粥，"食养尽之"。

此例产后感寒，服姜糖水及西药解热镇痛，汗出伤津，邪反入里化热，转致高热不恶寒，大汗、大渴，脉浮数有力等症。《伤寒论》曰："服桂枝汤大汗出后，大烦渴不解，脉洪大者，白虎加入参汤主之。"与本病甚为合拍，方用银花、生石膏、白薇等清泻其热；花粉、石斛、党参等益气生津，甘草、粳米顾护胃气，少用芥穗疏其邪，再加当归、红花和血通瘀，所谓"瘀露未尽，稍参宣通亦即泻降之意。"服药2剂，热退脉缓，病去强半。若拘执产后宜温宜补之说，复投辛热温补之剂，不啻以火济火，而犯实实之诫也。

产后失眠

产后失眠多兼见于其他病证，故妇科书中少有专论。然征之临床，其作为主症出现者亦复不少。人体卫气，常昼行于阳，夜行于阴，阳入阴则卧，阳出阴则寤，此生理之常。故张景岳说："凡卫阳入阴则静，静则寐，正以阳有所归，故神安而寐也。"倘因某种因素导致阳不能入阴，则可产生失眠。而产后失眠，因其致病因素不一，症状表现各异，治法也就迥然不同。如因产后去血过多，心失所养，神宅不安而致者，症见夜难入寐，或多梦易醒，心悸健忘，面色不华，倦怠乏力，食欲不振，或见恶露稀薄，色淡等，可用归脾汤加减，以补气血；若血虚及肾，肾阴不能上济心火，以致心肾不交，心火独亢者，则见虚烦不眠，或稍寐即醒，面赤心烦，五心烦热，腰膝酸软，或兼恶露量多色红，间夹血块等症，可选天王补心丹和二至丸加减，以滋肾养心；若脾胃虚弱，饮食失宜，宿食停滞者，即《内经》所谓"胃不和则卧不安"也，当见食少嗳腐，胸膈满闷不舒，便秘或腹泻等症，可径予和胃消导，选用保和汤、越鞠丸等随症加减；若宿食化痰生热，痰热上扰心神，心胆俱怯，症见夜寐不实，胸膈痞闷，心烦懊恼，触事易惊，口苦泛恶等，可予清热化痰，和胃安神法，方用温胆汤加减。其他如恶露不畅或不下，余血扰心，导致虚烦不眠；或热扰胸膈，懊恼心烦，辗转不寐者，均宜随证施治，调和阴阳。总之，产后失眠有虚有实，临床体会，虚者多为气血不足，神失其养，治在肝脾肾，以使精血充沛，阴能恋阳，神能守舍；实者多为食滞胃脘，或痰涎沃心，治在和胃清胆，消食理痰，以使宁心安神。其有虚实兼夹者，则应视虚实之多少、主次不同，分别采用标本先后的不同步骤。兹举一案如下：

贾某，女，28岁。

产后逾月，夜难入寐，辗转反侧，心烦不宁。曾服西药镇静，初时尚能入睡，近则罔效，且病情日重，几乎彻夜不眠。伴见日夕潮热，头晕口苦，心中烦悸，惕然易惊，泛恶欲呕，口黏痰多，神疲乏力，下肢微肿，舌质淡，边尖红，苔白腻。

此脾虚不运，痰涎沃心。

既往有癔病史，拟从心胆论治，亦即沈金鳌所谓："理气顺痰，养心安神为第一义"之旨。

处方：清半夏9克，云茯苓15克，广陈皮6克。淡竹茹12克，莲子心3克，淡条芩12克，柏子仁、炒枣仁各12克，远志肉9克，夜交藤，朱寸冬各12克。

服药3剂。已能入睡，可睡5个小时。但仍多梦易惊，倦软乏力，腹胀胫肿，纳少便溏，烦劳则有低热，脉见沉滑无力。此痰热虽清，而脾虚未复。元气为伤，烦劳则低热者，乃"劳则气耗"耳。拟甘温益气法，所谓"劳则温之"。

处方：野党参15克，炙黄芪、炒白术各9克，云茯苓15克，冬瓜皮12克，广陈皮6克，朱寸冬9克，夜交藤、炒枣仁、柏子仁各12克，远志肉9克，炒神曲12克。连服6剂，诸症悉退，嘱服归脾丸，日服2付，以为善后。

按 本案脾虚不运，聚湿生痰，痰火扰心，而致失眠。证属本虚标实，治当先治其标而后顾其本。故先用温胆汤加减清热化痰、宁神益智，继用健脾益气再顾其本，遂使诸症悉退。次用丸剂两补心脾，以资巩固。

第十三章

腹诊及在妇科临床的运用

腹诊即胸腹诊法，是中医诊法中不可缺少的一部分。腹诊属于切诊范畴，包括按胸腹、候腰背等方法在内，但从广义来说也包括胸腹部位的望、闻、问诊的内容。

中医腹诊法渊远流长，早在《内经》中有关腹诊内容的记载就很丰富，可谓俯拾皆是。继后张仲景又在其所著《伤寒论》、《金匮要略》中，对腹诊加以推演，使腹诊与其他诊法结合起来，综合地观察分析疾病的部位，病因和性质，从而为辨证施治提供丰富的客观依据。自宋、元以来，由于受封建礼教的束缚，致使中医的腹诊法长期停滞不前，始终缺乏专著论述，临床也很少应用，特别是在妇科方面几近废置。个人认为腹诊既为切诊一个组成部分，其在妇科方面也应给予应有的重视。现就腹诊在妇科临床的诊治体会做一粗浅的讨论。

腹诊的临床意义

对于腹诊临床意义的认识首推《内经》。如《灵枢·胀论》说："脏腑之在于胸背腹里之内也，若匣匮之藏禁器也，各有次舍，异名而同处，……夫胸腹，脏器之郭也。"指出了胸腹部位乃是人体重要脏器的居处所在，从而揭示了腹诊的重要性。《胀论》篇还结合胸腹部位的诊察，详述了五脏六腑之胀的腹诊特点。如"心胀者，烦心气短，卧不安；肺胀者，虚满而喘咳；肝胀者，肋下满而痛引小腹；脾胀者，善咳，四肢烦悗，体重不能胜衣，卧不安，肾胀者，腹满引背泱泱然，腰髀痛；胃胀者，腹满，胃脘痛；大肠胀者，肠鸣而痛濯濯，小肠胀者，少腹䐜胀，引腰而痛，膀胱胀者，小腹满而气癃，三焦胀者，气满于皮肤中，轻轻然而不坚，胆胀者，胁下痛胀。"《灵枢·水胀》篇更依据腹诊的不同特点，分析鉴别水胀和气胀的不同证候。如说："水始起也……腹乃大，其水已成矣。以手按其腹，随手而

220

起，如裹水之状，此其候也。腹胀者，寒气客于皮肤之间，鏊鏊然不坚，腹大身尽肿，皮厚，按其腹，凹而不起，腹色不变，此其候也。"此因水属有形，而水胀在腹部如囊裹水，聚而不散，按之随手而起，有波动感；肤胀则因气属无形，其在腹部按之散而不聚，故窅而不起。以上说明胸腹部位不仅是人体重要脏器的所在，也是病邪最容易留连之处，通过对胸腹部位的诊查，对于了解脏腑的虚实，邪之盛衰，以及症结所在，具有重要价值。所以《对时论》说："胸腹者，五脏六腑之宫域。阴阳气血之发源，若知脏腑如何，则莫如诊胸腹。"日人汤本求真也说："腹者，生之本，故为百病之根，是以诊病必候其腹。"

腹诊在妇科临床更有其特殊意义。因为妇女在解剖上有胞宫，在生理上有经、孕、产、乳等不同于男子的特点。胞宫位在小腹正中，为行经和孕育胎儿的器官，其与冲任督带，特别与冲任二脉关系最为密切。冲为血海，为全身气血要冲，其脉起于胞中，循会阴而上于气街，并少阴之经，挟脐上行，至胸中而散，与任脉会于咽喉，而络于唇口。在生理上，当女子发育成熟后，脏腑气血俱盛，血海盈满，下行则为排经和养育胎儿的物质基础，上行则化为乳水。在病理上则表现为胸膈滞塞，气逆不顺，腹部掣引拘急，以及月经不调，经闭，崩漏，乳少等病症。任脉主胞胎，为人体妊养之本，其脉亦起于胞中，出于会阴，经毛际，沿腹部正中线上行，通过胸、颈、循面而入目。在生理上总司一身之阴经。任脉气通，可促成孕育。在病理上多表现为元气虚弱的病症如疝气，带下，少腹肿块，月经不调，流产，不孕等。

综上所述，可见腹诊在妇科临床对于查知冲任气血的盛衰，以及经、带、胎、产等方面的生理病理变化，是有其特殊意义的。

妇科腹诊的部位、方法及在临床的运用

中医腹诊的方法在操作上如同近代一般胸腹部位的检查方法，即根据需要可使患者采取坐位，仰卧或侧卧位，诊查部位主要为胸、腹，而腰背等处也应视需要适当检查。腹诊主要属于切诊的范畴，但在具体操作时，亦应结合望、闻、问诊的内容，以作全面分析。兹就妇科腹诊的部位、方法、重点分述如下。

胸部　胸部包括胸，膺胸、胁、季胁等部分。妇科则主要检查天突，

乳，胁等部位。

天突是任脉的俞穴，位于颈结喉下，胸骨切迹上缘之内方凹陷处。据民间经验，天突有动脉感的多为妇女妊娠的一种征象。此种脉动感，可为自觉现象，医者也可用手指触摸到。脉动明显的，肉眼也可以观察到。此法用于临床的确信而有征。

乳房属胃经，乳头属肝经。女子在青春期以后，乳房发育不良，或萎瘪平塌者，多与先天不足，肾气虚弱，气血不充有关。乳房胀痛，按捏有抵抗感，多为肝气郁滞，其证属实，常见有月经不调，痛经或不孕等证；乳房柔软无胀痛感者，多属气血俱虚，常伴见月经量少，色淡等证。妇女停经，乳房膨胀，乳头色褐的，为怀孕的征象。《察病指南》并依据孕妇乳核之在左或在右以辨男女胎。

胁，泛指腋下至十二肋骨位置，为足太阳，足厥阴经循行所过。如《灵枢·经脉》篇说："肝足厥阴之脉……上贯膈，布胁肋"，"胆足少阻之脉……贯膈，络肝，属胆，循胁里"。所以胁肋部位的疾患，多与肝胆病变有关。如《灵枢·五邪》篇说："邪在肝，则两胁中痛。"但心、肺、脾、肾等脉，亦均行达胸胁、胁腹等部，因而各脏病变也可发生胁部症状。一般说来胁部症状可有疼痛和胀满的表现，而胁痛的性质又有胀痛、刺痛、隐痛、灼痛之别，病因则有内伤，外感之别，发病又有虚实寒热之异。

如胁肋胀痛多由气郁痰凝，脉络阻滞所致。肝气郁结者，医者以手指自肋弓下，沿前胸壁里面，向胸腔按压，可觉有抵抗感，轻轻按抚则嗳气频作而自觉舒畅，并兼有胸闷、纳减，胀痛常随情志变化而增减，多见于月经不调，痛经，带下等病症；痰入肝经者，按之有膨满感，同时有压痛，常兼头晕、肢麻等症，多见于月经量多，色淡，或带下黏浊等症。亦有因肝经虚寒致胁肋胀痛者，则内部按之空虚而无抵抗感，多兼见气急，视物模糊，脉象迟弱等症，可见于痛经，月经过少，不孕，带下等证。《济阴纲目》引大全云："产后两肋胀满气痛，由膀胱宿有停水，因产后恶露不尽，水壅瘀与气相搏，积在膀胱，故令胁肋胀满，气与水相激，故令痛也。"说明产后膀胱停水也可令胁肋胀痛。

胁肋刺痛多因血瘀停留所致。特点为疼痛如刺，按之痛剧，但轻加按摩则略觉减轻，疼痛固定，或胁下有癥积，常见于痛经或月经过少，闭经等病证。《金匮要略·妇人杂病脉证并治》篇则以"胸胁满，如结胸状"为瘀热互结于肝经的指征。

胁肋灼痛多为肝郁化火，或湿热郁滞肝经所致，按之痛不减，常兼头晕、耳鸣、口苦等症，可见有月经先期，月经过多，崩漏，带下等症。胁肋隐痛者，抚之觉舒，按之柔软而无紧张感，多由肝肾阴亏，水不涵木所致，常兼头晕目眩，口干烦热等症，多见于月经先期量少，或崩漏等病证。此外，肝血虚也可表现为胁肋支撑胀满的特征。如《素问·腹中论》说："有病胸胁支满者，妨于食，病至则先闻腥臊臭，出清液，先唾血，四肢清，目眩，时时前后血，……病名曰血枯。此得之年少时，有所大脱血，若醉入房中，气竭肝伤，故月事衰少不来也。"说明血虚肝伤，肝血枯涸不荣，可见有胸胁支满的表现。

腹部 腹部泛指胃脘以下，耻骨以上的部位。范围较广，所包括内脏亦较多，一般可划分为上腹（属太阴），脐腹（属少阴），少腹（属厥阴）、小腹（脐下属冲任奇经）等不同部位。在妇科疾患中，较常涉及脐腹、小腹、少腹等部位。

检查腹部多取仰卧位，令患者下肢伸直、轻轻振腹以测其感，然后屈膝，或侧卧、使腹部肌肉松弛缓和，以便有系统地进行腹部的望、闻、问、切按等方面的诊查。望腹主要观察腹部形状的隆起或下陷、皮肤的滋润或枯燥等方面的情况。一般下陷者多虚，隆起者多实。如妊娠气血亏虚，不能养胎，可见腹部松弛下陷之象，多为胎萎不长，或胎死腹中。《金匮要略·妇人杂病脉证并治》篇中说："妇人少腹满如敦状，小便微难而不渴，生后者，此为水与血俱结在血室也。"又如妊娠腹部隆起，腹大异常，多为胎水肿满，羊水过多之征。如陈良甫说："妇人胎孕至五六个月，腹大异常，胸腹胀满，手足面目浮肿，气逆不安，此由胞中蓄水，名曰胎水。"《千金方》并通过望诊妊娠腹形以辨男女胎，谓"女腹如箕，男腹如釜"。此外，皮肤滋润者气血尚盛，枯燥者津血已伤，肌肤甲错者，多为瘀血内结，可见于闭经，以及望任脉之凹凸可辨别气之盛衰等等，皆属于望腹的内容。

闻腹主要是用听觉来察知腹部的声响，如肠鸣、矢气、胎声等等。如《妇人良方大全》说："妊娠四五月后，每常胸膈间满痛或肠鸣，以致呕逆减食，此由忿怒忧思过度，饮食失节所致。"《大全》、《产宝》尚有"妊娠腹中钟鸣，妊娠腹内儿哭"的记载。张山雷认为"妊娠腹中啼声，确是时或遇之"是胎动不安的一种表现。另如《金匮要略·妇人杂病脉证并治》篇所说："胃气下泄,阴吹而正喧,此谷气之实也"也属于闻腹的范畴。

问腹主要询问患者腹部有否胀满、疼痛等方面的症状,其特点如何?例如:腹痛有在气在血,属虚属实的区别,其疼痛的性质、腹诊特点各异,治法亦迥然有别。如《金匮要略·妇人产后病脉证治》篇对产后腹痛的记述,"产后腹中㽱痛,当归生姜羊肉汤主之";"产后腹痛,烦满不得卧,枳实芍药散,假令不愈者,此为腹中有干血著脐下,宜下瘀血汤主之,并主经水不利。"以上均为产后腹痛,但以腹中绵绵而痛,且喜温按者,为血虚血寒,治用当归生姜羊肉汤养血散寒,温中止痛;腹中烦满不得卧者,为气滞血瘀作痛,治用枳实芍药散行气和血止痛;少腹坚痛,或按之有硬块者,为恶露不尽,瘀血内停,治用下瘀血汤之类活血化瘀止痛。又《金匮要略·妇人杂病脉证并治》篇说:"妇人六十二种风,及腹中血气刺痛,红兰花酒主之。"《妇人妊娠病脉证并治》篇说:"妇人怀妊六七月,脉弦发热,其胎愈胀,腹痛恶寒者,少腹如扇,所以然者,子脏开故也,当以附子汤温其脏。"前者为风邪袭入腹中与血气相搏,其特点为腹中刺痛,故用红兰花酒活血止痛,以使血行风自灭,后者为阳虚寒甚,侵害胞胎所致,故腹痛恶寒少腹如扇,治用附子汤温经散寒,安胎止疼。以上是问腹痛性质,以区别证治,同时尚应询问腹痛与经、带、胎、产的关系。如《金匮要略》说:"带下经水不利,少腹满痛,经一月再见者,土瓜根散主之。"指出了痛经的特点,在于腹痛伴随月经周期而发作。《景岳全书·妇人规》进一步指出:"经行腹痛证,有虚实。实者,或因寒凝,或因血虚,或因气虚。然实痛者,多痛于未行之前,经通而痛自减;虚痛者,于既行之后,血去而痛未止,或血去而痛益甚。大都可按可揉者为虚,拒按拒揉者为实。"则是根据腹痛之在经前经后、喜按拒按,以及对冷敷热敷的喜恶等特点,以分辨其证候的虚实寒热等类型,在诊断上具有一定的指导意义。其他如妊娠小腹疼痛坠胀,腰酸不已者,需防堕胎;妊娠胸腹胀闷,呼吸迫促,是为胎气上逆;产后七八日,少腹坚痛,是为恶露不尽;带下清稀,小腹冷痛,多为下焦虚寒等等,皆需通过问腹得知。

切腹是腹诊的主要内容。切腹即医者以手掌或手指密切接触腹壁,以检查腹壁的坚软温凉,有无压痛和痞块等。有关切腹手法的运用,《内经》有鼓、按、推、循等多种手法,可单用亦可合用。如《至真要大论》:"诸病有声,鼓之如鼓,皆属于热。"《灵枢·水胀》篇:"寒气客于皮肤之间鼙鼙然不坚，腹大，身尽肿。"鼙即鼓声，鼙鼙然形容腹部叩诊空然有声。此属于单用一种手法的。又如《灵枢·水胀》篇对于"肠覃"、"石瘕"的检查，"按之则坚，推之可移"则是推，按合用者。一般说来，鼓法多用于腹胀有形的病证，并据叩诊的音响为清为浊，以分别其为气为水。而按推之法，则多用于胸腹之中有形之实邪，诸如积水，血瘀等等。

切腹时，先对腹壁作一般检查，如腹壁的紧张度，弹力性，以及有无压痛，痞块等。一般说来，正常腹壁肌肉坚软适宜，皮肤滋润光滑，温度正常，小腹略隆于大腹，脐眼凹入，体肥者腹壁应丰满而柔软，体瘦者应较下陷而微硬。已婚经产妇女，应较未生育者有松弛。之后应按脐部及其两侧，以候冲任之气的盛衰。一般凡按脐中及其周围，觉有动气应手，与寸口脉相应者，为脏气健旺；动而微弱，一息一二至者为冲任气虚，动而沉迟，为命门火衰，动数有力，为冲任伏热。《皇汉医学丛书·先哲医话集》后藤艮山说："按腹自心下至脐，任脉突起者，病聚脉下故也，病不聚者，脉必不突起。"凡此对诊查冲任气血的盛衰，邪之散聚者，均有一定的意义。

切腹时，临床每需根据不同的目的，而有不同侧重点的检查。如闭经或痛经，应按其小腹有块无块。如有块则可通过循抚接触，了解其大小、形状、硬度，以及喜按拒按等，以辨识其性质。如按之坚硬，推之不移，按之痛甚为血瘀；按之有包块，推之可移，为气滞，同时还应注意包块与妊娠的鉴别。如后藤艮山说："妊娠与血块易混，然块者顽固沉着，无发扬之势。妊娠者，凝结温然，有润泽之气。"同时，还可以"讯之妇人，夜阴快寝后，小腹勃然突起者，娠也"。另以右手循鸠尾穴，轻按而下至脐，左手自耻骨微向上推，则脐下当子宫部位，有物起于指下，隐隐有力，即为妊娠。若痛经或闭经，按腹无块，则应查其有无压痛，喜按拒按，以辨别病证的虚实情况。如张石顽说："凡痛，按之痛剧者，血实也；按之痛治者，气虚血燥也；按之痛减，而中一点不快者，虚中挟实也。内痛外快，为内实外虚；外痛内快，为外实内虚。"

腰部　腰为肾之外府，带脉之所循、冲、任、督三脉均受带脉之约束以维持其正常功能。因此，候腰部的情况，可以了解冲任及肾气的盛衰。如妊娠胎漏，每见有腹部坠痛，阴道出血，若不兼腰酸，则尚可保全，倘兼见腰酸坠痛，为肾气虚不能固摄胎元，每易导致流产。临床体会，按捺腰骶部，如有压痛点，则为冲任失调的反应，可见有月经不调、痛经、不孕等病证，敏感点多在八髎穴部位。

综上可知，中医腹诊的特点，在于不是直接触知内脏或组织的病理解剖变化，而是通过对胸腹部位的直接接触，以了解脏腑气血的盛衰，邪正虚实的变化。

第十四章

几种常用的妇科病外治法

　　妇科病外治法的应用，最早见于《金匮要略·妇人杂病脉证并治篇》中，以蛇床子散为坐药，用治寒湿带下；狼牙汤淋洗，用治下焦湿热，阴中生疮。矾石纳阴中，用治内有干血，阴中时下白带等法，多为后世所沿用。其中蛇床子性温，故用治阴中寒湿；狼牙性寒，故用治下焦湿热，说明外治法也如内治一样，须辨证用药。故清代吴尚先《理瀹骈文》说："外治之理即内治之理，外治之药亦即内治之药，所异者法耳"，"外治必如内治者，先求其本。本者何？明阴阳，识脏腑也"。仲景以后，历代医家对妇科病的外治法不断有所发展，应用范围日益广泛，所用方药日渐繁多，至清代吴尚先著《理瀹骈文》，则所载方法之多，用病之广，蔚然可观。

　　临床上内服药物的作用，主要为调整脏腑气血，以提高机体的抗病能力，从根本上消除病灶。而外治法的应用，则多在于针对病灶局部，缓解症状，以减轻病人痛苦，此虽属治标之法，但能更好地发挥内服药物的治疗作用，二者相得益彰。因此，对于妇科疾病的治疗，要正确掌握局部与整体的辩证关系，根据病情，或用内服药，或予外治法，或在内服药的同时，辅以恰当的外治法，以提高疗效，缩短疗程。其中关键，在于掌握适应病症。兹将个人在妇科临床中较常应用的一些外治方法和药物，选述如下。

熏 洗 法

　　〔组成〕蛇床子9克，黄柏6克，淡吴萸3克。

　　〔功用〕散寒燥湿，消炎止痒。

　　〔适应证〕寒湿或湿热下注，见有带下阴痒，或阴部肿痛，或尿道感染，尿痛尿频等症。

　　〔用法〕上药布包，温水浸泡15分钟后，煎数沸，倾入盆中，乘热熏洗、坐浴。晨、晚各1次，每次5～10分钟，洗后可拭干外阴部、内阴部，待其自然吸收，经期须停用。倘煎煮药液有困难，亦可将药用布包置于大口杯中，再用开水冲沏后浸泡备用。一般多以晨泡晚用，晚泡晨用。应用时将药液倾入盆中，再加以适量沸水，熏洗坐浴，一包药可浸泡2次。在药效作用的发挥上，前法较后法为佳。

〔药物加减〕带下量多，清稀，淋漓不止，可选加石榴皮、桑螵蛸、诃子、小茴香等；带下色黄、黏稠气秽，可选加苍术、蒲公英、律草、草河车等；瘙痒剧烈可选加枯矾、苦参、小茴香等；阴部肿痛可选加香白芷、净苏木、刺猬皮、蒲公英、连翘、小茴香等；糜烂溃疡局部有脓性分泌物，可选加白鲜皮、虎杖、银花、公英、桑螵蛸等。

按 本方适用于外阴炎、外阴湿疹，急性女阴溃疡、单纯性阴道炎、滴虫性阴道炎、慢性子宫颈炎、尿道感染等疾患，症见白带量多，阴道或外阴瘙痒、红肿、灼热、疼痛，或轻度溃疡糜烂等。方中蛇床子辛苦温有小毒，功能祛风燥湿，杀虫止痒，适用于一切皮肤病及外阴瘙痒、带下。如《金匮》单用本品治阴寒带下，《濒湖集简方》以本品同白矾煎汤频洗，用治阴痒，《千金方》用治子脏挺出。吴萸辛热有小毒，功能散寒止痛，外用尚能燥湿解毒，可治湿疹。黄柏苦寒，功能清热燥湿，泻火解毒，适用于急性化脓性感染疾患，以及湿疹、疮疡、白带、阴痒等症。如《圣济总录》以本品为末，野蔷薇捣汁调敷，用治唇疮痛痒。近代用为栓剂治疗滴虫性阴道炎等。其与蛇床子、吴萸配伍，不仅能监制彼之温热过偏之性，且能加强消炎解毒，燥湿止痒的效果，临床随病情加减，既能用于阴中寒湿，也可用于湿热下注之症。

方二

〔组成〕蛇床子15克，花椒9克，土槿皮15克，紫荆皮15克。

〔功用〕清热燥湿，消炎止痒。

〔主治〕阴痒难忍，带下臭秽。

〔用法〕同前。

按 个人体会，此方用于霉菌性阴道炎效佳。

方三

〔组成〕麻黄6克，炒枳壳12克，透骨草9克，五倍子9克，小茴香6克。

〔功用〕祛湿消肿，通络固脱。

〔主治〕子宫脱垂。

〔用法〕布包，温水浸泡15分钟后，煎数沸，乘热先熏后洗，然后将子宫脱出部分，轻轻还纳，卧床休息。

〔药物加减〕子宫脱垂较重者，加桑寄生、升麻、金樱子；因摩擦破溃有分泌物者，加桑螵蛸、银花、连翘、公英等；兼见白带、阴痒者，加蛇床子、马鞭草、枯矾、清半夏、刺猬皮之类药。另可用五倍子、石榴皮、生枳壳、露蜂房各等份，配以坐药纳入阴中。

按 轻度子宫脱垂，常以本方外洗或配合丸剂内服即可获效。方中麻黄辛温，入肺与膀胱经，功能发汗、定喘、利尿。外用消肿通络，适用于湿疹瘙痒，或风邪顽痹，或局部皮肤疼痛，或麻木不仁等症。透骨草辛温，功能祛风除湿，舒筋活血、止痛，外用消肿止痛，适用于痈肿、痔疾、阴囊湿疹之类，本品与防风、地榆等同用，煎汤棉球蘸之，乘热涂治肿毒初起之症。枳壳苦辛凉，功能破气、行痰、消积，外用收缩固脱，适用于脱肛、子宫脱垂等症。如《日华子本草》谓，本品"痔肿可炙熨"。《经验方》以本品60克，煎汤温浸，治产后胞宫不收。小茴香辛温，功能温肾散寒、和胃理气。外用消肿、活络、止痛，适用于疝气，小便不畅，疮疖等病。如《千金方》用本品捣末，外敷，治蛇咬久溃。《摘元方》以生姜汁调茴香末，敷腹上，治伤寒脱阳，小便不通。《简便方》用以炒热，熨敷、治寒疝入肾。以上4药相互配合，具有祛湿消肿，寓升于降，通络固脱之功，故临床常用之。兹举一例如下：

张某某，女，29岁，教员，1971年5月初诊。

于2年前第二胎分娩后，因劳动过早，时觉阴部有下坠感。后带领学生在农村劳动，又因强力持重，觉阴道口有物挺出，重滞作涨，晚上休息后自行还纳，白天劳动则又下坠，腰酸，带多，身疲无力，拖延年余不愈。妇科检查，为Ⅱ度子宫脱垂。遂予补中益气汤内服，外用上方加金樱子、诃子绿、升麻，煎汤外洗，2周后，子宫完全上升，下坠感消失，再2周后，妇科复查，子宫位置正常，腰酸、白带亦愈。

纳 法

方一

〔组成〕黄柏、枯矾、青黛。

〔功用〕解毒消炎、燥湿止痒。

〔主治〕宫颈糜烂。

〔用法〕上药等份为末，以消毒棉球蘸饱药粉，用线系住，纳于阴道宫颈糜烂面。晚上用药，次晨取出。如能用喷撒器喷撒患处尤佳。

按 本方用以治宫颈糜烂效果良好，重糜亦可配合内服药治疗。方中枯矾性味酸涩微寒，功能燥湿解毒，杀虫止痒。外用适于痈肿疮疡，痔漏，脱肛，女阴瘙痒，外阴阴道炎、宫颈糜烂等症，与黄柏、青黛配合应用则消炎解毒之力尤著。又单以黄柏15克，青黛5克，制成片剂，纳入阴道内，用于化脓性阴道炎，及宫颈癌患者上镭后之阴道炎性反应，以防止粘连，效果较好。

方二

〔组成〕白矾57克，乳香、没药各9克，蛇床子4.2克，钟乳石13.5克，雄黄13.5克，硼砂1.2克，硇砂0.9克，儿茶10.5克，血竭7.5克，樟丹16.5克，梅片10.5克，黄柏9克，麝香1.2克。

〔功用〕燥湿解毒，敛疮生肌。

〔主治〕宫颈炎，盆腔炎。

〔用法〕以水2碗，煮白矾至沸，候略呈稠糊状，再入过80目细粉的乳香、没药、蛇床子、钟乳石、雄黄、硼砂、儿茶、黄柏等药，并加水3～5匙，煮沸入樟丹、血竭细粉，复加水2匙，煮沸入麝香、冰片，搅拌制成直径1.5厘米，厚2厘米之药锭，备用，治疗时，宫颈炎患者，可纳入阴道，贴在宫颈上，再以消毒的代线棉球固定之；盆腔炎患者则纳入左右穹窿部。每2日更换一次。如制成粉剂，用喷撒器将药直接喷撒宫颈及穹窿部效果尤佳。用药前先以温水坐浴。

方三

〔组成〕花椒、大盐（丸热）。

〔功用〕温阳散寒，止痛。

〔主治〕妇女感寒阴缩。

〔用法〕上药适量，布包并捣碎，棉裹如弹丸大小，纳入阴道。

按　阴缩一证见于《内经》，如《灵枢·邪气脏腑病形》篇载："肝脉……微大为肝痹阴缩，咳引小腹。"《灵枢·经筋》篇："足厥阴之筋……伤于内则不起，伤于寒则阴缩入。"阴缩即前阴内缩，原指男子阴囊或阴茎抽缩之病，女子阴户内缩也称为阴缩。此证多因寒入厥阴所致，症见阴道抽缩，痛引小腹，四肢厥冷等症。如《杂病源流犀烛》说："妇人亦有阴缩之病，则阴户急，痛引入小腹是也。"个人临床用于温散厥阴寒邪时，以内服当归四逆汤加减，配合本方外治，症轻者单用本法也有效。若因大吐大泻后，元气虚陷，阴缩肢冷面黑气喘，冷汗淋漓，甚则昏不识人者，须急予回阳固脱，以四逆加参汤内服，也可配合本法外治。如因热入厥阴而致者，则本法不宜使用。

本方胡椒性味辛热，《本草汇要》谓入足太阴、少阴、厥阴经，具有温阳散寒，下气消痰，止痛之功，常用于夏月冷泻及霍乱；风冷入脏，心腹疼痛、呕吐清水；以及尿频、尿痛等症，内服外用均可。又《韩氏医通》、《卫生简易方》均以本品外用，治风、虫、客寒，三种牙痛；《多能鄙事》用本品研末调敷，治蜈蚣咬伤。食盐咸寒，炒黄则具温性；《日华子本草》谓能"暖水脏，主霍乱心痛……通大小便，小儿疝气"。《医林纂要》谓其："熟用，活血去瘀。"本品炒后外用，温散寒邪，解毒止痛，如《方脉正宗》用以炒热敷脐下，"治阳脱虚证，四肢厥冷，不省人事，或小腹急痛，冷汗气喘"。《梅师集验方》以棉裹热盐，敷治阴部䘌虫生疮。二药配合应用，则能加强散风寒、暖下元、止抽痛之力，备药不及时，可用为应急措施。兹举一例如下：

昔治刘氏妇，年三十许。

于风雪之夜，入厕小解，觉寒砭骨，夜半即感周身不适。栗栗畏寒，重衾不解，少腹拘急，次第加重。翌晨骤感阴户紧缩，牵及少腹疼痛，冷汗阵出，四肢厥冷，家人急来迎治。予谓：此阴寒客于下部，滞于肝脉。嘱用花椒10粒，大盐一撮炒热，布包，捣碎，再以绵裹如弹丸大，纳入阴中，并以暖水袋敷于脐下关元穴处。又予一内服方：桂枝9克，吴萸6克，熟附子9克，白芍15克，细辛3克，防风6克，乌药6克，甘草6克，2剂。次日患者来谢，病已霍然若失。

贴敷法

 方一

〔组成〕黄连膏加六神丸。

〔功用〕清热解毒，消肿止痛。

〔主治〕外阴溃疡、肿痛难支，各种外阴炎，亦可适用外阴白斑。

〔用法〕黄连膏1小盒，六神丸3粒（研细粉），搅匀摊在绸布上敷于患处，敷药前用温水洗净外阴部。

方二

〔组成〕紫荆皮、黄柏各等份，为末备用。

〔功用〕消肿解毒，活血止痛痒。

〔主治〕外阴炎（湿疹）瘙痒、溃疡、流水。

〔用法〕上药用香油调成糊状，摊在布上，敷于患处。

【按】 紫荆皮苦平无毒，具有消肿解毒、活血止痛之功，古人用治"癣疥"有效。本品与黄柏配合，用于外阴炎搔破流水，也可为末撒敷。另用本方为煎剂，熏洗坐浴，而后以朱黄散（成药）香油调如糊状，摊在布上敷于患处，效果也佳。

方三

〔组成〕蛴螬4~5只，泥封焙干，去泥后研末。

〔功用〕破瘀通经。

〔主治〕血瘀经闭或有痞块。

〔用法〕将上药酒调至可搓成丸，为饼状敷于脐下关元穴处，夜敷昼取，日1次。

按 本法用于瘀血内结，经闭不通者，血枯经闭不宜用。方中蜣螂咸寒有毒，功能破瘀定惊，通便攻毒。《金匮要略》鳖甲煎丸用之，取其破瘀开结之力，治病疟日久，结为疟母者。方书中尚有外用堕胎的记载。用于闭经尚宜配合内服药，经行后即停用。

冷敷与灸法

妊娠恶阻，食入辄吐，服药亦吐者，嘱患者服药后，即以冷水浸过之湿毛巾敷于颈，胸部可防止吐药。或依《千金方》法，艾灸间使穴（掌后三寸），15分钟亦有效。附方如下。

方一

〔组成〕蒲公英15克，紫地丁15克，野菊花、生大黄各9克。

〔主治〕适用于急性乳腺炎。

〔用法〕乳房红肿热痛尚未破溃时，可煎汤乘热渍渍患处。

方二

〔组成〕黄柏10克，白芷6克，荆芥6克。

〔功用〕解毒消炎，散结止痛。

〔主治〕急性乳腺炎初期有硬结者。

〔用法〕上药共为细末，醋水各半，调成糊状，敷患处。

方三

〔组成〕一粒珠（成药）。

〔功用〕消肿解毒。

〔主治〕乳痈乳岩，红肿疼痛，初起未溃者可消，有脓者易溃易敛。

〔用法〕捣碎，醋调成稀糊状，敷患处。

方四

〔组成〕山慈菇15克，白芷、鹿角、山甲、血竭各9克，麝香0.6克。

〔功用〕通络下乳，散结止疼。

〔主治〕乳癖（乳腺增生）。

〔用法〕上药共为细末，醋调成糊状，敷于患部。

方五

〔组成〕结乳膏（主要成分为麻油、漳丹、韭菜汁、铜绿、血竭、乳香、没药、信石、麝香等）。

〔功用〕活血化瘀，消肿止痛。

〔主治〕乳痈、乳岩，初起红肿，乳房有坚核，疼痛难忍。亦用于瘰疬结核。

〔用法〕贴敷患处。

按 结乳膏为市售成药，用于乳痈未溃，坚核疼痛等症效果较佳。乳岩类属西医学乳腺癌，本品可起到一定的消肿止痛作用。

此外，一些民间单方、验方，如仙人掌捣泥外敷；鲜蒲公英捣泥外敷；五倍子研末醋调外敷等等，用治急性乳腺炎，也有较好效果，均可采用。

一代名医成追忆，德才双馨贻后人

——漫忆先叔哈荔田教授

哈孝贤

先叔哈荔田（1912~1989），回族。河北保定人氏，为我国现代著名中医学家，中医教育家。毕生致力于中医临床及中医教育事业，为发展中医事业，培养中医人才，做出了重要贡献。1989年9月7日，因拔牙诱发心疾，翌日晚病势骤然恶化，经抢救无效，于9月9日凌晨4点35分，溘然病逝，终年七十有八。噩耗传来，凡相识者，无不扼腕容嗟，叹为中医界之一大损失！

先叔作为一代名医，拯危救厄，活人无算；作为中医教育家，门墙桃李，遍及海内；作为家庭尊长，昫伏晚辈，督教极严。他的为医为人，医术医德，皆堪为后人学习之范。我作为他的侄辈，禀承家学，传习祖业，更于他晚年能随侍左右，亲聆教诲，整理并撰写其学术经验，因之对他的生平学识，治学修身诸方面，耳熟能详。爰漫忆如次，冀对中医史家能有所补备。

1. 医不三世 不服其药

中医学一向被称为经验医学，临床经验弥足重要，所谓历多始能达妙。故古人有"医不三世，不服其药"之说。而我家历代业医，迫至家叔，迫足三世：先曾祖文林公，精眼科，族曾祖昆弟公，擅外科，时称："保定二哈"。先大父振刚公，初攻举业，有声痒序，为前清秀才。后弃儒从医，就读于清光绪二十八年官办之直隶保定医学堂，兼修中、西医学，6年卒业后，执业于保定官药局（官办医院），后移寓津门悬壶，以长于内科、妇科而蜚声医林。先大父有五子一女，就中长子哈书田（先父）及三子哈荔田（先叔），皆能克绍其裘，传习父业，并以医名于时。

先叔幼时随父读书，课余辄旁观先祖父为病患者诊病，耳濡目染既久，

遂对医学亦渐有所好，恒以"良医良相"之语自励。后先祖父携先父赴天津
执业，先叔遂居留保定，并考入保定同仁中学读书。

读中学时，先叔在医学方面已颇有基础，邻里中有婴疾者，每延其诊
治。曾有老妪患足踝肿痛，不能履地，且饮食难下，家人邀先叔往诊。先叔
审视良久，谓系湿热下注，先予针刺，痛稍间，再书方三妙丸加味，重用土
茯苓一药，不数日竟痊可。里人啧啧称奇。其时先叔年仅16岁，人皆称小哈
先生。1928年先祖父自津返里疗病，先叔其时高中尚未卒业，便毅然退学，
从父学医，以遂初志。

先祖父乃积学之士，儒雅方正，一生耿介，居家课子，庭训颇严，为先
叔尔后的成长，打下了坚实的基础。如《山东中医学院学报》1981年开辟
"名老中医之路"专栏，邀先叔撰稿，在由我执笔而就的"学无止境，锲而
不舍"一文中，有他的一段追述：

"我学医伊始，先父每以诸葛武侯'志当存高远'之语教诲，并告诫
我：医者司人性命，既要富于仁人之心，又须医术精良。因此，一旦选择医
学这一专业，便要一生笃志力行，奋斗不已，万不可浅学辄止，学师不卒，
庸医杀人。由此我认识到，要学好医学，首先要专于心，一于志，要有一种
献身精神，否则见异思迁，二三其志，就会失诸精专，'妄陈杂术'，终不
会有何成就。其次要敢于攀登医学高峰，要有'会当凌绝顶'的志气，树立
高远目标，以为自己努力之方向，否则亦不免流于平庸肤浅，终不会有所作
为。但取法务上，并非好高骛远、好大喜功。若贪多务得，急于求成，就会
失于扎实，流于浅薄。先父对我一面督教医经，一面补习古文，同时又在临
床耳提面命，悉心指点。我自己也颇能以'寸阴寸金'之喻自警，发奋刻
苦，朝夕攻读，所谓'焚膏油以继晷，恒兀兀以穷年'，如是者两年余，进
步很大"。

由是观之，先叔在医学上所以能技业大成，固因于锲而不舍，刻苦自
励，但与家学渊源、长辈（父兄）的口传心授，关系大焉。故"医不三世，
不服其药"之说，自是信而有征。

2. 转益多师 博采众长

先叔于1931年考入由施今墨创办的华北国医学院，时年20岁。

华北国医学院的课程设置，以中医为主，兼设西医基础课，如解剖、
生理等。先叔本有家学基础，带艺游学，又肯刻苦，每每学冠全班，因之深

得施今墨、周介人、范更生诸先生的赏识器重。先叔在北平求学期间，因家境不丰，生活方面自奉甚俭，常为周介人先生缮写书稿或讲义，既可得到笔润以为小补，更在学业上获益良多。生活的清苦，更砥砺了他奋发向学的志气。先叔曾对我谈起过当年的学习情况：每逢假日，同学中或听戏、或聚饮、或对弈、或会友，而他却常常跑到前门楼上持卷朗读，背诵《内经》、《本草经》等经典著作。前门楼下，车水马龙，市志喧嚣，他却不为所扰，于闹中取静。

北平是学者云集，名医荟萃的地方，先叔常对医界前辈登门请益，由于他执弟子之礼恭谨有加，一些临床大家为其诚意所感，亦每能给予认真点拨。先叔又有搜集名医方案手迹的癖好，每有所得，如获至宝。闻某医擅治某病，而又无缘识荆者，辄乔装病人往求诊治，一为学习其遣方用药特点，一为得其手迹，观摩书法。他在很长一段时间，始终乐此不疲，从中亦深获教益。他当时所搜求到的医学大家的方案手迹，除北京四大名医如肖龙友、孔伯华、施今墨、汪逢春外，尚有陆仲安、恽铁樵、张简斋、丁甘仁、夏应堂、丁济万、陆士谔、陆渊雷、何廉臣等等名家的真迹，正所谓琳琅满目，美不胜收。惜乎，这些宝贵资料在"文革"中尽被付之一炬。如此广学博求，使其眼界大开，增长了学识见闻、亦大大丰富了临床经验。

除书法、丹青外，先叔尚多其他雅好，于京剧艺术尤甚，学马派唱腔，韵味颇足。我少年时曾见过一帧他早年着戏装的小照，即今回忆，那似是"游龙戏凤"中正德皇帝的形象。1987年元旦，天津中医学院党委、统战部召开茶话会，邀请教授、专家及民主党派代表恳谈，我也属被邀之列。当时先叔被委以主持之责。座谈后有即兴表演，由王哲天教授操琴，先叔表演京剧唱腔，一曲"十老安刘"博得满堂喝彩。先叔尝对我说："患者中职业不一，爱好亦异，作为医生，培养自己的广泛兴趣，并非但为自娱，也有助于了解患者的心理、情趣，俾医患之间意洽情和，则于诊病疗疾颇多助益。《内经》有：'工（医者）为本，病（患者）为标，标本不和，诸疾不瘳'之说，便是此意。"足见他是很重视心理疏导的。

先叔1935年由华北国医学院毕业，因已提前考取了行医执照，故毕业后即在津与先祖父同堂执业。他虽技重家传，崇尚易水学派，但从不自恃门户之见，抱残守缺，而是主张参古酌今，博采众长。他尝谓："读古人书宜严而对时贤宜宽。"例如，他很推崇清末民初医家张山雷的医著，认为张师古而不泥于古，学术理论注重实效，而不尚空谈，最能启迪后学。我手边有他早年读过的张山雷《沈氏女科辑要笺正》一书，在不少地方均有他见解精辟的眉批、小注，或褒或贬，动中肯綮。他对侪辈同道，往往虚怀若谷，对某人之效方，某翁之验案，某公之见解，必笔录而研玩之。

先叔尝谓："为医之道，旨在治病救人，苟有利于此者，虽一方一药，片言只字，亦当兼收并蓄，以为我用。至于他人成功之经验，抑或失败之教训，尤当认真汲取，然后参以己见，使之更臻完备。"先叔还认为，中、西医俱是科学，然而寸有所长，尺有所短，倘能取长补短，自是相当益彰。因此，他不仅精研中医理论，也常读西医书籍，并将中、西知识在临床结合运用。如20世纪30年代，国内中医鲜有使用西医诊疗仪器者，而他则每每借助听诊器、血压表、压舌板之类，以辅中医诊法之未备。在用药方面，即坚持中药的性、味、归经、君臣佐使的理论，也参考西医药理学对中药分析研究的成果，以提高治疗效果。他早年与留法医学博士陈绍贤大夫交称莫逆，并常向他请教西医学方面的知识，也常常推荐病人请他诊治。先叔尝谓：做学问固要主观勤奋、刻苦，而良师益友的帮助、指导亦很重要。只是这种指导和帮助常非主动"赐"我者，须自己多方争取，或不耻下问直接请教，或敏而好学间接观摩，切不可自恃门户之见，率意褒贬他人，犹不可稍有小成便目高于顶，不知"山外青山楼外楼"。若能集众美于一身，则术之精良可必。

先叔晚年已是医学大家，但仍谦谦谨谨，不失常者风范，即使对后学晚辈的医学见解也注意倾听，且每每慨然于"后生可畏"，"雏凤清于老凤声"。因此，他奖掖后学，擢拔人才，常不遗余力。1988年仲夏，他在天津宾馆开会，有餐厅管理员王某女士，患子宫肌瘤请他诊治，他向这位女士推荐了我，由我为她治疗，而我也幸未辱命。事后先叔对我说：古人内举不避亲，我向患者推荐你，非为亲情，乃因你的实际能力可以信托。

先叔常被邀请到各地讲学，每次授意我写好讲稿后，他都再三推敲、修改，并亲自缮清。每讲毕，辄虚心听取意见。1982年我将一篇讲稿《漫谈热入血室》投寄《山东中医学院学报》，发表后，即收到一位自称"后学末进"者的置疑信。先叔颇为重视，嘱我认真研究，写出初稿，经他修改后，亲自缮清答复，以示尊重。文末有："余之意见，容或未当，请再赐教"之语。足见其虚怀若谷之心。

3. 精于内科　兼擅妇科

人们每有称先叔为"中医妇科专家"者，他私下却不为然。他认为：内科是中医临床医学的基础，古代虽有"十三科"之分，而内科向被称为大方脉，故历来医家，凡精于内科者，亦无不兼工妇、儿等科，倘内科功底不厚，其他妇、儿等科也难登堂奥。因此，先叔在内科方面造诣很高，尤对消化系统、心脑血管及神经系统等方面的疾病，皆有很高疗效。例如，他曾治疗某区团委干部徐某，38岁，因公外出，淋雨又兼饮冷，骤然吐血不止，盈杯盈盏。西医诊为胃溃疡病大出血，似手术治疗。家属惶急，问计于先叔，并要求用中药止血。先叔认为，吐血虽已两昼夜，但尚未至胃穿孔，似可用中药试服止血。遂书方：炮干姜、侧柏叶、艾叶，煎取浓汁，兑童便，频频饮服，翌日血止。后用"胃肠"（先叔研制的一种胃药）调理，症状悉除，大便潜血转阴。

先叔对妇科疾病的治疗也诚多独到之处，一生治验不胜枚举。由我执笔整理的《哈荔田妇科医案医话选》一书，所载虽仅十之二三，亦可得窥一斑。该书于1982年出版后迅即售罄，并获得中医妇科界很高评价。自全国院校《中医妇科学》第五版始，迄新世纪第二版国家级规划教材中，均收入了该书中的多则医案及学术观点。

先叔从不以中医妇科学专家自诩，但以他在中医妇科领域中学术思想之博深，临床经验之丰富，治疗效果之高妙，医家、病家颂之为"妇科大师"，确也非虚誉。

4. 以德驭才　方为良医

先叔早年与先祖父在"哈大夫诊所"同堂执业时，诊室即挂有"贫者送诊，赤贫酌赠药资，亲友邻右，不拘此例"的"诊例"规定。先叔承此家风，一生尘视名利，祇怀救苦之心，从不恃己所长专心经略财务，他离休后，曾有多处专家门诊部许以重金，邀他出面主持诊务，他均一一婉辞。却于每周三上午，带领研究生在家中为人义务诊病。他以卧榻为临时检查床，偶有偏瘫患者因行动不良而污床单者他从无嫌恶之态。他数年中恃之以恒，直至辞世前3天，尚为20余名患者一一做了精心诊治。许多患者愈者愈后携礼品以表心意，他概不收受，对少数至亲好友拒之恭者，则倍物还赠。

先叔诊治的病人中，或商贾，或工农，或官或民，或贫或富，他都一视同仁，尽心竭力为之诊治，绝不厚此薄彼。曾有一工人之妻孕吐频仍，身体虚弱，经多方治疗而效果不彰，遂求助先叔。诊治中，孕妇漾漾欲吐，先叔扶她至厕所，一面为她轻轻拍背，一面善言慰藉，待如亲生。这位孕妇经先叔治愈后，顺产一子，举家称谢不已。孙思邈《大医精诚》谓："凡大医治病，心安神定志，无欲无求，先发大慈悲恻隐之心，誓愿普救含灵之苦。若有疾厄者来求，不得问其贵贱贫富，长幼妍媸，怨亲善友，华夷愚智，普同一等，皆如至亲之想，……见彼苦恼，若已有之，一心赴救，无作功夫行迹之心。如此可为苍生大医，反此则是含灵巨贼。"先叔生前每常以此言自励并勖勉晚辈和学生。

先叔主张，医者应以研治危害人群最烈之常见病、多发病为主，不可因其难乎为功而自虑荣辱，踌躇不前。为此，他于1983年承担了市科委"中医中药治疗功能性子宫出血及子宫肌瘤"研究课题。我与先叔同为课题组负责人。在妇科疾病中"功血"发病率高，病情顽固，由于出血量多或反复出血，病人常处于贫血状态，甚至发生出血性休克。因此，古今中外的医学家无不视为疑难大症。先叔毅然承担此项课题，并指导课题，并指导课题组开展工作，寒暑无间，费时六载，经对上千病例的治疗观察，研制成"功血宁"Ⅰ、Ⅱ号及"更血宁"Ⅰ、Ⅱ号4种冲剂，通过313例临床观察，总有效率为91.69%，并于1989年7通过了市级鉴定，评为"国内先进水平"。先叔谢世后，由我带领课题组全体研究人员，继续完成了"中医中药治疗子宫肌瘤"的临床研究课题，并获得天津市科技进步三等奖。

先叔对医术求精求诚，无哗众取宠之意，亦无作功夫行迹之心，医风端正，医德高尚。如，他对脉学造诣颇深，但诊病仍坚持望闻问切，四诊合参。他认为，个别医者只重切脉，自炫其技，并藉以欺人，实非科学态度，只可谓江湖术士。先叔在切诊中，努力倡导按触之诊法，尤以腹诊最为强调。中医腹诊早在《内经》中即有丰富记载，惟自宋、元以降医者受封建礼教之束缚，遂很少应用，尤其在妇科临床，几近废置，殊为可惜。先叔于此种诊法，不惟倡导，也在临床践行，并积累了较丰富的丰富经验。

先叔平生以治病救人为天职，10年动乱期间，他在两度被抄家，多次被批斗，强迫劳动，长女夭折等痛苦情况下仍是矢志不移，一旦得到为患者治病的机会，便身心倾注其中。1971年始，他先在天津医院，继在中心妇产科医院为人诊病，朝暮无间，稍无懈怠。即使面对曾经伤害过他的人，也不念旧恶，心无芥蒂，而是以能使病人获愈为欣慰。他以济世仁人之心，泱泱大度之襟怀，赢得了患者的爱戴、侪辈称许。1989年6月，天津中医学院为先叔从医60年举行庆祝会时，场面隆重而热烈，中医界同道曾赠送"医术医德，高山仰止"锦旗一面，以表达对他的崇拜之情。

先叔尝谓：医者固须德才兼备，然而非以德驭才者，不能为良医。他很推崇清代名医吴鞠通的话："天下万事，莫不成于才，莫不统于德。无才固不足以成德，无德以统才，则为跋扈之才，实足以败，断不可成。"这大概也是他一生奉行不悖的格言吧！

5. 振兴中医 矢志不移

先叔开始学医时，正值国民政府通过"余（云岫）汪（大燮）提案"，妄图消灭中医。中医界群情激奋，据理抗争，如火如荼之季，1936年国民党再度下令取消中医，中医学已濒临湮灭之厄。先叔痛感于斯，决心以振兴中医药事业为毕生之志。二十世纪在三四十年代，先叔为昌明中医学，俾中医后继有人，曾与施今墨先生戮力创办了北平国医专科学校。后又任教于天津国医训练班，该班的不少学员此后均成为天津著名中医。

1954年，党和人民政府号召个体开业医走联合的道路。彼时先叔诊所业务相当繁忙，收入颇丰，但他毅然放弃了个人诊所业务，率先在河北区小树林组建了"中西医联合诊所"。由此，联合诊断如雨后春笋纷纷成立。当时先叔为天津市卫生协会负责人之一，为贯彻党提出的"预防为主"方针。他积极组织卫协会员中宋向元、杨浩观、余东川等著名中医，编写中医中药防治传染病的资料手册，向天津的中医界广为发放。在防疫工作中发挥了很大作用。

1955年，先叔担任天津市卫生局副局长职务，主管中医中药工作。他积极贯彻执行党的中医政策，为发展中医药事业殚思竭虑，不遗余力，1957年他领导创办了天津市中医学校、天津中医学院，并积极组织开展西医离职学习中医工作，开办了天津市第一期全国西医学习中医研究班，培养了大批高级中西医结合人才，同时又主持开办了中医训练班，对无照行医而又确有一技之长的个体中医进行系统培训，以提高其学术理论水平。训练班的大多数学员3年毕业后，均成为中医临床、教学、科研的骨干力量。此外，为解决中医后继乏人问题，尚招收了数百名初、高中毕业学生为中医学徒，分配至各个医疗机构，采用集中上课与分散带教相结合的方式，由有经验专长的老中医，依据传统的口传心授方法，在临床带教培养，从而使很多著名中医均能学有传人。中医带徒班从1957年至1962年先后招收数批学员，学制5年，毕业后颁发大专毕业证书。这些学员后来在天津市各级医疗单位均成为骨干力量，有的还走上了领导岗位。

1958年，中医学校晋级为中医学院，招收首届本科生班学生113名。先叔兼任院长，直至离休。在10年动乱期间，不惟先叔遭受了种种迫害，中医学院亦遭到无妄之灾，迁至石家庄，并入河北医学院，更名为河北新医大学，致使天津的中医事业受到严重摧残，先叔为此痛心疾首。"文革"后，于1977年他复职伊始，立即着手中医学院的重建工作。历许多困难，经几番周折，荜路蓝缕，终于在1978年规模大备，并开始招生。与此同时，先叔还组建了天津市中医研究所。至此，天津的中医教育、医疗、科研初步形成了体系，天津的中医事业也得以长足发展。

1982年7月，先叔作为中华全国中医学会副会长，在太原市主持召开了第一届全国中医妇科学术交流会。其间，与会代表一致推戴他领导筹建中医妇科专业学会。先叔以古稀之年，壮心不已，勇于任事，欣然允诺。经过积极筹备，多方斡旋，于1984年10月，在天津召开了第二届全国中医妇科学术交流会，暨中华全国中医妇科委员会成立大会，此次参加会议代表之广泛，情绪之热烈，学术气氛之活跃，实属盛况空前。卫生部崔月犁部长、全国妇联主任康克清同志等，均发来贺电，卫生部副部长胡熙明亲自到会祝贺，天津市市长李瑞环及其他领导接见并与代表合影，全国各大医学报刊纷纷派员采访、约稿。

中华全国中医妇科委员会成立后，先叔当选主任委员，广州罗元恺、上海蔡小荪、杭州何子淮等为副主任委员。先叔以73岁高龄主持妇委会的工作，在4年任期内，事无巨细，躬亲自蹈，大江南北，不辞奔波，不惮劬劳，曾不以自身垂老多病之躯为念，直至病殁，从未懈怠。他为全国中医妇科队伍的建设和发展，为中医妇科学术的繁荣和提高，做出了巨大贡献！

1989年6月，天津中医学院为先叔从医60年举行庆祝会，与会者有全市著名中老年中医专家，市卫生局、市高教局主要领导。由于先叔曾任天津市第六届政协副主席，因而一些老同志也纷纷到会祝贺。楹联、画卷、锦幛、匾额悬挂四壁，美轮美奂。彼时，先叔步履矫健，意兴湍发，毫无龙钟之态；病逝前1周，尚与我推敲由他主编（我为副主编之一）、有全国近300位中医妇科专家参加编写的（中国历代妇产科医籍汇编）一书的部分内容，并嘱我完成取舍后再交他审定，讵料从此竟成永诀！

先叔一生待人以诚，待人以宽。他因拔牙发心疾，终至不救。但在临终前仍以牙医为念，再三嘱咐家人："不怨他，是我没讲清楚。"在他病殁后，前来参加遗体告别和送葬的人，数可逾千，有的生前好友专程从北京等地赶来吊唁。人们悼念他，悲恸于他的离去，不只是他是一代名医，救治了无法数计的患者，更为他是一位宽厚长者、严格的师长。他谦虚谨慎，与中医同仁团结合作；他忠于党的教育事业，为培养中医药人才鞠躬尽瘁，无私的奉献出自己的一生。他从不表现自己，也从不宣扬自己，然而他的名字几乎妇孺皆知。天津市的老同志石坚先生在悼文中说："平生德义人间颂，身后何劳更立碑。哈老的高尚品德和精湛医术，已经作为宝贵遗产永留人间。"

《津洁杏林三杰——哈荔田、何世英、郭蔼春百年诞辰纪念文集》

2012年·中国中医药出版社

国医大师临床经验实录（17本）

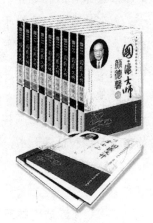

顶级国医的临床传世绝学

国宝级大师临证思辨真传

 李克绍医学全集（7本）

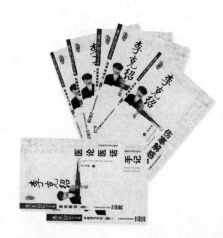

虽博参诸家而不肯轻信

观点鲜明　超强思辨

伤寒解惑　名不虚传

 名老中医临床用药心得丛书

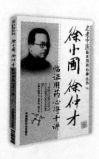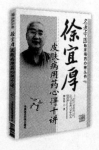

古医家不传之秘在于用药，本丛书首次披露当

代中医名家的用药真传